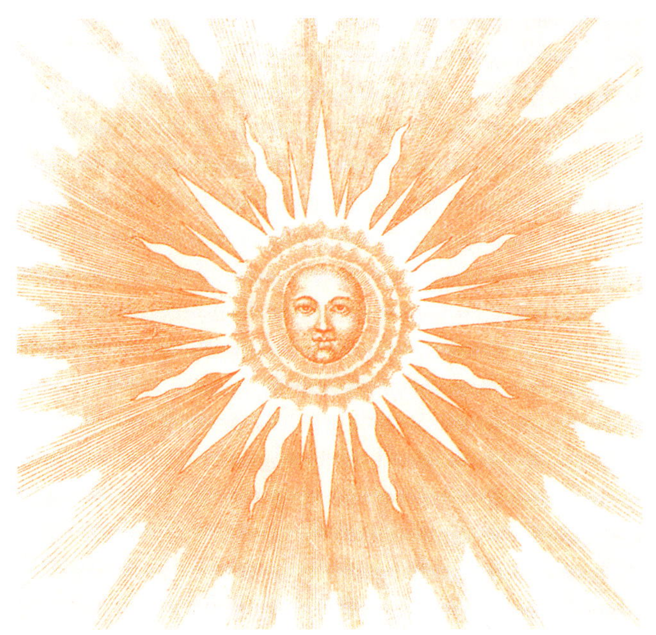

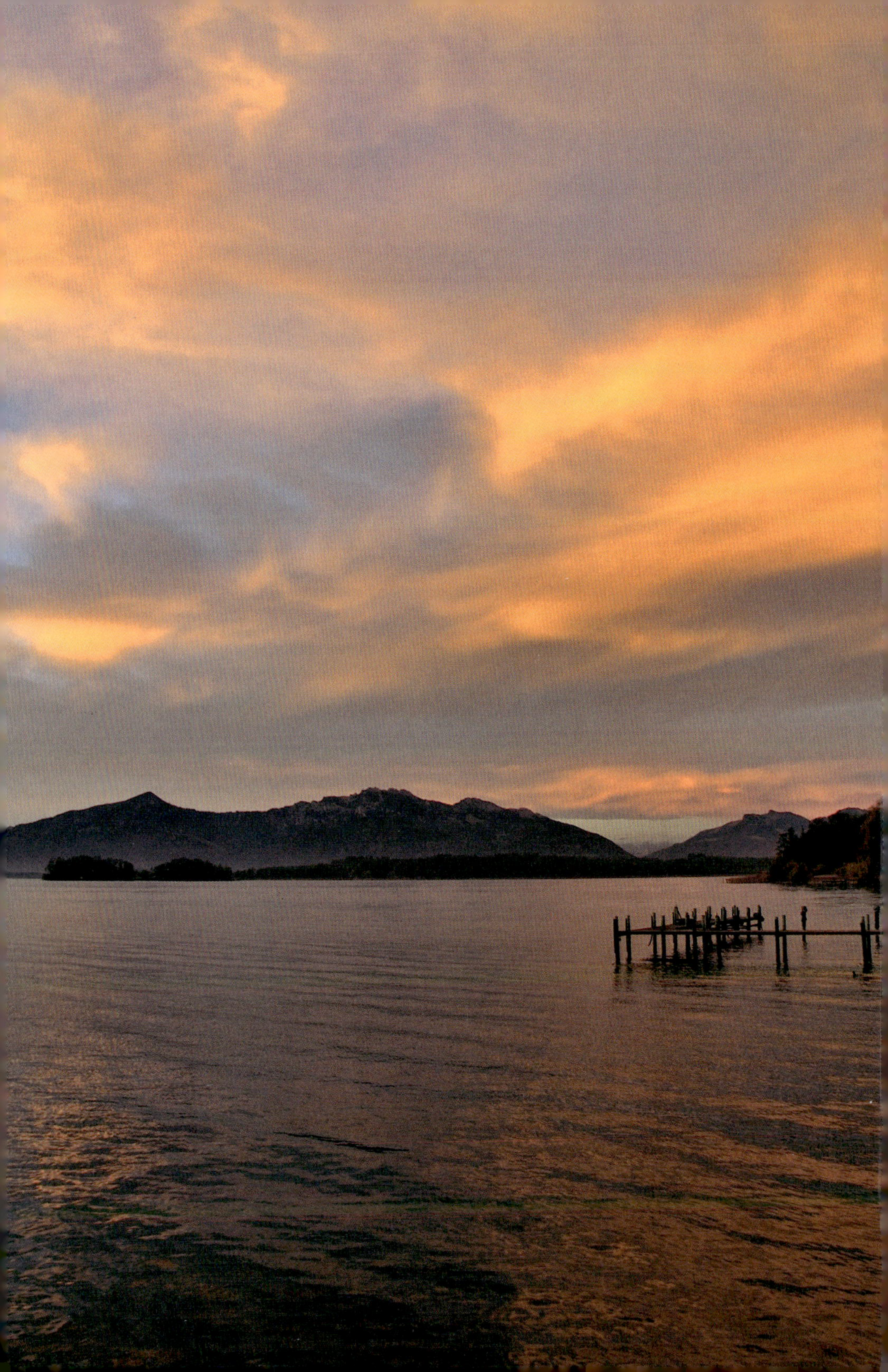

Margret Madejsky
Olaf Rippe

Heilmittel der Sonne

Mythen, Pflanzenwissen, Rezepte und Anwendungen

at VERLAG

Inhaltsverzeichnis

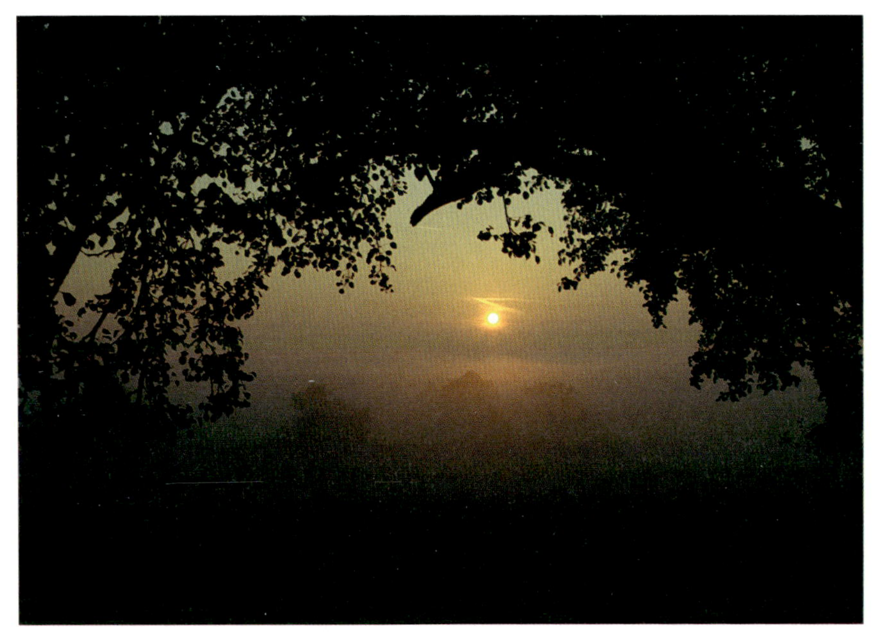

»Jeder Sonnenschein ist ein Gedanke Gottes.«
(Maria Szepes)

Vorwort zur überarbeiteten Neuauflage

Als 1996 der damalige Peter Erd Verlag auf uns zukam, um uns für das Buchprojekt »Heilmittel der Sonne« zu gewinnen, boomte gerade der Mond. Voller Elan machten wir uns an das Sonnenthema, auch um einen Gegenpol zu den vielen Mondbüchern zu schaffen. Fortan drehte sich für uns ein Jahr lang alles um die Sonne. Wir recherchierten in alten und neuen Kräuterbüchern, studierten Veröffentlichungen, suchten Imker und Schlangenhalter auf, befragten Mineralienexperten und Phytopharmakologen, diskutierten mit Heilpraktikerkollegen und Apothekern, entwarfen Rezepte und probierten diese zusammen mit unseren Freunden, Patienten und Seminarteilnehmern aus. Jede freie Minute widmeten wir unserem Projekt, denn das Sonnenfieber hatte uns gepackt. Das Ergebnis war ein wahrhaft sonniges Buch, das sich über ein Jahrzehnt lang konstanter Beliebtheit erfreute und viele begeisterte Leser und Leserinnen fand. Darüber hinaus bildete unser Erstlingswerk eine Art Fundament unserer Weltsicht, aus der schließlich NATURA NATURANS, unsere Arbeitsgemeinschaft für Traditionelle Abendländische Medizin, geboren worden ist und das auch die Grundlage unserer Praxistätigkeit darstellt.

Inzwischen hat unser Sonnenbuch weite Kreise gezogen, und immer wieder finden wir das durch uns in die Welt gebrachte Gedankengut in anderen Texten und sogar in Werbeslogans so mancher Heilmittelhersteller wieder. Doch geht der Weg weiter, denn die Kräfte der Sonnenheilmittel werden heute mehr denn je benötigt. Viele Menschen leiden in unserer Zeit unter Existenzängsten, Sorgen, an depressiven Verstimmungen oder unter einer tiefgreifenden Erschöpfung an Körper, Geist und Seele. Man könnte dies auch als einen Verlust der Sonnenkräfte im Menschen bezeichnen, den man eben am besten mit den Heilmitteln der Sonne behandelt. Daher hoffen wir, dass wir mit der überarbeiteten Neuauflage dieses Buches nicht nur ein besonders sonniges, sondern vor allem ein nützliches Werk in die Welt bringen. Lassen Sie sich also vom Sonnenfieber ergreifen, denn es kann sehr heilsam sein, sowohl für die Seele als auch für den Körper, wenn man ein tieferes Verständnis für die Sonnenrhythmen aufbaut und das Wirken der Sonne in der Heilmittelwelt erkennen und für sich selbst oder andere zu nutzen lernt. Nicht umsonst lautet eine Grundregel der Astromedizin nach Nicholas Culpeper (1616–1654), den man auch den Paracelsus Englands nannte: »Die Sonne heilt alle Leiden.«

Margret Madejsky und Olaf Rippe, im Frühling 2018

»Der Himmel trägt deine Seele
Die Erde trägt dein Ebenbild
Die Tiefe hütet dein Geheimnis.«
(Sonnenhymne an Osiris)

»Oh suche, Du Seele,
In Steinen den Strahl,
In Blüten das Licht,
Du findest Dich selbst.«
(Rudolf Steiner)

Auf den Spuren der Sonne in Mensch und Natur

Alles dreht sich um die Sonne. Sie ist der leuchtende Mittelpunkt unseres Planetensystems und der Urquell des Lebens. Aus ihrem Licht wird alles geboren, von ihrem Feuer alles belebt. Ihr Lauf durch Tag und Jahr und der dadurch bedingte Wechsel zwischen Licht und Dunkelheit, Wärme und Kälte, lässt alles Leben in ihrem Rhythmus schwingen.

Die Sonne ist aber weit mehr als nur ein strahlender Himmelskörper oder ein kosmischer Taktgeber. Über Jahrtausende verehrten unsere Vorfahren sie als Gottheit und feierten ihr zu Ehren heilige Feste. Der Astronom Johannes Kepler sah in ihr noch den Wohnort der Vernunft und eine Quelle der Harmonie. Auch Paracelsus (1493–1541) wusste: »Von der Sonne empfangen wir das natürliche Licht der Weisheit.«

In unserer Zeit werden viele Mythen unserer Vorfahren neu entdeckt und mit ihnen vergessene Traditionen und altes Brauchtum wiederbelebt. Diese Rückbesin-

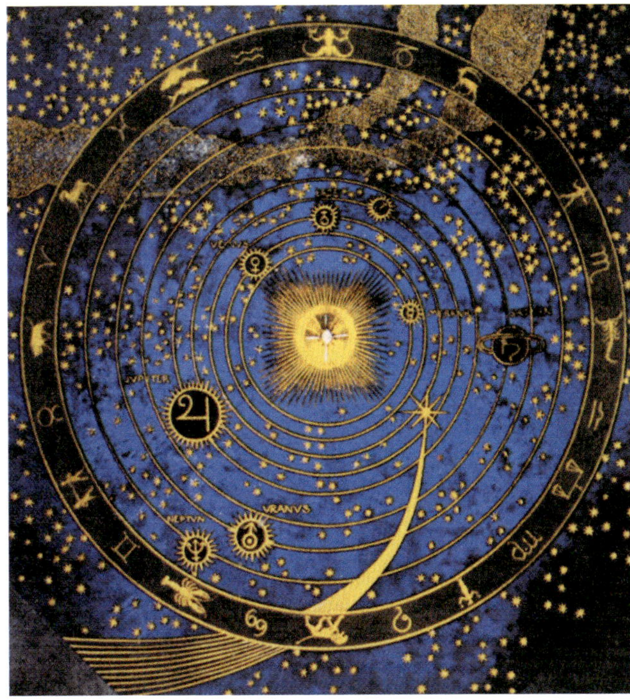

Tanz der Planeten um die Sonne, das Herz des Sonnensystems. (Stuckvilla, München)

»Im Menschen sind nämlich Sonne, Mond und alle Planeten, desgleichen sind auch in ihm alle Sterne und das ganze Chaos [= Kosmos].« (Paracelsus)

nung auf unsere kulturellen Wurzeln lässt auch die Sonne, die immer schon im Mittelpunkt der Überlieferungen stand, wieder in neuem Licht erscheinen. Die Naturbetrachtung unserer Vorfahren ist der Schlüssel zu einem erweiterten Verständnis des Sonnenwirkens in Mensch und Natur. Diese Betrachtungsweise lässt uns begreifen, dass die Sonne die Seele alles Lebendigen ist.

In bestimmten Tieren, Pflanzen und Mineralien aber spiegeln sich die Eigenschaften der Sonne auf ganz besondere Weise, dies sind die »Heilmittel der Sonne«. Von ihren heilenden Kräften handelt dieses Buch.

Die Schlüssel zur Sonne

Am Anfang stellt sich die Frage: Was macht Pflanzen wie das Johanniskraut, Tiere wie die Biene oder Mineralien wie den Bernstein zu Heilmitteln der Sonne, und welche Wirkung haben sie auf uns? Um diese Fragen zu beantworten, betrachten wir die Lehre des ägyptischen Eingeweihten Hermes Trismegistos: »Wie oben so unten, wie unten so oben.« Nach dieser uralten Weltsicht sind Makrokosmos und Mikrokosmos im Wesentlichen identisch, sie bedingen einander und folgen ähnlichen Gesetzmäßigkeiten.

Nach antiker Vorstellung besteht der Makrokosmos aus zwölf Sternzeichen und sieben kosmischen Grundkräften, den fünf Wandelplaneten Merkur, Venus, Mars, Jupiter und Saturn sowie den zwei Lichtern Sonne und Mond; heute kommen noch die erst in neuerer Zeit entdeckten Planeten Uranus, Neptun und Pluto hinzu. Diese Kräfte stehen in einer dynamischen Wechselwirkung mit den stofflichen Elementen Erde und Wasser, die von den geistartigen Elementen Luft und Feuer umgeben sind. Die vier Elemente sind mit den Naturreichen identisch: Die Erde bildet das Mineralreich, das Wasser die Welt der Pflanzen, die Luft die animalische Welt und das Feuer als Brücke zum Kosmos ist das Reich des Menschen.

Da die Welt ein Spiegelbild kosmischer Kräfte darstellt, findet man die energetischen Qualitäten der Planeten in Pflanzen, Tieren und Mineralien, aber auch im Menschen, seinen Organen, Organfunktionen und Krankheiten wieder; dies ist die »Lehre von den Entsprechungen oder Korrespondenzen«. Sie ist die Grundlage einer hermetischen Betrachtungsweise der Natur.

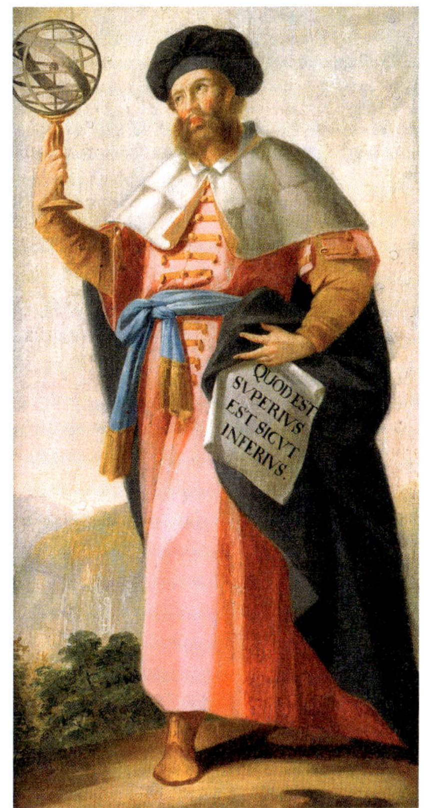

»Wie oben so unten, wie unten so oben«, lautet die Weisheit des Eingeweihten Hermes Trismegistos. Tür eines Arzneischrankes der Hofapotheke in Innsbruck, um 1740. (Pharmaziehistorisches Museum Basel)

Licht, Wärme, Rhythmus

Von allen kosmischen Kräften beeinflusst uns die Sonne am meisten. Sie ist das mächtigste Gestirn am Firmament. Nur der Mond, das Licht der Nacht, beeinflusst ähnlich intensiv das irdische Leben. In der griechischen Mythologie sind Sonne und Mond Zwillinge, die sich gemeinsam die Welt teilen – interessanterweise erscheinen beide von der Erde aus gleich groß. Sie sind ein Symbol für die Polarität des Lebens: Tag und Nacht, Wärme und Kälte, Bewegung und Ruhe.

Die Eigenschaften, nach denen wir suchen müssen, um den universellen Geist der Sonne zu finden, sind Licht, Wärme und Rhythmus. Entdecken wir diese in den Naturreichen, dann haben wir die Heilmittel der Sonne gefunden. Dann haben wir auch verstanden, was die sonst so unterschiedlichen Naturreiche miteinander verbindet.

Ein Beispiel: Die Farben, die wir der Sonne zuordnen, sind vor allem Gelb bis Gold-Orange. Wir finden sie in allen Naturreichen wieder, in den Blüten vieler Pflanzen wie Johanniskraut, Ringelblume oder Schöllkraut, aber auch im Gold, im

Schwefel oder im Bernstein und nicht zuletzt in der Biene wie auch im Honig. Die Farbe ist einer der Schlüssel zum lebenspendenden Wesen der Sonne, viele andere lernen wir noch kennen.

Die goldene Kette

Diese Sichtweise lässt nicht nur Ähnliches in scheinbar Getrenntem erkennen, sie erlaubt auch eine besondere Art der Heilkunde, die auf dem Analogiedenken basiert. Menschen, die das Licht der Sonne wahrnehmen wollen, können sich auf diese Weise beispielsweise einen »Sonnentrank« herstellen, der sich aus sonnengelben Naturheilmitteln zusammensetzt. Solche Rezepte heißen auch »Goldene Ketten«. Eine solche Kette aus Sonnenheilmitteln bilden beispielsweise Johanniskraut, Biene und Gold. Weil sie der gleichen Grundkraft unterstehen, entfalten solche Rezepte eine besonders intensive synergistische Wirkung. Jede Substanz ergänzt und verstärkt die Wirkung der anderen, wobei jede Einzelsubstanz auf einer anderen Ebene im Menschen zum Wirken kommt.

Diese Art der Heilkunde unterscheidet sich natürlich ganz erheblich von einer rein wirkstofforientierten Medizin, wie sie heute üblich ist. Das heißt aber nicht, dass wir in der Heilkunde auf wissenschaftliche Erkenntnisse über das Stoffliche verzichten können. Ganz im Gegenteil: Auch die chemische Zusammensetzung eines Minerals oder der Wirkstoff einer Pflanze sind Wege, das Wirken der Sonne zu verstehen.

Die Signaturenlehre

Die Heilkraft einer Natursubstanz leitet man heute vor allem von deren Inhaltsstoffen sowie der Wirkung auf der strukturellen Ebene ab. Diese Betrachtungsweise führt zu einem sehr genauen, aber auch sehr beschränkten Wirkprofil einer Substanz. Heilkunde gibt es aber nicht erst seit zweihundert Jahren pharmakologischer Forschung. Sie ist so alt wie die Menschheit, und fähige Heiler hat es zu allen Zeiten gegeben. Sie kannten jedoch weder Labor noch chemische Formeln, sondern ganz andere, weit sinnlichere Wege der Heilmittelerkenntnis wie die Signaturenlehre. Sie ist keine analytische, sondern eine assoziative Methode, die aus den sinnlich wahrnehmbaren Eigenschaften eines Stoffs wie Gestalt, Farbe, Geruch oder Geschmack eine Heilwirkung ableitet. Doch erst die Verknüpfung von überlieferten Sichtweisen

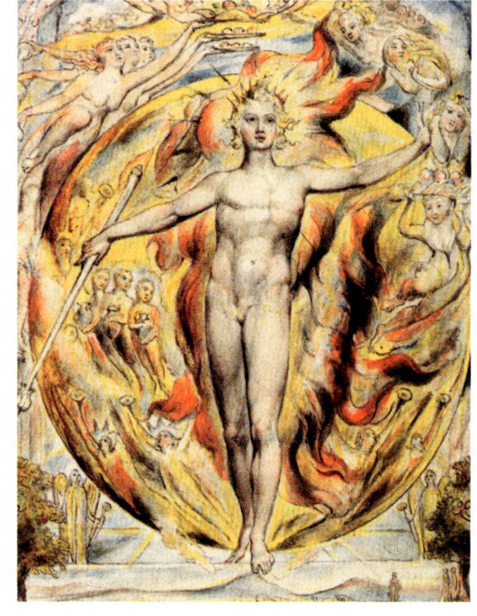

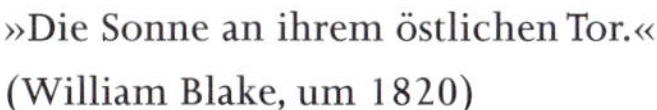

»Die Sonne an ihrem östlichen Tor.«
(William Blake, um 1820)

mit den Erfahrungen der Volksmedizin und mit den wissenschaftlichen Erkenntnissen unserer Zeit ergibt ein wirklich umfassendes Bild von den Möglichkeiten der Naturheilkunde. Und auf diese Weise lässt sich das Wirken der Sonne in der Natur wohl am besten begreifen.

Bevor wir uns dazu auf die Spurensuche nach Sonnenhaftem in der Natur machen, sollten wir aber noch etwas genauer die Eigenschaften der Sonne und ihren Einfluss auf uns Menschen kennenlernen.

Das Wesen des Lichts

In manchen Alpentälern scheint die Sonne monatelang nicht. Wenn ihre Strahlen erstmals im Jahr die Schatten verdrängten, gingen früher die festlich gekleideten Bewohner mancher Alpentäler der wiederkehrenden Sonne entgegen. In den Händen hielten sie eine Schüssel voll Milch, die sie dem lebenspendenden Gestirn als Dankesopfer darbrachten. Was mit diesem Brauch gefeiert wurde, ist aber nicht nur die Wiederkehr des Lichts, sondern auch der Götterfunke im Anbeginn der Schöpfung, von dem uns alte Mythen erzählen.

In Ägypten, dem heiligen Land der Sonne, erklärte man sich den Ursprung des Lebens auf folgende Weise: Vor der Erschaffung der Welt gab es nur das dunkle Urmeer, aus dessen Fluten sich eine Insel mit einem leuchtenden Ei auf der Spitze erhob. Dem Ei entstieg der Sonnengott Re, und das gesamte Universum erstrahlte in

»Wär nicht das Auge sonnenhaft, die Sonne könnt es nie erblicken.« (J.W. Goethe)

seinem Licht. Sodann schuf er Götter, Menschen und alles Leben. Nachts weilt er in der Unterwelt, aus der er jedes Mal im Morgengrauen am östlichen Horizont wiedergeboren wird. Der Osten ist die Heimat des Sonnengottes. Dessen Name »Flammeninsel« ist ein Bild für die Morgenröte.

Noch heute zeugen die nach Osten ausgerichteten Altäre christlicher Kirchen von der ursprünglichen Sonnenverehrung. Denn aus dem Osten kommen das Licht und alle Weisheit. Der Osten ist auf alten Karten oftmals als Orient bezeichnet. Somit schenkt die Sonne dem Menschen nicht nur ihre Lebenswärme, sondern an ihr können wir uns auch »orient«-ieren.

Sonnensymbol Auge

Erst das Sehen macht uns für den Geist der Sonne empfänglich. So wundert es nicht, wenn das Auge in vielen Religionen ein Sonnensymbol ist. Bei den Ägyptern war die Sonne das Auge des Re. Bei den Griechen verkörperte sie sich im allessehenden Helios und in Apollon, im Gott der Prophetie. Die Germanen verehrten den hellsichtigen Lichtgott Baldur. Im Christentum schließlich symbolisiert das Auge im nach oben gerichteten Dreieck den sonnenhaften Geist Gottes.

Für den Menschen bedeutet Sehen eine bunte Welt. Farben geben der Welt ein Gesicht und unterscheiden das eine vom anderen. Sie lassen aber auch das Gemeinsame erkennen – erinnern wir uns an das Beispiel von den Sonnenfarben. Sehen bedeutet also eine bewusste Wahrnehmung der Außenwelt, analog dem sehenden Geist der Sonne.

Es wundert daher nicht, dass viele Augenheilmittel von sonnenhafter Natur sind wie Schöllkraut und Chrysolith. Sie stärken unsere Sehfähigkeit und heilen

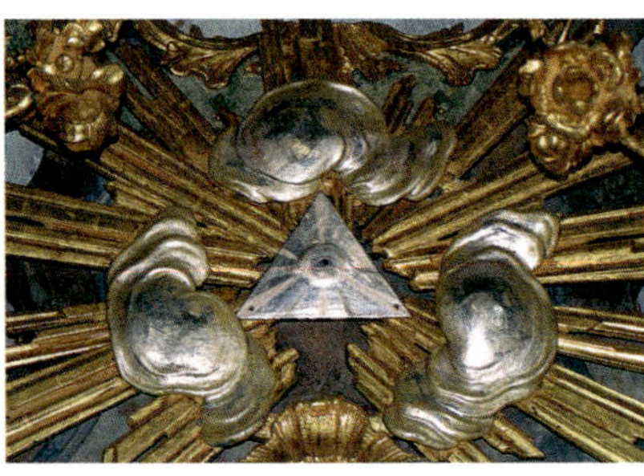

Das »Sonnen«auge im Dreieck symbolisiert den allessehenden Geist Gottes.

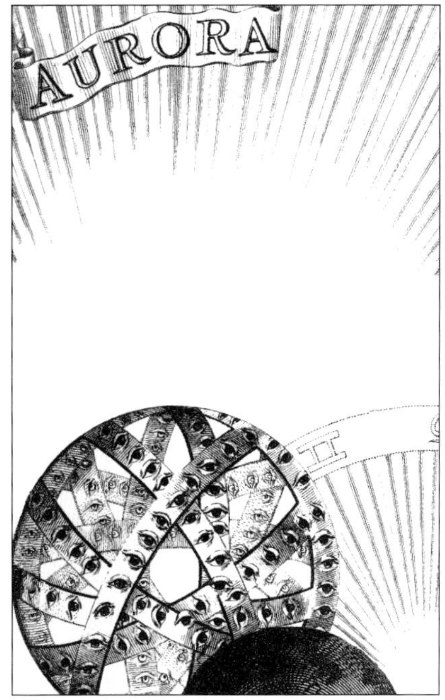

Der Geist der Sonne bescheint die Erde. Die Sonnenkugel besteht aus sieben Sphären mit Augen, die den sieben Himmelskörpern oder Planetenkräften entsprechen. (Jacob Böhme, 1682)

manche Augenleiden. Vor allem aber nehmen wir durch sie das Licht besser wahr, und manchmal öffnen sie uns sogar die Augen für die verborgenen Wahrheiten der Welt.

Erkenne Dich selbst

Das Licht der Sonne entspricht der Bewusstheit unseres Geistes. »Erkenne Dich selbst« lautet die Botschaft des Sonnengottes Apollon an uns Menschen.

In der Astrologie stellt die Sonne die innere Wahrheit, den Wesenskern eines Menschen, seine Selbst- und Fremdwahrnehmung sowie sein »Ich-Bewusstsein« dar. Besonders ausgeprägt gilt dies für Löwegeborene, denn die Sonne regiert das Tierkreiszeichen Löwe (23. Juli–22. August). Kinder der Sonne sind wir aber alle, und für jeden von uns bedeutet ihr Licht das Streben nach Weisheit und einem bewussten Ich, nur die Wege sind verschieden. Der eine ist dabei still und versonnen, der andere voll glühendem Tatendrang oder strahlender Begeisterung.

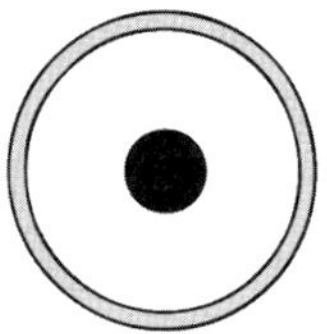

Das astrologische Symbol der Sonne ist ein Kreis mit einem Punkt in der Mitte. Es entspricht unserem heliozentrischen Weltbild, das seinen Namen dem Sonnengott Helios verdankt. Der Punkt stellt die Sonne als Herz unseres Planetensystems dar, der Kreis die um sie laufenden Planeten. Vor allem aber symbolisiert es die Geburt des kosmischen Lichts als Ursprung und Mittelpunkt des Universums und wie es sich in den Raum ausbreitet, um alles zu beleben. Der Punkt entspricht auch unserem Ich. Der Kreis zeigt, wie weit sich unsere Bewusstheit nach außen erstreckt.

Heilmittel als Brücke zum Licht

Viele der im Buch erwähnten Sonnenheilmittel helfen uns, unser Ich, also die eigene Persönlichkeit besser zu begreifen oder zu stärken. Besonders das Sonnenmetall Gold fördert die Selbsterkenntnis. Es gilt als die reinste Verkörperung des Sonnenlichts in der Natur. Gold ist sozusagen der Schweiß der Sonnengötter. Doch von den Orakelkräutern des Apollon oder durch den Dichtermet kann man ebenso Inspiration erhalten. Visionen oder innere Wahrheiten findet man manchmal auch im Leuchten eines Bergkristalls oder eines Topas.

Heilmittel der Sonne dienen also nicht nur dazu, Krankheiten zu behandeln, sie sind auch Hilfsmittel für den Gesunden, der seine Bewusstseinsentwicklung unterstützen möchte. Sie machen aber nicht aus jedem gleich einen Erleuchteten. Viele hellen einfach nur die Stimmung auf und wirken als Seelenbalsam.

Wenn sich die Sonne in unseren Breiten wieder einmal wochenlang nicht blicken lässt, dann verdunkelt sich meist auch das innere Licht. Erschöpfungszustände, Depressionen oder Abwehrschwäche sind nur einige der möglichen Folgen.

Die Sonne spiegelt sich in unserem Ich und in unserer Lebenskraft wieder. Wird dieser Spiegel glanzlos, sprechen wir von einer »Ich-Schwäche« oder von einem Sonnenmangel.

Mit den zahlreichen Sonnenrezepten in diesem Buch braucht man aber nicht länger Trübsal blasen. Zum einen fördern sie den Kontakt zur Natur. Wer einmal im ersten Frühling einen »Trank der Begeisterung« gesammelt hat, wird sich immer an diese Naturerfahrung erinnern und von den Gedanken an die freundlichen Lichtblumen auch in dunklen Stunden zehren. Zum anderen stellen wir viele Möglichkeiten vor, wie man »Sonne pur« zuführen kann.

Wer nach Versonnenheit sucht, Lebenswärme benötigt oder ganz einfach auf der Sonnenseite des Lebens stehen möchte, braucht eigentlich nur sein persönliches Sonnenrezept zu wählen.

»Im Mikrokosmos ist das Auge, was im Makrokosmos Sonne genannt wird.« (Paracelsus)

Das egozentrische Weltbild

Nun gibt es aber auch Menschen, die alles andere als »Ich-schwach« sind. Wer kennt sie nicht, die Partylöwen, Exzentriker und Egomanen. Wo sie hinkommen, stehen sie im Mittelpunkt, werden bewundert, verehrt und auch gefürchtet. Ihr Leitspruch ist: »Ich kam, sah und siegte.«

Was früher eher das Lebensthema einzelner Persönlichkeiten war, ist heute zum Zeitgeist geworden – alles dreht sich um das Individuum und um gesellschaftlichen Erfolg. Was mit der Natur und den Mitmenschen passiert, ist vielen egal. Naturzerstörung und das Elend der Dritten Welt sind nur zwei der vielen Folgen. Aus einem heliozentrischen Weltbild wurde ein egozentrisches.

Dieser von sich selbst besessene Menschentyp – der Egomane – verkörpert ein Übermaß der Sonne, während der verzagte Mensch einen Sonnenmangel darstellt.

Nichts darf sich aber in der Natur ins Unmäßige ausbreiten, und so lautet eine weitere Botschaft des Sonnengottes Apollon: »Alles mit Maß.« Als Attribut hält Apollon eine Leier in seinen Händen, und um harmonische Akkorde spielen zu können, dürfen deren Saiten weder zu locker, noch zu fest gespannt sein.

Das richtige Maß finden

Das notwendige Regulativ zu einem Übermaß an Sonne finden wir in den Qualitäten von Mond und Saturn, die uns noch des Öfteren begegnen werden. Im Gegensatz zur solaren Anspannung und Wachheit vermittelt Luna, das Licht der Nacht, innere Ruhe und Regenerationskraft. Saturn, das kosmische Licht, hütet einerseits die Tore zur metaphysischen göttlichen Welt, andererseits verkörpert er das Prinzip der Einschränkung und der Prüfungen. Er stellt auch die Weisheit, das Schicksal und die Berufung dar. Folgen wir der Berufung, erkennen wir uns selbst. Folgen wir ihr nicht, missachten wir uns und andere. Persönliches Leid ist die Folge. Und was für Einzelschicksale gilt, kann auch uns alle betreffen, wenn wir nicht anfangen umzudenken, um den wahren Geist der Sonne zu entdecken, das soziale Wesen, das mit sich und der Welt in Einklang lebt. Die höchste Tugend der Sonne besteht weder in Minderwertigkeitsgefühlen noch im Größenwahn, sondern in der Besonnenheit.

Hiervon erzählt die Geschichte des Phaeton, Sohn des Sonnengottes Helios, der bei seinem Vater einen Wunsch frei hatte. Obwohl noch viel zu jung und unerfahren, wollte der ehrgeizige Phaeton einmal den Sonnenwagen des Vaters steuern.

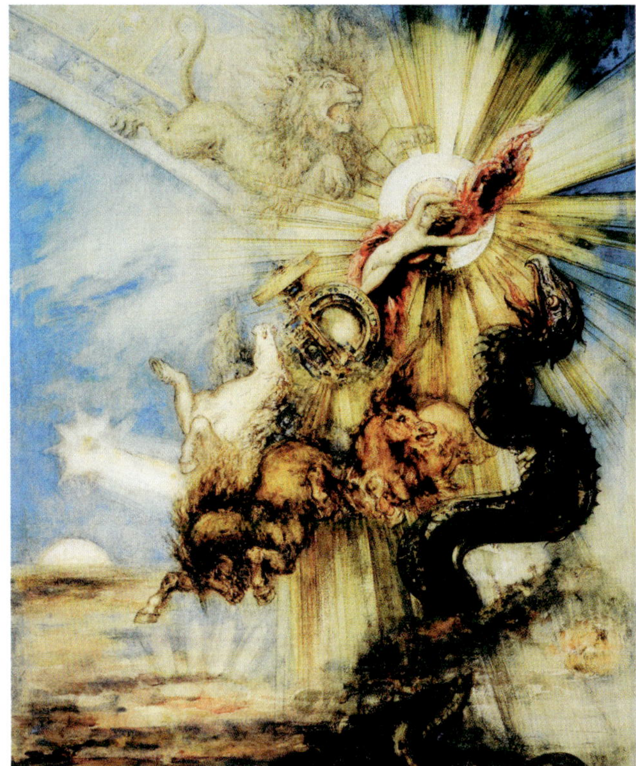

Phaeton wird von Zeus aus dem Sonnenwagen gestürzt, nachdem er der Erde zu nah kam und diese zu verbrennen drohte. Im Hintergrund sieht man das Sternzeichen des Löwen, das von der Sonne regiert wird. (»Phaéton«; Gustave Moreau, 1878)

Durch seine Unbesonnenheit fuhr er jedoch zu tief, so dass die Erde fast verbrannte. Zeus beendete den Spuk, indem er Phaeton in den Tartarus schleuderte (Sinnbild des Saturns).

Entsprechend fördern zahlreiche Heilmittel der Sonne, die zum Teil auch dem Saturn unterstehen (z. B. Bergkristall), die innere Ruhe und Ausgeglichenheit, die wir für unsere Entwicklung brauchen. Sie helfen uns auch dabei, unser egozentrisches Weltbild zu überwinden und sie geben uns ein Gefühl für das rechte Maß.

Lebenselixier Sonne

Im Licht entdecken wir den Geist der Sonne und uns selbst. In der Wärme finden wir dagegen ihre befruchtende Kraft, die uns das Leben schenkt und es erhält. Von der Sonne als Fruchtbarkeitsspenderin erzählen ebenfalls viele Mythen.

Im antiken Griechenland war der Sonnengott Helios zusammen mit der Erdenmutter Gaia Ursprung des Lebens. Das erste Wesen entstand der Überlieferung nach dort, wo seine wärmenden Sonnenstrahlen erstmals die kalte und feuchte Erde trafen. Ähnlich in der germanischen Mythologie: Dort entstand die Welt aus der dunklen Kälte des Nordens, die sich mit der Hitze des Südens vereinigte. Die heißen Sonnenwinde schmolzen das Eis, und die fallenden Tropfen wurden lebendig durch die Kraft, die das Feuer sandte. So entstand das Urwesen Ymir, das zugleich Mann und Frau war.

Wärme und Kälte (Sonne und als Gegenpol Mond/Saturn) sind die zwei Pole der Lebenskraft. Wärme bedeutet pulsierendes Leben und Bewegung, Kälte dagegen ruhende Erstarrung und scheinbarer Tod. Jeden Frühling erleben wir die vitalisierende Kraft der Sonne, die im Sommer ihren Höhepunkt findet. Mit der nachlassenden Sonnenwärme im Herbst und Winter zieht sich das Leben schließlich unter die Erde zurück und kommt zur Ruhe.

Sonnenfeuer als Allheilmittel

Das Geheimnis und Streben aller Heilkunst ist es, den Lebensfunken so lange wie möglich zu erhalten. Niemand kann dies besser als die Sonne selbst. Die belebende Kraft des Sonnenfeuers tragen jedoch auch viele Natursubstanzen in sich.

Will man die Wirkung von Sonnenheilmitteln beschreiben, so tut man sich schwer, denn unter ihnen finden sich zahlreiche Allheilmittel. Lebensverlängernde Elixiere wie das »Danziger Goldwasser« beinhalten beispielsweise absichtlich mehrere Sonnenheilmittel. Besonders alte und lebensschwache Menschen brauchen solche wärmenden Elixiere. Aber auch chronische Erkrankungen (z. B. Allergien) zeugen davon, dass die Lebenskräfte erlahmen und das Immunsystem angefeuert werden muss. Die meisten Heilmittel der Sonne regen von daher nicht nur die Lebensgeister an, sondern stärken auch die Abwehr. Dies entspricht wiederum dem astrologischen Sonnensymbol: Der Lebensgeist entspricht dem Punkt, die Abwehr dem Kreis.

Wärme brauchen wir auch, wenn wir uns erschöpft und ausgebrannt fühlen oder uns Infekte plagen. Erkältungen sind Krankheiten aus der Kälte. Erkrankungen wie Rheuma entstehen bevorzugt dort, wo es feucht und kalt ist. Sinkt der Blutdruck ab, frieren wir. Haben wir Angst, überfällt uns der kalte Schweiß. Dies alles sind Zeichen eines Sonnenmangels.

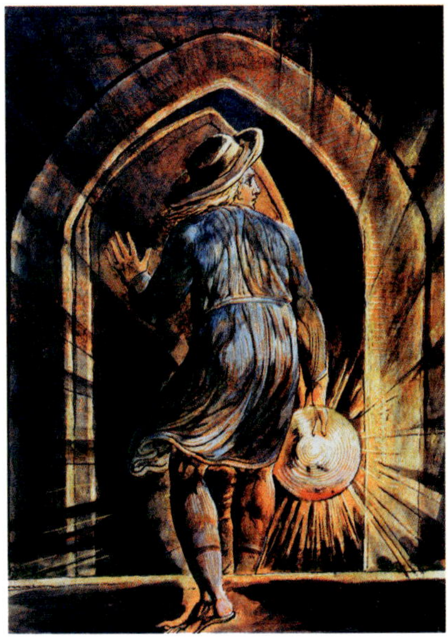

Heilmittel der Sonne erleuchten die verdunkelte Seele des Melancholikers. (»Jerusalem The Emanation of The Giant Albion.« William Blake, 1804)

Kann der Körper die notwendige Lebenswärme nicht mehr selbst erzeugen, dann helfen oftmals Zubereitungen aus Heilmitteln der Sonne wie etwa homöopathisches Bienengift (Apisinum), Schlangenreintoxine oder Arzneikomplexe, die Phosphor oder Gold enthalten, um nur einige Beispiele aufzuführen. Natürlich wirken auch viele Heilpflanzen wie etwa Sonnenhut, Engelwurz oder Mistel erwärmend.

Der Geschmack dieser anregenden Heilmittel ist häufig bitter, würzig bis brennend und scharf. Ihr Feuer regt alle lebenswichtigen Funktionen an: Abwehr, Appetit oder Kreislauf. Dieses Sonnenfeuer läutert aber auch den Geist und öffnet die Sinne für die Außenwelt.

Melancholie – Sonnenfinsternis der Seele

Wenn die Sonne in der Nacht in die Unterwelt abtaucht und die Regentschaft dem Mond überlässt, kommt auch unsere Seele zur Ruhe. Doch ab und an geschieht es, dass es für kurze Zeit auch tagsüber dunkel wird. Heute haben wir gelernt, dass eine Sonnenfinsternis ein astronomisches Ereignis ist, weil Erde, Mond und Sonne sich auf einer Linie befinden und sich der Mond vor die Sonne schiebt. Doch es gibt kaum einen Menschen, der nicht von diesem Phänomen fasziniert wäre. Es macht uns bewusst, wie fragil unser Dasein eigentlich ist und wie sehr es von kosmischen »Zufällen« abhängig ist.

Eine Sonnenfinsternis findet stets bei Neumond statt, und dieser wurde in alter Zeit als heilige Hochzeit der zwei Lichter gesehen. Doch wenn sich tagsüber die

Sonne verdunkelt, dann galt dies schon immer als Zeichen drohenden Unheils, und tatsächlich ist es eine unheimliche Stimmung, wenn plötzlich tagsüber Vögel ihr Abendlied anstimmen, Fledermäuse erwachen und sich schließlich eine Totenstille über das Land legt.

So in etwa muss sich ein Mensch fühlen, für den die Sonne niemals wirklich scheint. Wir nennen diesen Zustand heute Depression, und man geht davon aus, dass es sich dabei um eine Entgleisung in der Hirnchemie handelt.

Diese Vorstellung ist keineswegs weit entfernt von der Vorstellung antiker Ärzte wie Hippokrates. Sie sahen die Entgleisung des Temperaments als Folge einer ungleichen Verteilung der vier humores, gelbe Galle, schwarze Galle, Blut und Schleim. Später nannte der griechische Arzt Galen das Übermaß an schwarzer Galle Melancholie (melanos = schwarz und chole = Galle). Das Blut wird dabei mit melancholischen Säften getrübt, und keine Sonne kann mehr im Körper wirken. Die Seele gleitet infolge der permanenten Sonnenfinsternis in den Zustand ständiger Trauer. Als Hauptorgan des Übels vermutete man die Milz, die man dem Saturn unterstellte, dem Gegenspieler der Sonne.

Viele Jahrhunderte später erweiterte Paracelsus diese Sichtweise einer stofflichen Grundlage der Melancholie, in dem er den übermäßigen Einfluss des Saturns

Partielle Sonnenfinsternis am 4.1.2011 im Landkreis Starnberg.

als Ursache ausmachte. Hierunter verstand er einerseits Schicksalsschläge, die im Laufe des Lebens zu einer Depression führen können oder aber einen dominanten saturnalen Einfluss von Geburt an.

Seine Therapie bestand nun nicht mehr nur in einer Entgiftung schädlicher Säfte die sich in der Milz angehäuft haben, z. B. durch Brechmittel oder Aderlass. Paracelsus propagierte eine »homöopathisch orientierte« Therapie, die aus Stoffen bestand, die ihrem Charakter nach durchaus düster waren, aber durch die Kunst der Alchemie in etwas Lichtvolles verwandelt wurden – sein Hauptmittel war hier das giftige Antimon, das bis heute in der anthroposophischen Medizin als Antidepressivum verwendet wird (z. B. Stibium metallicum praeparatum D20 Verreibung von Weleda).

Paracelsus war jedoch auch der Meinung, dass solche Patienten eine Lichttherapie benötigen, und in Heilmitteln der Sonne, wie Johanniskraut oder Gold, sah er geeignete Mittel, die das innere Feuer neu entfachen können, um dem drückenden Einfluss des Saturns etwas entgegenzusetzen.

Das Sonnenvitamin

Vitamin D nimmt unter den Vitaminen eine Sonderstellung ein, weil wir unter Einwirkung von UV-Licht in der Haut das Provitamin D3 selber bilden können. Die Umwandlung in die eigentliche Wirkform (Calcitriol) erfolgt in der Leber und in den Nieren. Weil Vitamin D3 (Colecalciferol) den Calciumstoffwechsel beeinflusst, heißt es auch »Knochenvitamin« und wird in der Osteoporoseprophylaxe eingesetzt. Doch Vitamin D3 kann weit mehr: Es steigert die Leistungsfähigkeit und lindert die Winterdepression. Neuesten Erkenntnissen zufolge stärkt es sogar das Immunsystem, weswegen es bei erhöhter Infektanfälligkeit sowie als Begleitmittel bei Krebserkrankungen zum Einsatz kommt. Vor allem durch mangelnde Sonneneinwirkung, aber auch durch Erkrankungen von Darm, Leber oder Nieren kommt es in den nördlichen Breiten häufig zu Vitamin-D3-Mangel. Sofern dieser nachgewiesen wurde, empfiehlt sich die Substitution im Winterhalbjahr (z. B. mit Vitamin D3 Hevert Tabletten).

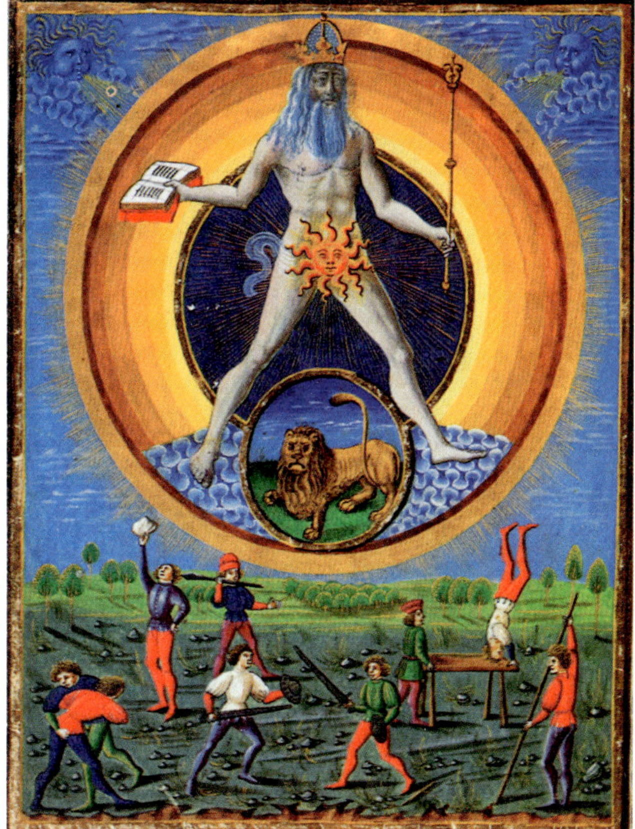

Die Sonne regiert das Sternzeichen Löwe. (»De Sphaera«, 15. Jahrhundert)

Im Einklang mit der Sonne leben

Folgt man dem Jahreslauf der Sonne durch den Tierkreis, so kann man entdecken, dass das irdische Leben ganz und gar ihrem Rhythmus unterliegt. Alles richtet sich nach der kosmischen Taktgeberin. Und wir sollten es ebenfalls tun, denn nur so können wir im Einklang mit der Sonne schwingen.

Im Frühjahr und im Sommer herrscht das Licht über die Dunkelheit. Das Leben erwacht und pulsiert, die Natur erblüht in ihrer ganzen Pracht. Dies ist die Zeit, in der auch wir aus uns herausgehen und die Sonnenkräfte in uns aufnehmen sollten.

Im Herbst ziehen sich die Lebenssäfte allmählich wieder in die Erde zurück. Nach alter Vorstellung steigen die Fruchtbarkeitsgeister in die Unterwelt hinab. Im Winterhalbjahr siegt vorübergehend die Dunkelheit über das Licht. Analog sollte

»Das Herz ist die Sonne, und wie die Sonne auf die Erde und sich selbst wirkt, also wirkt auch das Herz auf den Leib und sich selbst.« (Paracelsus)

dies für den Menschen eine Zeit des Rückzugs sein und eine Zeit der Vergeistigung oder der Verinnerlichung.

Im Winter erstarrt die Natur. Aber sie stirbt nicht, denn kein Blatt fällt, bevor sich nicht eine neue Knospe gebildet hat. Auch der Tod ist nur ein Übergang. Grabbeigaben waren daher häufig sonnenhaft, und besonders immergrüne Pflanzen wurden schon zu Urzeiten als Symbole ewigen Lebens verehrt. Sie künden davon, dass die Tore der Unterwelt niemals ganz geschlossen bleiben.

Damit die alles belebende Kraft der Sonne niemals nachlässt, feiern die Menschen seit Jahrtausenden an den vier magischen Eckpunkten im Jahreskreis Feste zu Ehren der Sonne.

Die Tagundnachtgleichen im Frühjahr und Herbst sowie die Wendepunkte der Sonne im Sommer und Winter bilden den Takt zum Tanz der Sonne durch das Jahr. Die Feste machen uns bewusst, wie sehr unser Leben von der Sonne abhängig ist. Aber das ist noch nicht alles.

»Wie oben so unten, wie unten so oben« – nichts ist auf der Welt einseitig, alles ist ein Wechselspiel.

Dem Aberglauben zufolge sollten einst Dankesopfer den Geist der Sonne nähren und dem Menschen ihr Wohlwollen sichern. Doch das Opfer dient uns selbst am meisten, weil es das positive Gefühl der Dankbarkeit nährt und weil es uns mit dem Geist der Sonne verbindet.

Daher sind jene Rezepte, die den jeweiligen Jahreszeiten entsprechen, auch mehr als nur Heilmittel gegen Krankheiten. Sie sollen vielmehr zur Harmonie mit der Natur zurückführen.

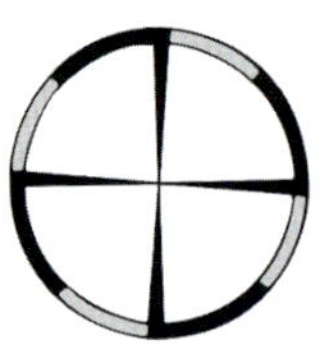

Als Symbol für die fruchtbare Kraft der Sonne verwendet man seit Jahrtausenden das Sonnenrad, das älteste der Sonnenzeichen. Der Kreis entspricht dem allumfassenden und belebenden Geist der Sonne, das Kreuz symbolisiert die Erde. Es teilt den Kreis in vier Abschnitte. Sie stehen für die Jahreszeiten.

Die Swastika ist eine abgewandelte Version mit gleicher Aussage. Es ist aber viel dynamischer als die anderen Sonnensymbole, weswegen es auch Sonnenwirbel heißt. Es stellt den Lauf der Sonne durch den Tierkreis dar. Die Arme symbolisieren die vier Eckpunkte des Jahreskalenders, an denen man traditionell die Sonnenfeuer entzündet.

Wie man den Feuergeist beschwört und bändigt

Feuer gehören seit Urzeiten zu allen kultischen Handlungen, mit denen der Mensch die Kräfte der Sonne beschwört. Einst glaubte man, dass das irdische Feuer ein herabgefallener Funken des himmlischen Sonnenfeuers sei. Egal ob Ostern oder Sommersonnenwende, zu den wichtigsten Festtagen entzündete man und entzündet zum Teil auch heute noch heilige Feuer, um durch die Flammen symbolisch die Sonnenkräfte zu nähren. Auch die Kerzen auf dem Adventskranz oder am Weihnachtsbaum sind somit Relikte einer uralten Sonnenverehrung.

Vor allem aber sollen die kultischen Feuer die Mächte der Finsternis und natürlich auch die Kälte vertreiben. Darüber hinaus wollte man den Geist des Feuers nähren, indem man ihm geweihte oder heilige Kräuter opferte, wie es einst zur Sonnenwende mit dem Beifuß geschah oder zu Maria Himmelfahrt mit den Kräuterbuschen. Nicht zuletzt holt man sich bis heute immergrüne Zweige ins Haus, die den Sieg der Sonnenkräfte über den todbringenden Winter verkörpern. Viele davon dienen seit Urzeiten als Räucherwerk für die Nächte rund um die Wintersonnenwende. Räucherungen sind aber auch eine Botschaft an den Himmel und somit ein magisches Mittel, um mit den Sonnengöttern Kontakt aufzunehmen.

Aber mit dem Feuergeist ist nicht zu spaßen. Er ist ein Kobold voller Streiche und verantwortlich für so manches Unheil, ganz wie Loki, der germanische Feuergott. Damit aus einem wohlwollenden Geist kein Feuerteufel wird, sollte man wissen, wie man das Feuer im Zaum hält.

Zuviel Sonnenfeuer verbrennt nicht nur die Haut oder verursacht einen Sonnenstich. Im Seelischen führt es zu einer hysterischen, übersprühenden Begeisterung und zu einem überhitzten und cholerischen Temperament. Typische weitere Folgen sind z. B. ein hochroter heißer Kopf, eine erhöhte Schweißneigung oder Bluthochdruck. Ähnliche Symptome zeigen sich bei vielen Frauen im Klimakterium.

Aber auch hier bewähren sich sonnenhafte Heilmittel wie Biene, Schlangengift oder Bärlapp. In geeigneter Zubereitung kühlen und entspannen sie die erhitzte Seele. Allerdings sollte man hier auch mondhafte und saturnale Mittel zur Gegenregulation einsetzen.

Zu viel Wärme schadet ebenfalls so mancher Arznei. Schließlich scheint die Sonne auch nicht ununterbrochen, sondern überlässt nachts die Regie dem kühlenden Mond. Ebenso könnte man den Winter als Erholungspause betrachten.

»Alles hat sein Paar von Gegensätzlichkeiten, aber Gegensätze sind identisch in ihrer Wesensart, nur verschieden im Grad.« (Kybalion)

Die kühle Jahreszeit ist die Zeit des Geistes und der Besinnung. Und wenn es um die Herstellung von Arzneien geht, entfaltet sich vieles erst im sanften Mondlicht zur vollen Blüte. Im Mond spiegelt sich das Licht der Sonne. Seine wichtigste Funktion ist es, einen Ausgleich zur Sonne zu schaffen und ihren Gegenpol zu bilden. Immer wieder werden wir sehen, wie wichtig das Wechselspiel der »Zwei Lichter« ist. Sonne und Mond bilden Polaritäten, genauso wie Tag und Nacht oder Sommer und Winter, die sich rhythmisch abwechseln.

Das Sonnenorgan Herz

Wenn wir nach einer Entsprechung für das Rhythmusprinzip der Sonne im Menschen suchen, kommt am ehesten das Herz in Betracht, unser »Ich-Organ«. Wenn wir »Ich« sagen und dabei auf uns deuten, zeigen wir meist auf das Herz. Es ist die Sonne im Mikrokosmos Mensch.

Im stetigen Zusammenziehen und Ausdehnen des Herzmuskels schwingen wir im Rhythmus der Sonne. Aber das Herz ist dabei alles andere als eine Maschine, die einem festgelegten Takt folgt. Immer ist das Herz bereit, sich flexibel den Erfordernissen des ganzen Körpers anzupassen.

Das Herz ist auch unser »Erkenntnisorgan«, denn alles Wissen ist nur wahr, wenn es von Herzen kommt. Das Gehirn ist der Spiegel des Herzens, und daher dem Mond zugeordnet.

Disharmonie heißt Krankheit

Schätzungsweise 50 % aller Todesfälle sind heute auf Herz-Kreislauf-Krankheiten zurückzuführen – ein Phänomen, das erst seit wenigen Generationen existiert. Die Ursachen sind vielfältig.

Mangelndes Mitgefühl hat viele Herzen zu Stein werden lassen. Eine übergroße Last bedrückt die Herzen, weil es in der Hektik unserer Zeit keine Zwiesprache mehr mit den Göttern gibt. Wir leben in einer entmystifizierten Welt. Alles will gewogen und gemessen sein, um als wahr zu gelten. Seit wir aber die Götter aus der Natur verbannten und kaum noch Feste ihre Kräfte nähren, leidet unser Herz vor Sehnsucht.

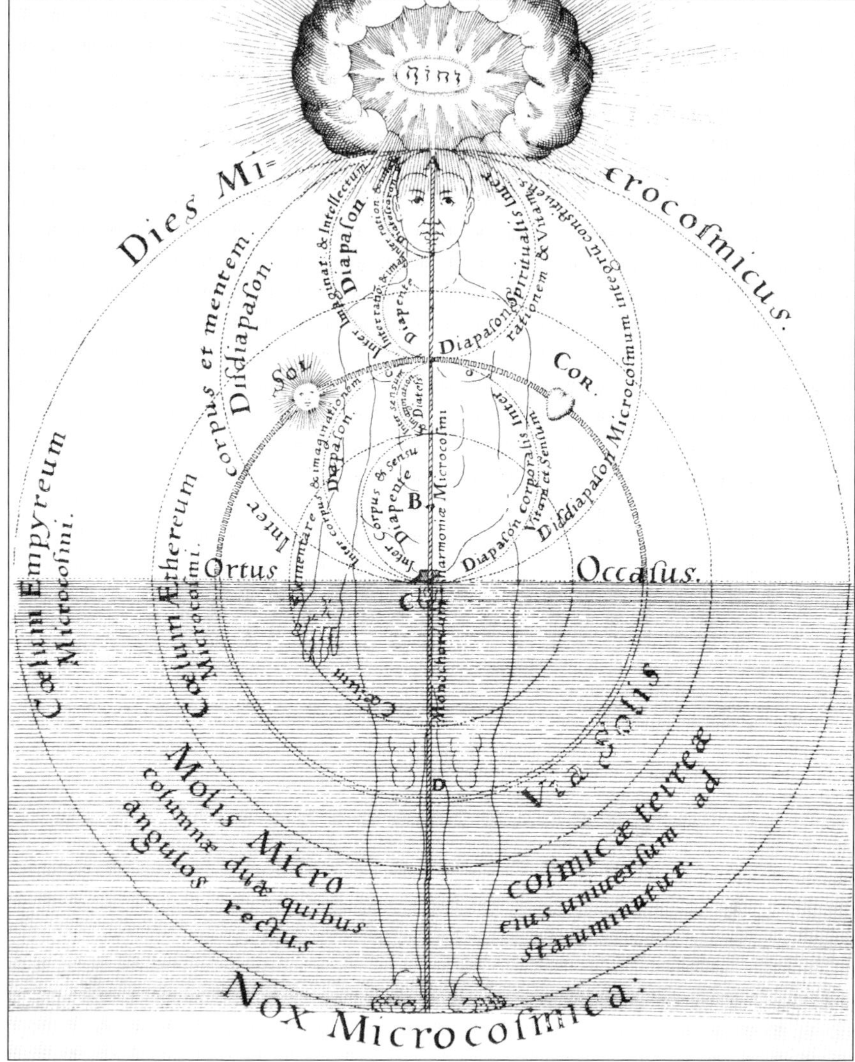

Der Mensch als Mikrokosmos ist der Spiegel kosmischer Kräfte.
Die Sonne entspricht dem »Ich-Organ« Herz. Unterhalb der Sonnenbahn befinden sich die Elemente Erde und Wasser, oberhalb befinden sich Luft und Feuer.
Die den Körper umgebenden Kreise stellen die einzelnen Energiekörper oder Auren des Menschen dar (Physis, Vitalität, Seele und Bewusstsein). Durch sie steht der Mensch in Beziehung zur geistigen Welt höherer Mächte (Quintessenz), symbolisiert durch den Strahlenkranz über dem Kopf, in dem der Name Gottes geschrieben steht. (Robert Fludd, 1619)

»Wie man von den Arabern weiß, steht die Sonne dem Gehirn, dem Herzen, den Schenkeln, dem Marke, dem rechten Auge und dem Lebensgeiste vor.« (Agrippa von Nettesheim)

Wenn die äußere Lebensweise nicht mehr mit der inneren Wahrheit und dem Rhythmus der Sonne übereinstimmt, ist das Leben disharmonisch, und Disharmonie heißt Krankheit.

Herzneurosen, Rhythmusstörungen, Sklerose oder Herzinfarkt sind mögliche Folgen. Aber auch andere Störungen körpereigener Regulationsmechanismen stehen damit in Beziehung, denn alle rhythmischen Vorgänge entsprechen der Sonne, seien es die Hormonausschüttung, der Blutdruck oder der Wechsel von Wachen und Schlafen.

So wundert es nicht, dass wir unter den »Heilmitteln der Sonne« neben solchen für das Herz auch welche für andere Regulationsmechanismen finden. Sie verhelfen dem Körper zu einem harmonischen Licht- und Wärmerhythmus, um sich flexibel an die jeweiligen Lebensbedingungen anzupassen.

Besonders unter den Pflanzen zeigen einige einen betont rhythmischen Aufbau, beispielsweise das Bilsenkraut. Auch in den Strukturen (Spiralform) vieler Blüten lässt sich das rhythmische Wesen der Sonne wieder finden. Sie verdeutlichen, wie sehr die Sonne das Prinzip der Harmonie verkörpert.

Das Hexagramm

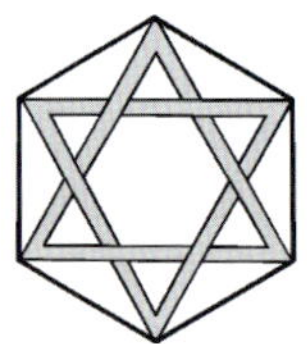

Das Hexagramm stellt diesen Gedanken auf einfache Weise dar. Es ist das heiligste der Sonnensymbole und baut auf der Zahl sechs auf. In der Kabbala ist die Sechs die Zahl der Sonne. Formen, die dieser Zahl entsprechen, finden wir beispielsweise im Bergkristall und in der Bienenwabe wieder.

Das nach oben gerichtete Dreieck symbolisiert die männliche lebenserzeugende und lichte Himmelsnatur der Sonne, während das Dreieck nach unten die weibliche, gebärende und dunkle Natur des Sonnenspiegels Mond darstellt. Ineinander geflochten sind die Dreiecke ein Symbol der Vereinigung der Gegensätze von Feuer (Sonne) und Wasser (Mond). Die Vereinigung ist wiederum das Licht selbst, denn es steht am Anfang von allem. Von allen Heilmitteln, die wir kennen, entspricht am ehesten das Sonnenmetall Gold dieser Idee.

In der Alchimie ist das Hexagramm ein Symbol für den »Stein der Weisen«, der alle unedlen Metalle in Gold und alle Krankheiten in Gesundheit verwandelt. Darüber hinaus entfacht er das ewige Licht der Bewusstheit im Menschen. Nach dem

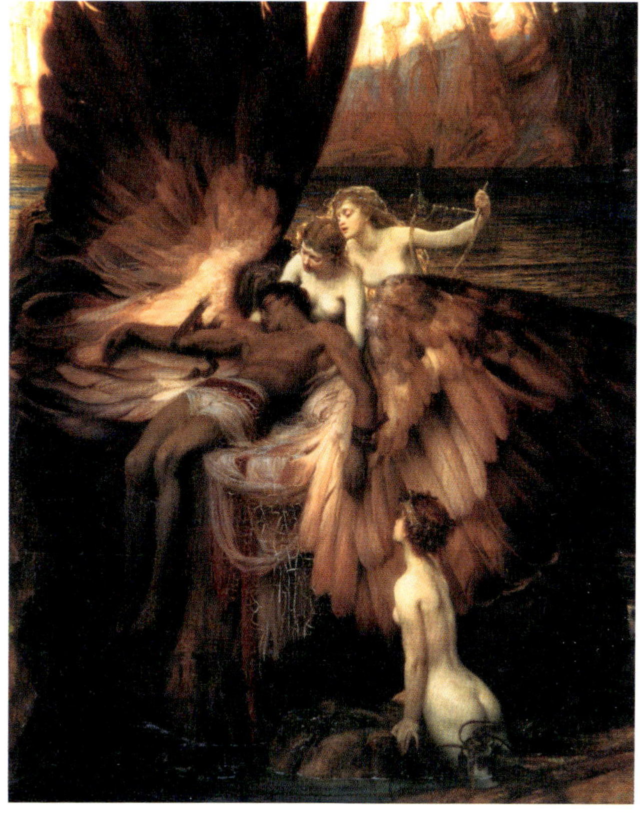

Als Ikaros in seiner Begeisterung der Sonne zu nah kam, schmolz das Wachs seiner Flügel und er stürzte in das kühlende Meer vor der Insel Ikaria, wo sich Meerjungfrauen um den Sterbenden versammelten. (»Trauer um Ikaros«, Herbert James Draper, 1890)

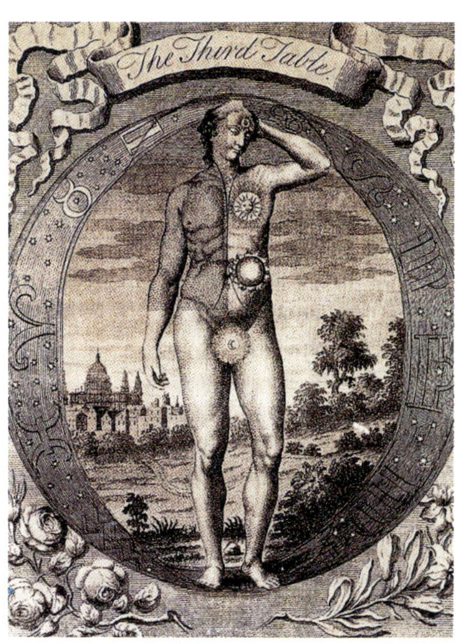

»So entspricht bei jedem Menschen die Bewegung des Herzens der Bewegung der Sonne, und indem dasselbe durch die Arterien sich in den ganzen Körper ergießt, zeigt es uns aufs genaueste Jahre, Monate, Tage, Stunden und Augenblicke an.« (Agrippa von Nettesheim)

Der Sternenmensch. (D.A. Freher, 1764)

»Unter den Elementen sind solarisch das Feuer und die lichte Flamme; unter den Säften das reine Blut und der Lebensgeist (...).« (Agrippa von Nettesheim)

Weltbild der Alchimie ist die Ausgangssubstanz des Steins in allen Naturerscheinungen potentiell enthalten – mit anderen Worten: Er entspricht dem Geist des Lichts – Paracelsus nannte es das Licht der Natur.

Das Hexagramm bedeutet aber auch, dass das Streben zum Licht schnell so enden kann wie der Flug des Ikaros. Da er sich über seine Freiheit zu sehr freute, erlahmte seine Aufmerksamkeit. Er kam der Sonne mit seinen Flügeln zu nah, stürzte ins Meer und starb.

Immer braucht das Feuer das Wasser, das Licht den Schatten und die Wärme die Kälte, genauso wie alles dem Rhythmus der Sonne folgen muss. Erst wenn wir dies begreifen, leben wir im Einklang mit der Sonne.

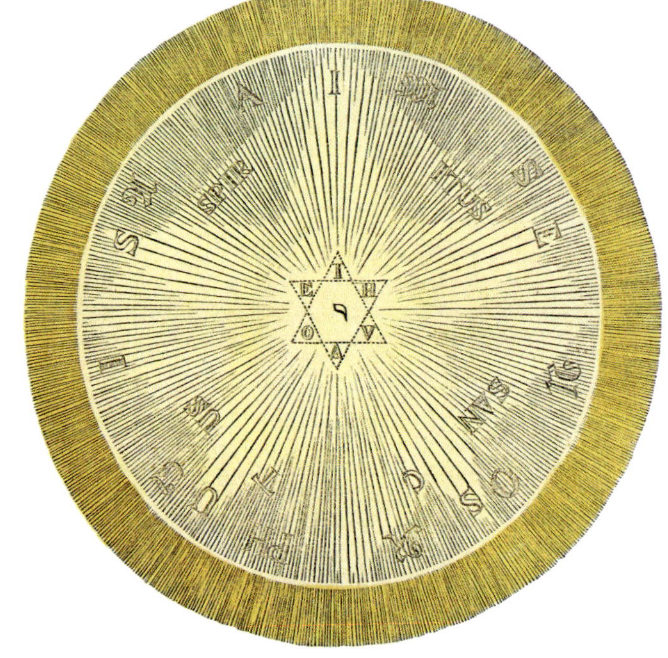

Der universelle Geist, dargestellt als Kreis, mit einem Hexagramm als Zentrum, umgeben von einem Pentagramm und einem Quadrat. (»Einfältig ABC Büchlein«, Rosenkreuzerschrift 1766)

Attribute der Sonne

Zahl	6
Form	Hexagramm
Götter	Ra, Osiris, Titan, Apollon, Helios, Sunna, Baldur, Belenus
Sternzeichen	Löwe (Herrscher), Widder (Erhöhung)
Element	Feuer
Orte	Helle, heitere Orte, Weinanbaugebiete, Paläste, Theater, herrschaftliche Plätze (z. B. Herrenchiemsee, Benediktinerabteien auf Gipfeln wie Andechs), Kultplätze der Sonnenverehrung (z. B. Newgrange, Externsteine), nach Osten ausgerichtet
Temperament	Heiter, z. T. auch cholerisch
Organ	Augen, bes. das rechte; Herz, Gefäße, Blut; Abwehrfunktionen, oberer Rücken und Wirbelsäule
Wirkung und Funktion	Ausgleichend, anregend, erwärmend, sympathikoton, Lebenskraft anregend. Lebensfreude, Lebenskraft, Sozialität, Bewusstheit, Verantwortung, Selbstständigkeit, Rückgrat haben, Impulsgeber und sozialer Mittelpunkt; Initiativgeist, Begreifen höherer Bewusstseinsebenen
Übermaß	Selbstgerecht, egoistisch, Geiz, übersteigerte Vorstellung der eigenen Bedeutung; lebt ganz im Diesseits, Verpulvern von Lebensenergie – Leben auf der Überholspur. Hypertonie, Sklerose, Neigung zu Herzinfarkt und Schlaganfall, Hitzewallungen, Rheuma, Entzündungen
Gegenpole bei Übermaß	Mond, Saturn; Venus wirkt ausgleichend
Mangel	Ängstlich, abergläubisch, mangelndes Selbstvertrauen, Hang zum Jenseitigen; Status nach langen Anstrengungen – Burn-out, Hypotonie, Erschöpfung, Blutarmut, Infektanfälligkeit, Allergien, Depressionen
Helfer bei Mangel	Mars, Venus, Jupiter

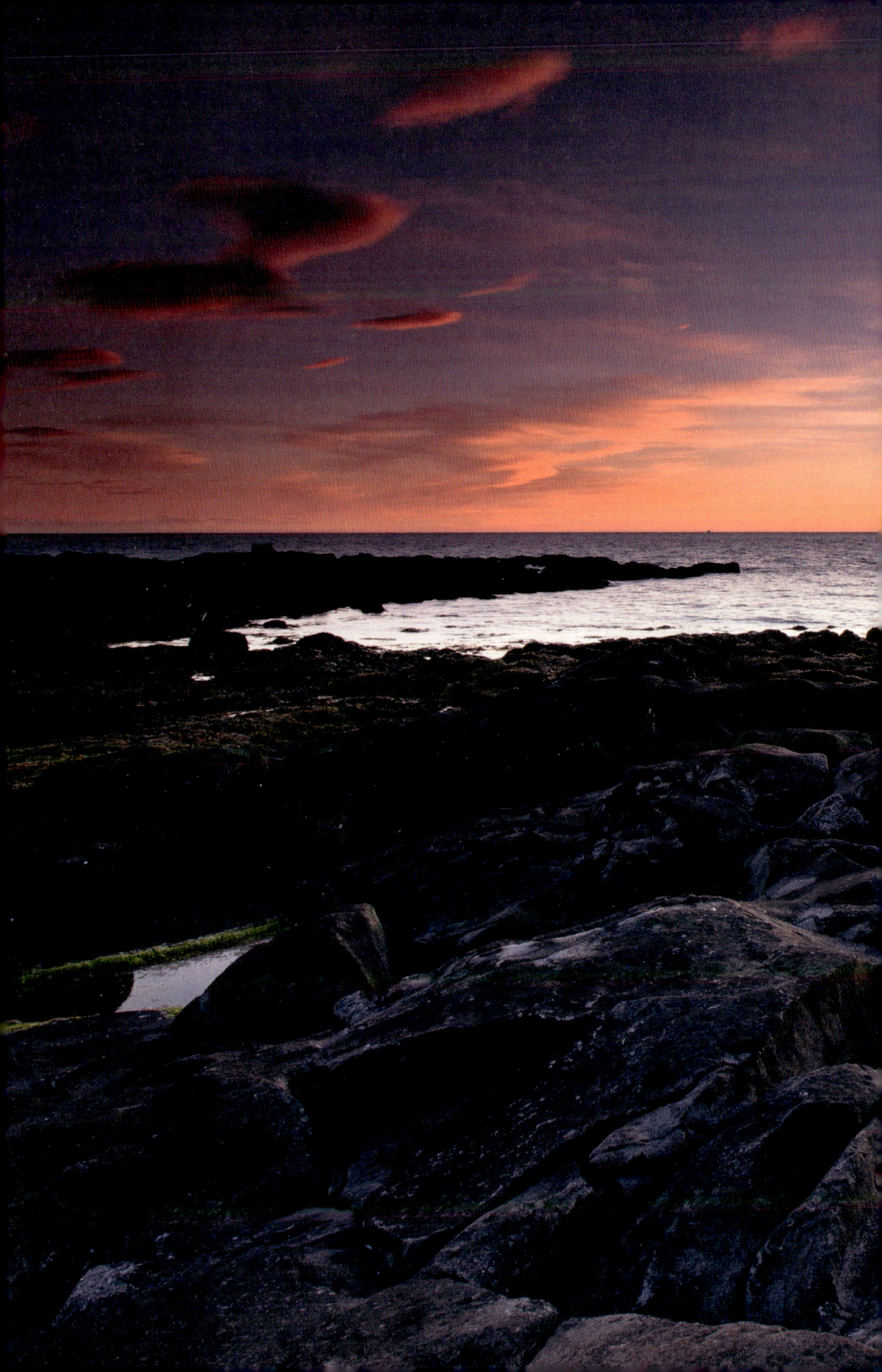

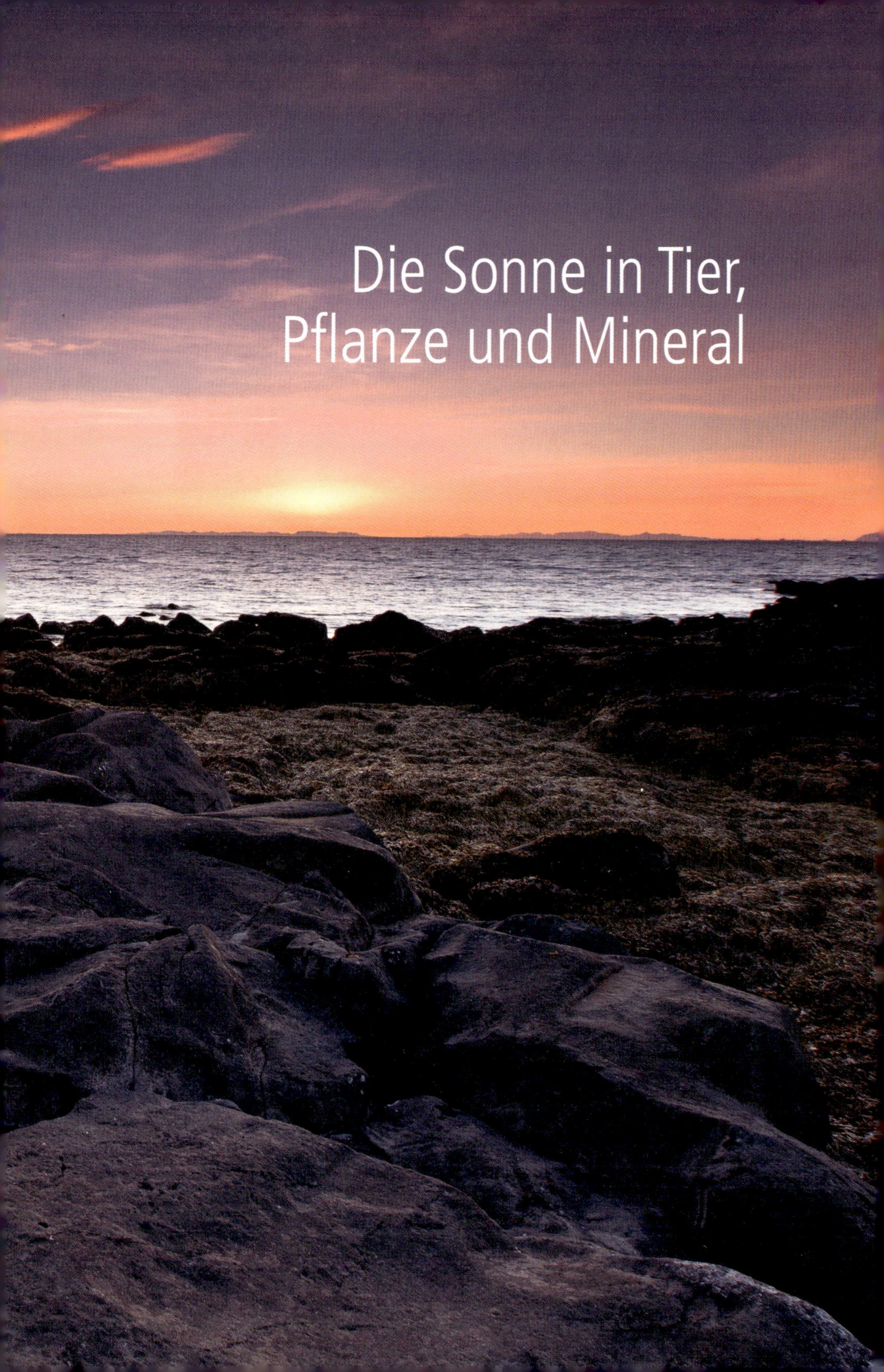
Die Sonne in Tier,
Pflanze und Mineral

Die Schlange

Schlangen begegnen uns weltweit in Schöpfungsmythen. Kein anderes Tier ist mit den Sonnengöttern enger verknüpft. Im alten Ägypten verkörperte sie noch die archaische Grundkraft im Anbeginn der Welt. Dem Mythos zufolge entstieg der Sonnengott Ammun-Re dem leuchtenden Ei, das die Riesenschlange Apophis einst in das finstere Urmeer (Chaos) spie. Die Ägypter nannten die Schlange »Trägerin der Sonnenscheibe«. Sie stellten sich vor, dass der Sonnengott nachts, wenn er für die Menschen unsichtbar ist, auf ihrem Rücken durch die Unterwelt gleitet.

Leben im Sonnenrhythmus

Die Sonne ist das Lebenselixier dieses urzeitlichen Reptils. Die meisten Schlangen tummeln sich daher rund um den Äquator, im Hitzegürtel der Erde. Nur sehr kalte Regionen wie die Polargebiete oder manche Inseln (Irland) konnte das zähe Ge-

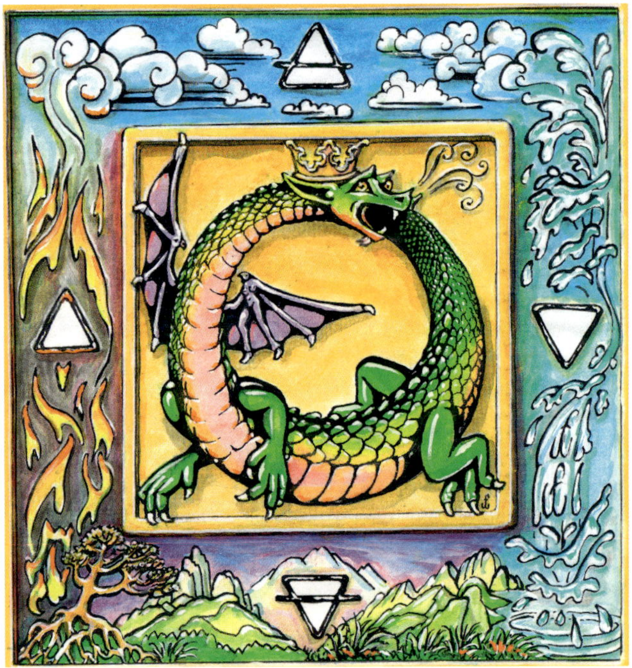

Ouroboros: Die Schlange, die sich in den Schwanz beißt, scheint sich gleichzeitig zu verschlingen und aus sich selbst zu gebären. Damit verkörpert sie den ewigen Kreislauf des Lebens und das Prinzip der Wiedergeburt. (Fred Weidmann, 2001)

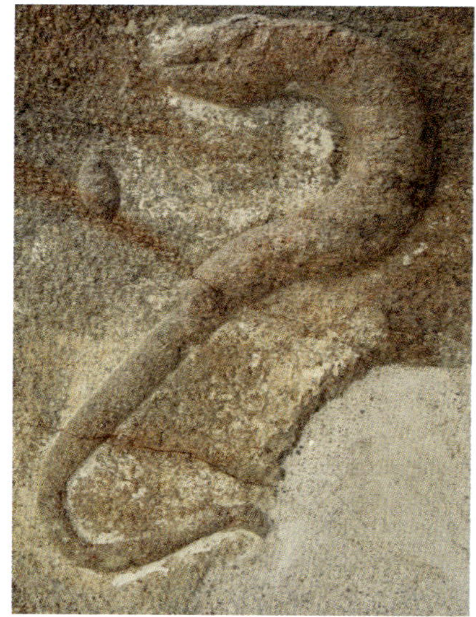

Schlange und Ei. Kultstein aus römischer Zeit, eingemauert im ehemaligen Kloster Karthaus im Schnalstal, Vinschgau.

schöpf, das selbst die Dinosaurier überdauert hat, nicht erobern. Vom Sonnenfeuer hängt nämlich der Lebensrhythmus der Landschlangen ab. In Mitteleuropa kriechen sie mit der Frühlingssonne aus ihren Schlupfwinkeln hervor und ziehen sich im Herbst wieder zurück. Sie teilen das Jahr somit in zwei Hälften. Fruchtbarkeitsgöttinnen wie Demeter oder Persephone wurden daher oft mit Schlangen dargestellt. Wie die Vegetationsgötter, so weilt auch deren heiliges Tier im Sonnenhalbjahr auf der Erde und ruht im Winter.

In unseren Breiten kreuzen Schlangen allenfalls verborgene Pfade abseits der Zivilisation. Wenn überhaupt, dann erblicken wir sie früh morgens oder am Spätnachmittag, wenn sie, auf Steinen oder Baumstümpfen liegend, ein Sonnenbad nehmen. Ihr Anblick löst unwillkürlich Angst aus. Obwohl sie meist nur für Kleintiere eine wirkliche Bedrohung darstellen, machte die christlich geprägte Phantasie hinterhältige und bösartige Gifttiere aus ihnen. Ursprünglich ist die Schlange aber ein Krafttier der Sonne. Der Volksmund sagt heute noch, dass sie ihr Gift aus der Sonne zieht, und eben dieses Gift gilt seit langem als Lebenselixier.

Schlangengift als Lebenselixier

Weshalb wir den Reigen der Sonnenheilmittel mit Schlangengift eröffnen, erklärt sich durch unsere Begegnung mit Scheich Ali. Wir lernten ihn vor vielen Jahren im Sinai kennen. Er führte uns damals mit seinen Kamelen durch die Wüste. An dem Beduinen mit dem sonnengegerbten Gesicht fielen uns sofort die Lebensenergie und Ausdauer auf. Während wir von der Hitze ausgelaugt auf den Kamelen dahinschau-

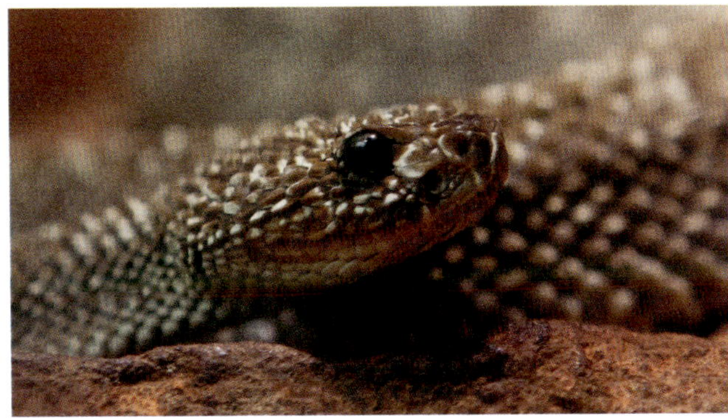

Mit ihrem starren Blick gilt die Schlange, hier eine Klapperschlange, als allessehendes Tier der Weisheit.

kelten und literweise Wasser in unsere ausgedörrten Kehlen schütteten, legte Ali mühelos viele Kilometer zu Fuß zurück!

Scheich Alis Schlangenkur

Eines Abends verriet uns der alte Beduine die Quelle seiner Lebenskraft. Einmal im Jahr geht er mit seinem Kamel allein in die Wüste, um eine bestimmte Baumschlange zu suchen. Sie lauert hinter Sträuchern oder schnellt aus Bäumen auf ihr Opfer herab und zählt zu den giftigsten Schlangen des Sinai. Ali erklärte uns, dass ihr Biss tödlich endet, wenn man nicht unverzüglich verhindert, dass sich das Gift im Körper ausbreitet. Er schilderte uns lebhaft gestikulierend, dass er das gebissene Glied notfalls abschneiden müsse.

So wie also unsereins im Frühling nach Brennnesseln Ausschau hält, fängt der Scheich eben einmal jährlich diese Schlange! Hat er sie überlistet, dann kocht er sie sieben Stunden und verzehrt sie. Schließlich durchlebt er in sieben Decken gehüllt eine Heilkrise – mit Schüttelfrost und Fieberdelirium. Jeden Morgen legt er eine Decke beiseite. Wenn er am Morgen des siebten Tages, des Sonn(en)tages, vom Fieber erwacht und die letzte Decke entfernt, dann ist auch die Heilkrise überstanden, und Ali fühlt sich wie neugeboren.

Tier der Unsterblichkeit

Die sich regelmäßig häutende Schlange scheint mit unerschöpflicher Regenerationskraft ausgestattet zu sein und gilt daher seit Urzeiten als Tier der Unsterblichkeit. Besonders die Darstellung als Ouroboros – die Schlange, die sich in den Schwanz beißt – symbolisiert den ewigen Kreislauf von Werden und Vergehen sowie die Wiedergeburt.

Seit langem versuchen wir Sterbliche, unsere Lebenskraft mit Hilfe von Schlangenelixieren zu stärken. Bereits aus den ältesten schriftlichen Überlieferungen der chinesischen Medizin geht hervor, dass Schlangenteile als Heilmittel dienten. Der griechische Arzt Galenos (2. Jh. n. Chr.) führte die Schlange in die abendländische Medizin ein. Zu seiner Zeit enthielten zahlreiche Rezepturen Giftschlangen als Ganzes. Scheich Alis Schlangenkur dürfte ein Relikt aus jener Epoche sein. Interessant ist in diesem Zusammenhang, dass Samuel Hahnemann (1755 – 1843), der Begründer der Homöopathie, ein ähnliches Schlangenelixier beschrieb: »Zu dieser Absicht werden die (...) Schlangen mit Wasser bei langsamem vielstündigem Feuer so lange in einem Geschirre mit verklebtem Deckel gekocht, bis die Brühe (Jus viperinum) gallertartig wird.« (S. Hahnemann: Apothekerlexikon Bd. II S. 355). Diese Schlangenbrühe stand laut Hahnemann in dem Ruf, dass sie teelöffelweise eingenommen, »mit großem Erfolg« Skrofeln, Hautausschläge und sogar fressende Geschwüre heilen könne.

In der Volksmedizin überdauerten allerlei Schlangenrezepturen viele Jahrhunderte. In der alpenländischen Volksmedizin erhielt sich beispielsweise lange Zeit der Vipernalkohol, ein Alkoholauszug aus der Aspisviper, der im Vinschgau einst als lebensverlängerndes Elixier geschätzt wurde. Von einer weiteren volksmedizinischen Schlangenzubereitung erzählte uns ein befreundeter Makedonier, in dessen Familie fast alle hundert Jahre alt wurden. Er führte diese außergewöhnlich lange Lebenserwartung auf mehrere Faktoren zurück: frische Luft, sauberes Wasser, karge Hirtenkost, kein Stress und eben eine spezielle Schlangenmedizin. Dazu fingen die Alten eine Giftschlange (»orcha«) und legten diese zusammen mit Paprika in Essig und Öl ein. Im Winterhalbjahr gab es dann täglich von der eingelegten Paprika, in welche die Schlangenkraft übergegangen war, zu essen.

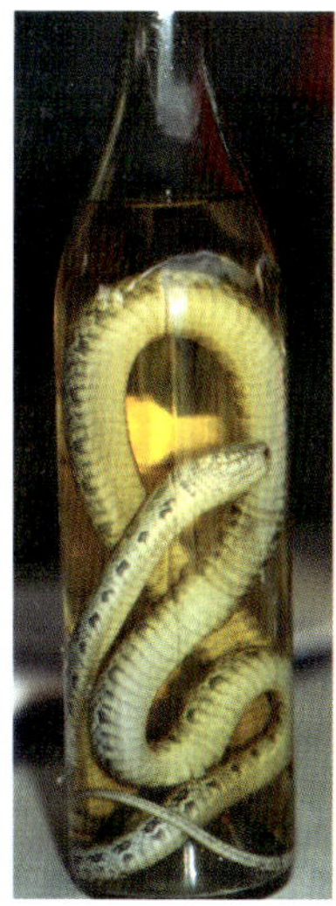

Giftschlange in Alkohol, aufgenommen auf einer Schlangenfarm in Zypern.

Zu königlichem Ruhm brachte es auch der Theriak, das berühmteste mittelalterliche Allheilmittel, Universalgegengift und Verjüngungselixier. Damals enthielt er neben mineralischen (z. B. Eisensulfat) und pflanzlichen Bestandteilen (z. B. Opium, Engelwurz) ebenfalls noch Schlangenteile. Einerseits wollte man durch den Zusatz von Giftschlangen eine gewisse Immunität gegenüber allen möglichen Giften erreichen. Andererseits erhoffte man sich, auf diese Weise die Eigenschaften auf den Menschen zu übertragen, die man der Schlange zusprach: Weisheit, Unverwundbarkeit, Regenerationskraft und ewiges Leben.

Symbol der Heilkunst

Schlange und Heilkunst sind bis heute untrennbare Begriffe. Die Schlange, die sich um den Äskulapstab windet und ihr Gift in eine Schale entleert, ist über Jahrhunderte hinweg das Machtsymbol der Ärzte geblieben. Es geht auf den prähellenischen Schlangengott Asklepios zurück. Er war der Sohn des Sonnengottes Apollon. Dem Mythos zufolge wurde der göttliche Arzt von dem heilkundigen Kentauren Chiron aufgezogen. Von Apollon erhielt er eine Schlange, die ihn in die Geheimnisse der Heilkunst einweihte. Asklepios besaß auch zwei Schalen voll Blut der Medusa, einem furchterregenden Wesen mit Schlangenhaar, die ihm Zauberkräfte verliehen. Mit dem Blut der einen Schale konnte er töten, mit dem Blut der anderen Schale Tote wiederbeleben. Dieses Bild symbolisiert die fließende Grenze zwischen Gift und Arznei; das griechische Wort »Pharmakon» bezeichnete ursprünglich beides. In der Schlange vereinen sich diese Gegensätze zu einem Arcanum (wahre Arznei). Die Wirkung von Alis Schlangenkur ist allerdings bei Normalsterblichen unberechenbar, also nicht nachahmenswert. Die modernen Möglichkeiten, sich Schlangenkräfte einzuverleiben, verdienen dagegen weit mehr Beachtung.

Schlangengifte in der Homöopathie

Im 19. Jahrhundert erlebte die Schlangenmedizin eine Art Renaissance. Erste empirische Untersuchungen weckten die Hoffnung, in diesen Tiergiften wirksame Arzneien für Virusinfektionen sowie für neurologische Erkrankungen gefunden zu haben. Doch bis dahin war deren Gebrauch mit erheblichen Risiken verbunden wie zum Beispiel Herz-Kreislauf-Störungen oder mit allergischen Reaktionen bis hin zum Schock. Doch Constantin Hering (1800–1880), ein Pionier der Schlangengiftforschung, erkannte in der Homöopathie, die seiner Zeit immer größere Kreise zog, neue Möglichkeiten. Angetrieben von fieberhaftem Forscherdrang reiste er nach Surinam und berichtete von dort erfreut: »Endlich hatte ich denn das Vergnügen, den 28. Juli 1828 des Mittags, eine, durch den kühnen Jäger zwar halb erschlagene, aber doch noch brauchbare, große, wirklich grässliche Giftschlange zu erhalten. Es

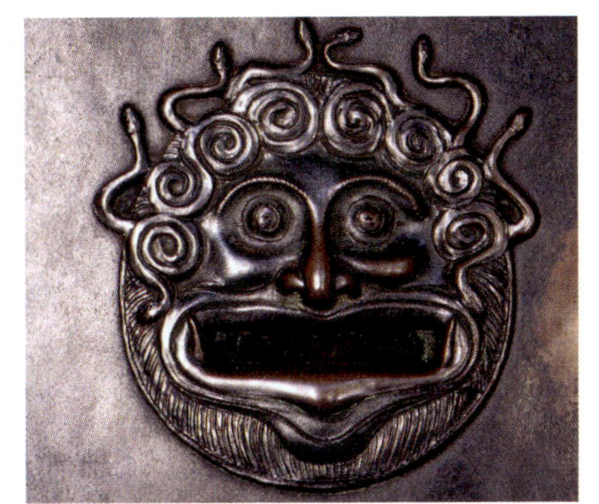

Das Haupt der Medusa schmückt die Eingangstür zur Stuckvilla in München.

war Trigonocephalus Lachesis (...).« (Constantin Hering: Einiges über das Schlangengift Lachesis, 1831).

Seinen ersten Selbstversuch machte Constantin Hering unfreiwillig, als er das Giftdrüsensekret des Buschmeisters mit Milchzucker verrieb und versehentlich ein wenig davon einatmete. Kurz darauf litt er unter Halsschmerzen, denen die viel zitierten Leitsymptome der homöopathischen Lachesis folgten wie etwa Argwohn und Redseligkeit. Seine Forschungsergebnisse bildeten lange Zeit die Hauptquelle für die Anwendung von homöopathischen Schlangengiften. Durch ihn fand vor allem das Giftdrüsensekret des Buschmeisters (Lachesis) Eingang in den homöopathischen Arzneischatz, aus dem Lachesis heute nicht mehr wegzudenken ist. Für den berühmten Homöopathen James Tylor Kent (1849–1916) zählte es bereits zu den Polychresten: »Lachesis scheint für das ganze Menschengeschlecht zu passen, denn das Wesen des Menschen entspricht dispositionsgemäß und charakterlich der Schlangennatur (...)« (Edward Heits, Hrsg.: Kents Arzneimittelbilder).

Homöopathisch zubereitet, also nach den Regeln der Kunst verdünnt und verschüttelt, erwiesen sich Schlangengifte bald als nebenwirkungsarm und dennoch heilkräftig. Ausgangssubstanz für das Homöopathikum ist das frische Giftdrüsensekret. In der Trockenmasse finden sich über 90 Prozent Eiweiße, die je nach Zusammensetzung Blut, Herz oder Nerven schädigen.

»Ähnliches mit Ähnlichem heilen« lautet der Grundsatz der Homöopathie. Somit sind homöopathische Schlangengifte in erster Linie Blut-, Herz- und Nervenheilmittel.

Infektabwehr mit Lachesis

Die heutige Homöopathie bedient sich mehrerer Schlangengifte. In homöopathischer Form zeigen alle einen abwehrsteigernden Effekt und sind bei bakteriellen oder viralen Infekten hilfreich. In Kombination mit Sonnenpflanzen wie Echinacea wirkt Lachesis wie ein »homöopathisches Antibiotikum« (Vera Rosival: Die Homöopathische Hausapotheke, 2010).

Verwendet werden aber auch die Gifte der Klapperschlange (Crotalus horridus), der Korallenotter (Elaps corallinus) oder der bei uns einheimischen Kreuzotter (Vipera berus). Am häufigsten gebraucht man jedoch das potenzierte Gift des Buschmeisters (Lachesis muta; Grubenotter; Mittel- und Südamerika). Es gilt als zuverlässiges Heilmittel bei Blutvergiftung (Sepsis), die beispielsweise von eitrigen Wunden ausgehen kann.

Eben weil der Biss der Giftschlange Sepsis ähnliche Erscheinungen hervorruft, regen Tiefpotenzen (Lachesis D8) die körpereigene Gegenregulation an. Vor allem in Kombination mit dem abwehrsteigernden Sonnenhut beeinflussen sie den Krankheitsverlauf günstig. Rechtzeitig eingenommen, schützen Schlangenpräparate (siehe Tabelle) sogar vor Ansteckung, wenn wieder einmal die Grippewellen anrollen.

Blutdruckregulierung mit Naja

Das Gift der Kobra (Naja tripudians; Giftnatter; Indien) konzentriert seine Wirkung eher auf das Herz, das es zuerst erregt, später lähmt und zuletzt zum Stillstand bringt. Es zählt mit zu den tödlichsten Tiergiften, denn ein Gramm Kobragift könnte 150 Menschen töten! Eben wegen der Giftwirkung auf das Herz sind Tiefpotenzen (z. B. Naja D8) angezeigt, wenn nach Infekten Herz- oder Kreislaufbeschwerden zurückbleiben. Kobragift wirkt, ähnlich wie Lachesis, einer Blutvergiftung entgegen, aber es verhindert vor allem, dass Bakterientoxine das Herz belasten. Das homöopathische Naja senkt und reguliert außerdem noch den Blutdruck (z. B. *Horvi-Enzym Naja mite Liquidum*). Neben dem Sonnenmetall Gold gehört Naja also zu den Mitteln, die bei zahlreichen Herzbeschwerden Anwendung finden.

Schlangengifte regulieren die Hormone

Lachesis und Naja bewähren sich ebenso bei Wechseljahresbeschwerden (z. B. Lachesis D12). Zwar ersetzen die Schlangengifte keine Hormone (Östrogene), aber eine Hormonsubstitution ist auch nur in wenigen Fällen wirklich nötig. Beide greifen eher regulierend in den Hormonhaushalt ein. Ihr Hauptangriffspunkt ist die Schilddrüse. Herzklopfen, Unruhezustände und Hitzewallungen treten oft durch eine Fehlfunktion derselben verstärkt auf.

Rezept: Moderner Theriak

Das mittelalterliche Lebenselixier enthielt ursprünglich mehrere Dutzend Bestandteile. Die kräftigende, entgiftende und abwehrsteigernde Wirkung erreicht man gleichermaßen mit wenigen Sonnenmitteln.

- Angelica archangelica Urtinktur (Erzengelwurz) 10 ml
- Echinacea angustifolia Urtinktur (Sonnenhut) 20 ml
- Pyrit D6 (Eisensulfid) 10 ml
- Vipera berus D12 (Gift der Kreuzotter) 10 ml

Über eine Apotheke von DHU bestellen und mischen lassen.

Vitalisierende Kur: Zur Abwehrsteigerung 2- bis 3-mal täglich 15 bis 20 Tropfen pur oder in etwas Wasser einnehmen.

Eine weitere Gemeinsamkeit sind Schluckbeschwerden und Beengungsgefühle, die wiederum von der Schilddrüse ausgehen können. Wir merken uns das leicht, wenn wir uns vorstellen, dass Schlangen ihre Beute im Ganzen verschlingen. Im Magen einer 5,5 Meter langen Python wurde einmal sogar ein Leopard gefunden (vergleiche Roland Bauchot: Schlangen). Dass es dabei eng wird, ist doch klar! Naja-Typen fassen sich jedenfalls oft an den Hals, wo sie Enge fühlen. Lachesis-Typen meiden Rollkragenpullis in der Regel ganz und mögen auch sonst keine enge Bekleidung (z. B. Gürtel).

Häutung der Seele durch Schlangengifte

Ein Mythos erzählt, wie der Sonnengott Re aufgefordert wurde, sich selbst zu erkennen. Die Mondgöttin Isis nahm den Speichel, den Re zur Erde tropfen ließ, vermengte diesen mit Lehm und formte daraus eine Schlange. Als Re durch sein Königreich wanderte, biss ihn die Schlange und er litt fürchterlich. Schließlich bat er die Mondgöttin, ihm zu helfen. »Nenne mir deinen Namen, göttlicher Vater«, forderte Isis. Erst durch die Wiederholung seines Namens in einer Beschwörungsformel wurde Re von seinen Qualen befreit. Hier begegnet uns die Botschaft: »Erkenne Dich selbst.«

Gerade nach Abschluss wichtiger Lebensphasen stellt sich oftmals die Frage nach dem Woher, Wohin und Weshalb. Die Wechseljahre der Frau oder die Midlife-Crisis des Mannes bilden eigentlich die Schwelle zur Weisheit des Alters. Viele verschließen die Augen vor ihrer inneren Wahrheit, oft aus Angst vor Verlusten. Hochpotenzierte Schlangengifte (D30) rufen die Urgründe der Seele ins Bewusstsein. Wer

Schlangenkur mit Reintoxinen

Aufgrund des Eiweißgehaltes war der heilkundliche Gebrauch von Schlangengiften lange Zeit mit gesundheitlichen Gefahren bis hin zum anaphylaktischen Schock verbunden. Erst vor wenigen Jahrzehnten gelang es Waldemar Diesing, dem Gründer der Heilmittelfirma Horvi, die Eiweiße aus Schlangengiften zu entfernen. Horvi hat sich seither auf die Herstellung der Reintoxine (gereinigte Schlangentoxine = enteiweißte Rohgifte) spezialisiert. Diese enthalten bis zu 50 verschiedene Enzyme, auf denen die Heilwirkung der Horvi-Präparate beruht. Beim Menschen machen Schlangenenzyme das Blut dünnflüssiger, feuern den Stoffwechsel an und regulieren den Säuregehalt des Blutes. Bei akuten Infekten oder bei chronisch geschwächtem Immunsystem von der Allergie bis hin zum Krebs unterstützen sie das Blut in seinen vielfältigen Abwehrfunktionen. Die Giftkonzentration der Reintoxine entspricht etwa dem Verdünnungsgrad einer homöopathischen D6. Mit ihnen ist daher ebenfalls eine gefahrlose »Schlangenkur« möglich. Langfristig eingenommen bewirken sie eine tiefgreifende Steigerung der körpereigenen Abwehrkräfte. Die Schlangenpräparate von Horvi müssen heute aus Holland importiert werden von Horvi-EnzyMed (www.horvi-enzymed.nl).

sie einnimmt, macht zuweilen eine Häutung der Seele durch. Weil oft schon eine Dosis tief in die Psyche eindringt und lange nachwirkt, wählt man das Mittel sorgfältig. Skizzieren wir also kurz, für wen Lachesis oder Naja ein Mittel der Seele ist.

Lachesis – Tratschtante mit Giftspritze

Mit ihrer gespaltenen Zunge verführte die Schlange bereits Adam und Eva vom Baum der Erkenntnis zu kosten. Der Menschentyp, für den Lachesis ein Heilmittel der Seele wäre, hätte dies durch pausenlose Zurede erreicht. Lachesis-Typen erkennt man leicht: Sie reden ohne Punkt und Komma. Wie die überzeugungskräftige Paradiesschlange, so zeichnen sich diese Menschen durch ihre Redseligkeit aus. Sie sind jedoch äußerst sprunghaft und zerfahren. Während andere nur geschwätzig sind (z. B. Cimicifuga), dramatisiert Lachesis gerne, sie gestikuliert lebhaft und legt auch mal

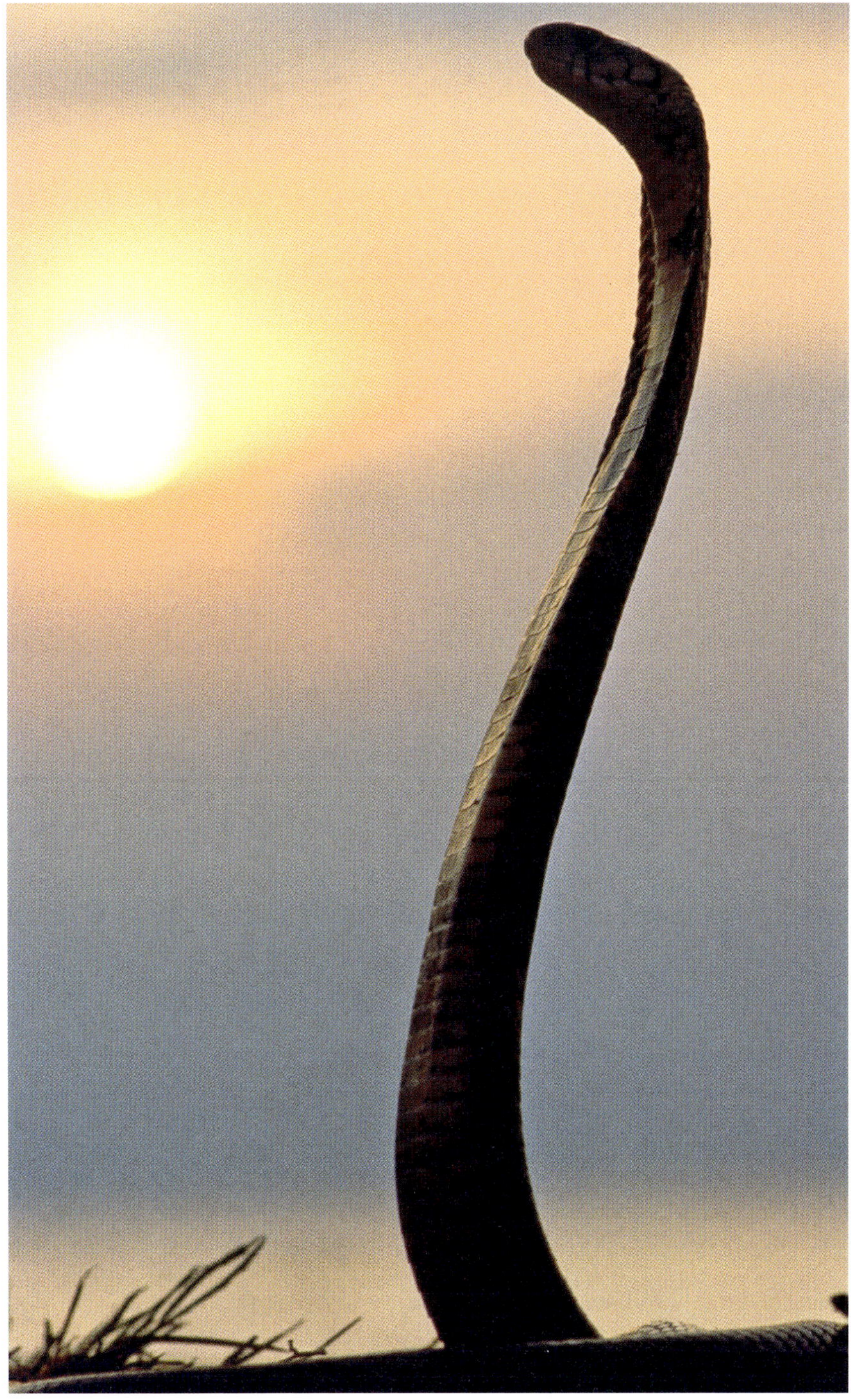

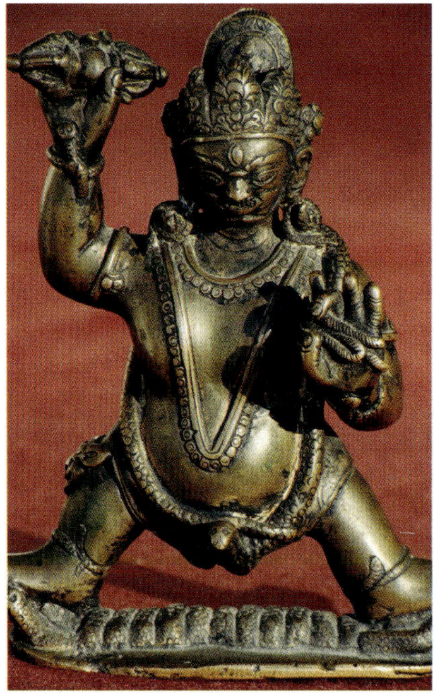

Schlangengott Naga, Tibet: Beschützer der buddhistischen Lehre und Behüter der Weisheit; hilft Hass, Neid und Unwissenheit überwinden.

Hand an, damit man ihr zuhört. Fast jeder kennt eine solche Klatschbase, die ständig am Telefon hängt, um ihre Mitmenschen auf dem Laufenden zu halten. Natürlich gibt es auch Lachesis-Männer. Die findet man gehäuft in Vereinen oder an Stammtischen, wo sie gerne Reden schwingen. Der Seelenzustand, in dem sich solche Menschen befinden, gleicht einem Topf, der überzukochen droht. Misstrauen ist ein weiterer Wesenszug. Lachesis-Typen haben manchmal Angst, vergiftet oder hintergangen zu werden. Das kommt nicht von ungefähr. Sie kennen diese allzu menschlichen Eigenschaften, wie etwa Eifersucht oder Rachegefühle von sich selbst und würden vielleicht selbst gerne mit der Giftspritze hantieren – zum Glück nur in ihrer überschäumenden Phantasie, denn Lachesis mordet eher mit dem Mundwerk.

Innere Ruhe finden

Mit der Gabe einer Hochpotenz (Lachesis D30) verwandelt sich der beschriebene Typ nicht gleich in ein ruhig vor sich hin strickendes Tantchen oder etwa in einen sanftmütigen Stubenhocker. Es kommen vielmehr Bewusstwerdungsprozesse in Gang, die den Grund der inneren Unruhe aufdecken. In Gedanken oder Träumen dringen Wahrheiten an die Oberfläche. Sie bilden den Ausgangspunkt für einen neuen, von mehr Ausgeglichenheit begleiteten Lebensabschnitt. In jedem Fall zählt Lachesis zu den wichtigsten homöopathischen Arzneien bei Beschwerden in den

Siehe, ich sende euch wie Schafe mitten unter die Wölfe; darum seid klug wie die Schlangen … (Jesus an seine Jünger, Matthäus 10, 16)

Wechseljahren. Charakteristisch ist für Lachesis-Typen, dass sie nicht schwitzen können. Schlangen können nämlich auch nicht schwitzen. Eben weil sie über keine Möglichkeit der Wärmeregulation durch Schweißabsonderung verfügen, meiden sie die Mittagshitze und verkriechen sich an heißen Tagen. Daher ist es kein Wunder, dass Hitzeintoleranz ebenfalls zu den Leitsymptomen von Lachesis sowie von anderen Schlangenmitteln gehört.

Ergänzend erleichtern Heilpflanzen die Häutung der Seele im Wechsel, z. B. in Form von Bädern, Einreibungen oder Tees. Baldrian, Hopfen oder Lavendel kühlen das Temperament und Melisse oder Wolfstrapp zügeln die Schilddrüse, damit die innere Ruhe wiederkehrt.

Naja – Sorgen lasten auf dem Herz

Bei Menschen, für die Naja in Frage kommt, schlagen sich Kummer und Ärger und überhaupt alle Leiden auf das Herz nieder. Seelische Beklemmung macht sich durch Atemnot, Herzrasen oder -stolpern bemerkbar. Naja-Typen haben manchmal das Gefühl, dass ihr Herz so heftig klopft, dass andere es hören könnten. Sie zeigen sich entweder nervös oder wie gelähmt. Im Gegensatz zu Lachesis schweigen oder brüten sie häufiger.

Auf ihrem Herz lasten Ängste, Erinnerungen an Kränkungen und Enttäuschungen sowie eingebildete Sorgen. Die Furcht, alleingelassen zu werden, hat sich in die Seele eingegraben. Melancholie bis hin zur Verzweiflung ist die Folge, und Schlafstörungen zerrütten die Nerven zusätzlich. Das Herz ist aber das Organ der Selbsterkenntnis. Es erkrankt bei Naja an der düsteren Sichtweise.

Blicken wir daher lieber hinter die Dinge, so wie es auch die Schlangen tun, und entdecken neue Ziele und Lebensinhalte.

Tier der Weisheit

Als feuerspeiender Erdwurm oder geflügelter Drache begegnen uns Schlangen auch in der nordischen Mythologie. Sie hüten Schätze oder Geheimnisse und gelten seit Urzeiten als kluge Tiere.

Wenn sie spiralförmig eingeringelt mit majestätisch erhobenem Kopf daliegen, scheint ihre Haltung von Weisheit zu zeugen. In ihr finden wir die Widerspiegelung der Sonnenspirale, die den gewundenen Pfad zum Bewusstsein symbolisiert.

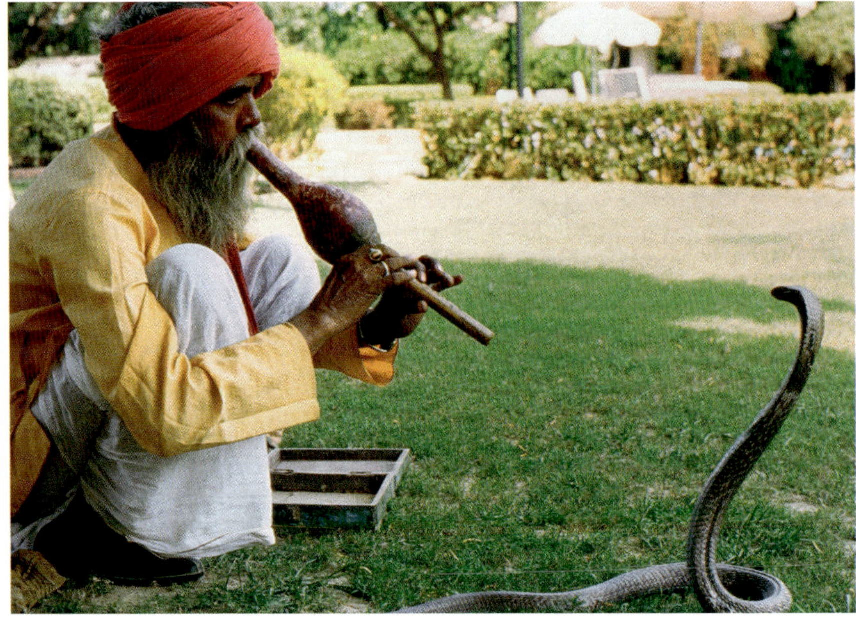

Schlangenbeschwörer mit Kobra.

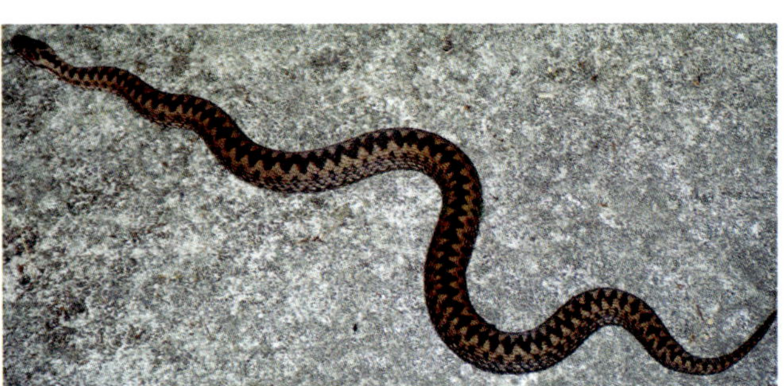

Kreuzotter im Mangfalltal.

Die unbeweglichen Lider der stets geöffneten Schlangenaugen vermitteln ebenfalls den Eindruck von steter Wachsamkeit. Schlangen besitzen in der Tat ein ausgeprägtes Sehvermögen. Sie können Infrarotstrahlung wahrnehmen, einfacher ausgedrückt: Sie sehen die Wärmestrahlung im Dunkeln und erblicken ihr Opfer sogar in der Dämmerung.

Im übertragenen Sinn wecken homöopathische Schlangengifte die Sinne und schärfen vor allem den Blick für das Wesentliche. Wenn wir wollen, dass das, was wir dann sehen, ein Lichtblick ist, unterstützen wir die Häutung der Seele mit weiteren Heilmitteln der Sonne.

Schlangenpräparate und ihre Anwendungsgebiete

Abwehrsteigerung

Pascoleucyn N (Tropfen; Pascoe), enthält u.a. Echinacea Urtinktur und Lachesis D8: eignet sich zur Erkältungsprophylaxe und Behandlung akuter grippaler Infekte mit Erschöpfung.

Lymphaden Hevert Complex (Tropfen; Hevert), enthält u.a. Conium D4 und Lachesis D6: bewährt bei chronischen Infekten mit Lymphknotenschwellung (z. B. Pfeiffersches Drüsenfieber) sowie als Begleitmittel bei Krebserkrankungen mit Lymphbeteiligung.

Lachesis comp. (Globuli; Wala), enthält u. a. Lachesis D11: bewährtes Begleitmittel bei bakteriellen und fieberhaften Infekten, speziell bei eitriger Rachenmandelentzündung.

Blutdruckregulierung

Horvi-Enzym-Naja mite oder forte (Liquidum; Horvi-EnzyMed, Holland), enthält Reintoxin von Naja: senkt erhöhten und reguliert schwankenden Blutdruck; ergänzt bei Neigung zu Bluthochdruck die Gold-Therapie.

Horvi-Enzym-Psy 4 comp. 4 (Liquidum; von Horvi-EnzyMed, Holland), enthält u. a. Reintoxine von Crotalus (Klapperschlange): reguliert den Kreislauf bei Neigung zu erhöhter Herzfrequenz (z. B. paroxysmale Tachykardien).

Neuralgien und Schmerzsyndrome

Horvi-Enzym-Chiroprac (Salbe; Horvi EnzyMed, Holland), enthält u. a. Reintoxin von Naja: bewährt zur schmerzlindernden Einreibung von überlastungsbedingten Muskel- oder Gelenkschmerzen sowie bei Muskel- oder Gelenksentzündungen und Hexenschuss.

Horvi-Enzym-Serpalgin (Liquidum und Salbe; Horvi-EnzyMed, Holland), enthält u. a. Reintoxine von Lachesis und Naja: bewährtes Begleitmittel bei Nervenschmerzen, speziell bei Gürtelrose (Herpes zoster, Zosterneuralgie).

Schilddrüsenleiden und Wechseljahre

Ignatia comp. (Globuli; Wala), enthält u. a. Ignatia D3 und Lachesis D11: zur Begleitbehandlung von leichten Formen der Schilddrüsenüberfunktion in den Wechseljahren, vor allem bei Neigung zu innerer Unruhe und depressiven Verstimmungszuständen.

Spongia F Komplex Nr. 70 (Nestmann), enthält u.a. Apis D4 und Lachesis D10: zur Begleitbehandlung von Schilddrüsenknoten oder -zysten mit Neigung zu Halsbeengung (Globus hystericus) und Räusperzwang.

Strontium F Komplex Nr. 71 (Nestmann), enthält u.a. Apis D4 und Lachesis D10: zur Begleitbehandlung von Schilddrüsenfehlfunktion mit Neigung zu Herzklopfen, Unruhe und Schlafstörungen; wegen der jodhaltigen Inhaltsstoffe nicht bei Hashimoto einnehmen!

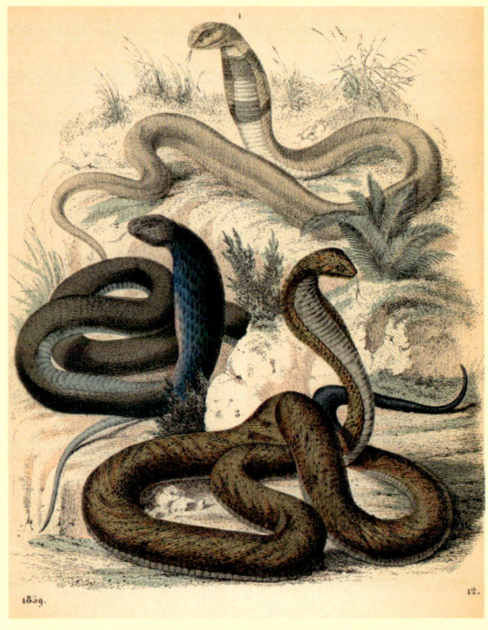

Homöopathische Heilmittel aus dem Gift der Kobra werden vor allem für Herzleiden und Depression verwendet. (Stahlstich, 1859)

»Die Erfahrung lehrt, dass kein Tier als vernünftiges Tier dem Menschen so gleicht wie die Bienen. Ihre natürliche Weisheit kann nicht geleugnet werden.« (Paracelsus)

Die Biene

Honigbienen (Apis mellifica) leben ganz im Rhythmus der Sonne und der Jahreszeiten. Wenn sich im Frühling unzählige Bienen an den Blüten laben, merkt auch der letzte Winterschläfer, dass die kalte Jahreszeit vorbei ist.

Als Frühlingsbotin ist die Biene das heilige Tier der Fruchtbarkeitsgöttin Persephone. Kehrt die Göttin zusammen mit ihren geflügelten Gefährtinnen aus der Unterwelt zurück, erwacht die Erde endlich wieder zu neuem Leben.

Sonnenleben der Biene

Bienen schwärmen nur aus, wenn es warm ist. Im Winter finden wir sie dagegen dicht zusammengedrängt um ihre Königin, wo sie ihren Nahrungsvorrat aufzehren, denn zum Fliegen und Sammeln ist es zu kalt. Bewegung, Licht und Wärme im Gegensatz zu Erstarrung, Dunkelheit und Kälte prägen das Bienenleben.

Interessant ist in diesem Zusammenhang das einzigartige Phänomen, dass, unabhängig vom Wetter, im Bienenstock immer eine gleich bleibende Temperatur herrscht, die in etwa unserer Körpertemperatur entspricht. Im Winter kontrahiert die Biene rhythmisch ihre Brustmuskulatur, um Wärme zu erzeugen. Dagegen legen Bienen im Sommer einen Wasserfilm über die Waben, um diese abzukühlen. Die Ähnlichkeit zum Menschen ist verblüffend. Ist uns kalt, fangen wir an zu zittern, um Wärme zu erzeugen. Dagegen schwitzen wir, wenn uns zu warm ist, um uns abzukühlen. Dies entspricht ganz dem ausgleichenden Sonnenprinzip.

Weitere Sonnensignaturen sind der zentrierte Aufbau des Bienenvolks mit der Königin als Mittelpunkt und das soziale Wesen der Biene. Bekanntlich lebt und arbeitet die Biene für das ganze Volk, besonders aber für die Königin. Wir finden hier eine Übereinstimmung mit dem kreisförmigen Sonnensymbol. Der Kreis entspricht dem Bienenvolk und unserem sozialen Umfeld, der Punkt in der Mitte der Königin und unserem Ich-Bewusstsein. Eben aus diesem Grund zählt die Bienenkönigin (Apis regina) in der Anthroposophischen Medizin zu den Ich-stärkenden Arzneitieren (siehe *Aurum/Apis regina comp.* von Wala; Seite 216).

Unübersehbar ist auch der Aufbau der Bienenwabe nach dem Formprinzip der Sonne, dem Sechseck. Hierin sind Bienen unerreichte Baumeister.

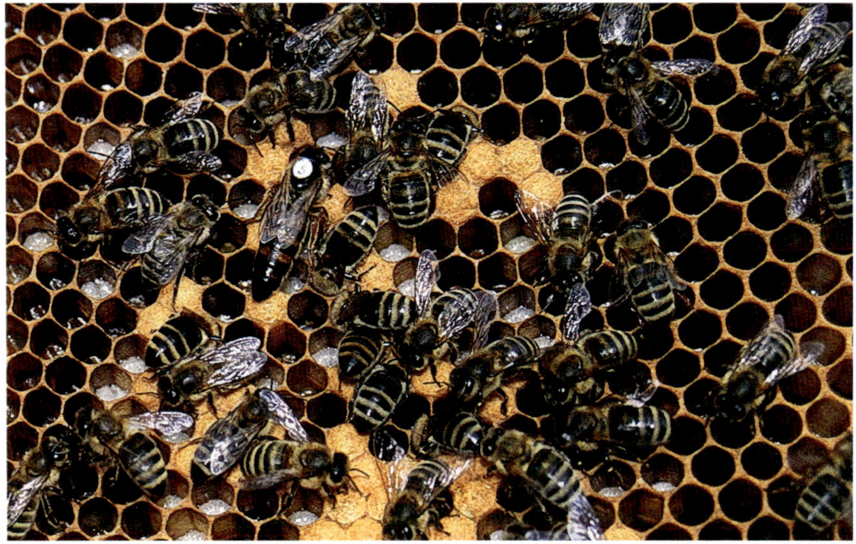

Nicht nur der Honig, auch das Sechseck der Wabe und der zentrierte Aufbau des Bienenstaates um die Königin (markiert mit einem weißen Punkt), macht die Biene zu einem Sonnentier.

Mit dem Nektar, welchen die Bienen in Honig umwandeln, bringen sie uns sogar die Sonne ins Haus. Die Biene lebt also nicht nur im Rhythmus der Sonne, sondern sie ernährt sich auch von stoffgewordener Licht- und Wärmeenergie.

Schließlich ist da noch ihr »Sonnentanz«. Durch Duftmarken und kreisförmige, tänzelnde Bewegungen, die sich am Sonnenstand orientieren, zeigt die Sammelbiene den anderen die Entfernung und die Himmelsrichtung zur nächstbesten Futterquelle. Auch über die Art des Futters gibt ihr Tanz Auskunft. Vieles macht die Biene also zu einem Tier der Sonne. Ebenso finden sich Analogien zum Menschen, für den die Biene auch ein bedeutendes Heilmittel ist.

Bienengift als Heilmittel

Eine eher unangenehme Begegnung mit der Biene dürfte für viele wohl ihr Stich sein. Meistens führt er zu einer schmerzhaften und heißen Schwellung. Hier kann das Auflegen frisch zerquetschter Spitzwegerichblätter Linderung bewirken, und das *Combudoron* Gel von Weleda wirkt ebenfalls abschwellend und kühlend.

Was als Gift überaus feurig wirkt, wird als Homöopathikum zum regelrechten Feuerlöscher. Indianer gebrauchen veraschte Bienen schon lange gegen Entzündungen und Ödeme. Als Arzneitier fand die Honigbiene (Apis mellifica) im 19. Jahrhundert Eingang in den Arzneischatz der Homöopathie. Der Ähnlichkeitsregel entsprechend gebraucht man Apis mellifica als Heilmittel gegen eine Vielzahl entzündlicher

Schwellungen, besonders solche, die mit leichter Rötung sowie mit stechenden oder brennenden Schmerzen einhergehen, z. B. Harnblasen- oder Rachenmandelentzündungen (z. B. Apis mellifica C30). Auch bei Autoimmunleiden wie Rheuma, bei Heuschnupfen oder allergischen Schwellungen wie etwa bei Quincke-Ödem hat sich Apis bewährt. Als Erste-Hilfe-Mittel bei Allergien und als Soforthilfe bei einem Bienenstich ist es, zusammen mit Lachesis, unübertroffen (siehe Rezept). Nicht zuletzt gehört Apis zu den großen Zystenmitteln und bewährt sich in der Frauenheilkunde sowohl bei Brust- oder Schilddrüsenzysten (z. B. Einreibung mit *Apis mellifica 1% Salbe* von Weleda) als auch bei Eierstockszysten (z. B. Kur mit *Magnesium sulfuricum/Ovaria comp.* von Wala).

Ein weiterer Hinweis für die Wirkung von Apis bei Autoimmunleiden ist die wesentlich größere Honigausbeute, wenn Bienenstöcke auf »Störzonen« liegen,

Rezept: Bienengift bei Allergien

Das folgende Rezept kann bei allergischen Hautleiden wie Urtikaria oder als Begleitmittel bei Quincke-Ödem versucht werden. Es stellt vor allem eine sanfte Form der Desensibilisierung dar, die in den beschwerdearmen Phasen vorbeugend durchgeführt werden sollte:

- Apis mellifica Dil. D12 (Honigbiene)
- Histaminum Dil. D12 (Histamin)
- Lachesis D12 (Buschmeisterschlange)
- Solidago virgaurea Urtinktur (Goldrute)
- Urtica dioica Dil. D4 (Brennnessel)

jeweils 20 ml.

Über eine Apotheke von Spagyra bestellen und mischen lassen oder selber bestellen (www.spagyra.at) und mischen. Dosis: Im Akutfall alle 30 Minuten 8 bis 10 Tropfen (maximal 5- bis 7-mal). Vorbeugend 2- bis 3-mal täglich 10 bis 15 Tropfen im Mund zergehen lassen. Ergänzend lässt sich die Allergiebereitschaft durch Kalziumgaben senken (z. B. *Calcium Quercus* Globuli von Wala) sowie mit Vitamin C und Zink.

z. B. Wasseradern oder Erdverwerfungen. Ein längerer Aufenthalt auf solchen geologischen Phänomenen führt beim Menschen auf Dauer zu gesundheitlichen Problemen, vor allem zu Störungen im Immunsystem. Nun ist aber eine alte Regel, dass das Heilmittel häufig dort zu finden ist, wo auch das Leiden seinen Ursprung hat. Tiere wie die Biene, aber auch bestimmte Pflanzen, z. B. Mistel oder Efeu (siehe Kapitel »Winter«), die sich auf Störzonen wohlfühlen, wirken in geeigneter Zubereitung heilend auf unser Immunsystem ein.

Für die homöopathische Anwendung von Apis spricht ferner: Verschlimmerung des Leidens durch Hitze und eine verstärkte Schweißneigung; daher auch die Anwendung bei klimakterischen Beschwerden wie Hitzewallungen. Solche Menschen scheinen – wie Ikaros – vom Wesen der Sonne verbrannt worden zu sein. Tatsächlich empfindet der Menschentyp, für den Apis ein Heilmittel ist, die Sommerhitze als unerträglich. Apis-Typen findet man daher an heißen Tagen meist fächelnd im Schatten, eventuell mit einem Bein im kühlen Wasser.

Feurige Witwe mit Putzfimmel

Normalerweise kümmern sich Bienen um nichts anderes als um ihre Arbeit, sei es als Amme zur Aufzucht der Brut oder als Sammlerin von Nektar. Daher spricht man auch von der fleißigen Biene.

Manche Menschen verhalten sich ganz ähnlich. Insbesondere jene Menschentypen, die sich unentwegt beschäftigen und zu den übereifrigen Putzteufeln oder zu den unermüdlichen Arbeitstieren gehören, sollten einmal eine Konstitutionsbehandlung mit der homöopathischen Biene machen (z. B. einmal wöchentlich eine Gabe Apis mellifica D30). Manchmal bewirkt eine solche Konstitutionsbehandlung, dass sogar Apis-Typen auch einmal zur Ruhe kommen. Apis-Typen sind jedoch nicht nur sehr geschäftig, sie sind gleichermaßen gesellig und redselig. Daher gehört Apis zu den homöopathischen Heilmitteln für die lustige Witwe, die sich gerne auf Kaffeefahrten die Zeit vertreibt.

Auf der anderen Seite wird dieser Menschentyp immer wieder auf unerklärliche Weise müde. Genauso kann ihn aber eine Idee ergreifen, der er mit Feuereifer nachgeht. Ähnlich die Bienen: Kurz vor der Zeit des »Schwärmens« hocken sie apathisch vor ihrem Stock herum. Plötzlich überfällt sie eine eigenartige Ruhelosigkeit, und in einem orgiastischen Taumel verlassen sie schließlich mit der Königin ihren

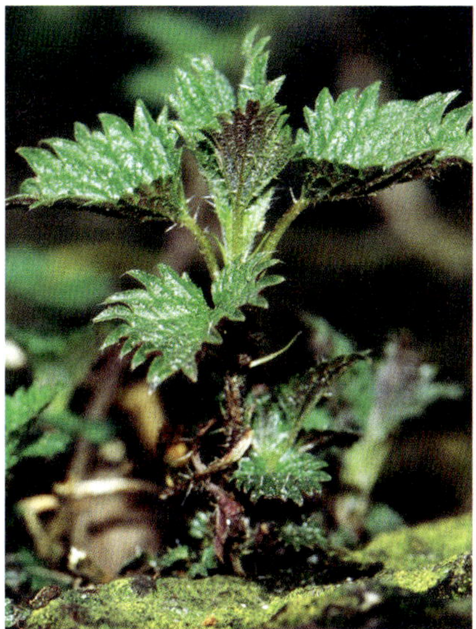

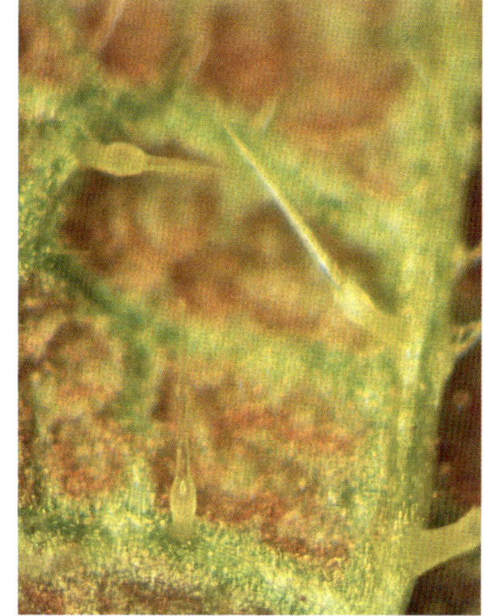

Das Gift der Brennnessel hat eine gewisse Ähnlichkeit mit Bienengift. Beim Anfassen bricht die Hülle der Giftdrüse und schießt regelrecht in den Körper, um sich zu entleeren. Als Heilmittel hilft die Pflanze jedoch wirkungsvoll bei Insektenstichen und Allergien. Junger Brennnesseltrieb und daneben mikroskopische Aufnahme der Giftdrüse.

Stock, um eine neue Heimat zu finden. Im übertragenen Sinne ist Apis ein Heilmittel für begeisterungsfähige Naturen, die sich bis zur Erschöpfung verausgaben.

Ein weiteres Anwendungsgebiet für Apis, das dieser Erregbarkeit entspricht, ist die Schilddrüsenüberfunktion. Diese temperamentvolle Seite zeigt sich vor allem, wenn man den Apistyp in seiner Entfaltung bedrängt. Wer nicht weiß, was damit gemeint ist, möchte sich doch bitte einmal vor das Flugloch eines Bienenstocks stellen. Spätestens dann kann er erfahren, wie feurig und nervig die ansonsten friedfertige Biene sein kann.

Bekanntlich spielen Männer (= Drohnen) im Bienenvolk eine eher unbedeutende Rolle. Nicht einmal stechen können sie. Eigentlich sind sie unnütz im Frauenstaat der Bienen, wäre da nicht die Königin, denn Drohnen existieren einzig und allein, um die Fortpflanzung zu gewährleisten. Nach getaner Arbeit werden die Drohnen aus dem Stock geworfen und sterben. Zuvor sind sie allerdings die eifrigsten Schlemmer im Honigparadies.

Vielleicht liegt in dieser Vorherrschaft des Weiblichen der Grund, dass die Biene ein ausgesprochenes Frauenmittel der Homöopathie ist.

Apis hat jedenfalls schon so manch feuriger Witwe geholfen, etwas besonnener zu sein.

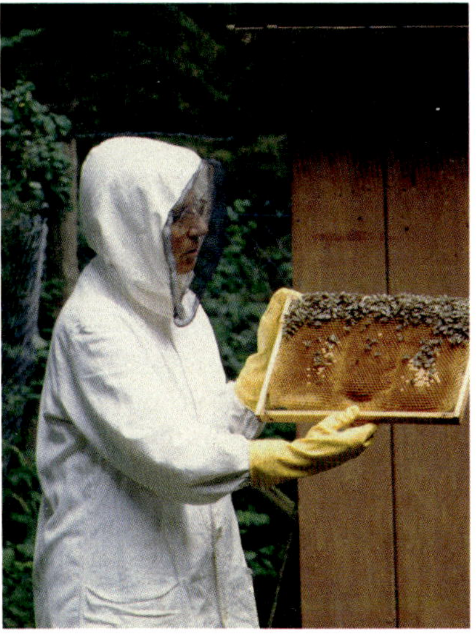

Imkerin mit Schutzanzug gegen Stiche.

Die Bienenkönigin – Seid fruchtbar und mehret Euch

Während die Biene homöopathisch vor allem das Immunsystem beeinflusst und das Gemüt besänftigt, dient die Bienenkönigin (Apis regina) auch anderen Heilzwecken.

Zunächst einmal zentriert Apis regina die Persönlichkeit und stärkt das Selbstwertgefühl (siehe: *Aurum/Apis regina comp.* von Wala, siehe Seite 164).

Lebenssinn der Bienenkönigin ist aber vor allem das Eierlegen – immerhin eine halbe Million pro Jahr. Auch beim Menschen steigern aus der Bienenkönigin zubereitete Arzneien die Fruchtbarkeit. Die Firma Wala liefert gleich zwei Bienenarzneien für die Fruchtbarkeit: Für die Frau *Ovaria comp.* zur Anregung der Eierstockfunktion und des Eisprungs und für den Mann *Testes comp.* zur Anregung der Spermienbildung. Neben der Bienenkönigin und den potenzierten Organen (Eierstock/Hoden) enthalten beide das Mondmetall Silber, das vor allem Aufbauprozesse fördert und die Regenerationskräfte anregt (Dosis: 2-mal täglich 10 bis 15 Globuli oder 2-mal pro Woche eine Ampulle subkutan im Bauchraum injizieren).

Eine gewisse fruchtbarkeitssteigernde Wirkung hat auch Gelee Royal, ein spezieller Saft zur Aufzucht der Bienenkönigin. Besonders die Chinesen schwören darauf. Der Saft stärkt neben der Fruchtbarkeit auch die Potenz und ist daher in fast allen chinesischen Liebestränken und Lebenselixieren enthalten (z. B. *Peking-Boell Ginseng Royal Jelly N* Trinklösung). Leider sind solche Präparate ziemlich teuer. Doch auch an weniger gut Betuchte hat die Biene gedacht, indem sie den Honig schuf, der schließlich schon die Götter mannbar machte.

Honig – Götterspeise und Heilmittel aus dem Bienenvolk

Als kleines Kind wurde Zeus, der Beherrscher des Olymp, von der Nymphe Melissa mit Honig und Ziegenmilch gefüttert. Die Fruchtbarkeitsgöttin Demeter galt als Spenderin der Götterspeise. Sogar Amor tauchte seine goldenen Liebespfeile in Honig, um die Herzen von Göttern und Menschen zu erweichen. Noch heute sagt man im Englischen Honeymoon (Honigmond) zu den Flitterwochen frisch Verheirateter. Honig war auch ein Opfer an die Totengeister, mit dem die Seelen den Höllenhund Kerberos bestechen konnten, damit er ihnen die Tore zur Totenwelt öffnete.

Als Gegenzauber bei Besessenheit durch Dämonen gebrauchten ägyptische Priesterärzte den Honig. Dazu sprach man: »Ich habe für ihn ein Schutzamulett gegen Dich gemacht, das aus übelriechenden Kräutern, aus Knoblauch, der Dir schädlich ist, und aus Honig besteht, der für die Menschen süß ist, den Geistern aber schrecklich ist.«

Die schwierige Kunst der Honiggewinnung lernten die Menschen übrigens von Aristaios, einem Sohn des Sonnengottes Apollon, der auch die Met-Herstellung beherrschte. Er schenkte den Menschen damit nicht nur etwas zum Naschen, sondern auch ein wertvolles Heilmittel.

Honig zur Wundheilung und Abwehrsteigerung

Schriftliche Zeugnisse über die Heilanwendung von Honig gibt es bereits aus ägyptischer Zeit. In einem alten Papyrus heißt es, dass ein Stück Leinen mit Weihrauch und Honig getränkt bei Wundinfektionen helfe. Die antiseptische und immunmodulierende Wirkung von Weihrauch (Boswelliasäuren) gilt heute als wissenschaftlich erwiesen. Echter Bienenhonig enthält unter anderem Enzyme, die eine ähnliche antibakterielle Wirkung wie etwa Wasserstoffperoxyd haben. Daher bewähren sich Wundauflagen mit Honig bis heute und werden von Naturheilärzten zur Verhütung von Wundinfektionen gebraucht. Über die stärksten antibiotischen Kräfte verfügt der Manuka-Honig, erhältlich in Bioläden und Reformhäusern. Manuka-Honig lindert Mundsoor sowie Entzündungen der Rachenmandeln und dient unter anderem als entzündungswidrige und antibakterielle Wundauflage.

Die keimtötenden Heileigenschaften wirken bei Husten und Bronchitis besonders wohltuend. Echter Bienenhonig lindert den Hustenreiz meist genauso gut wie die gebräuchlichen Hustenblocker. Stärker als der naturreine und schonend abge-

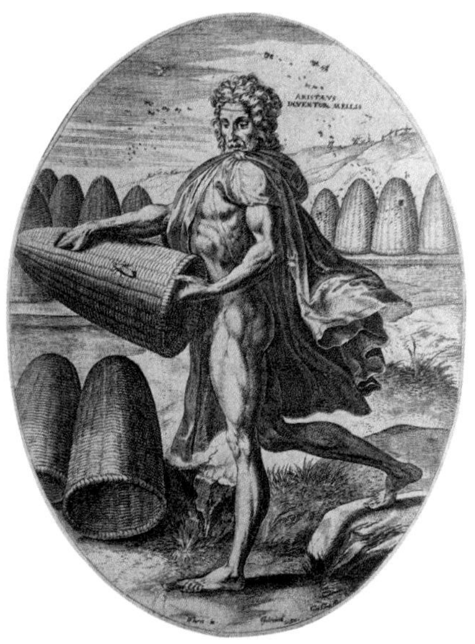

Aristaios, Sohn des Sonnengottes Apollon, gilt als Entdecker der Honiggewinnung und Met-Herstellung. (Kupferstich, 17. Jahrhundert)

füllte Imkerhonig wirken in den Wintermonaten eigentlich nur noch der *Weleda Flechtenhonig*, der antibiotische Flechtensäuren enthält, oder auch das *Weleda Hustenelixier* auf Honigbasis. Ein wirksames Hausmittel zur Vorbeugung und Behandlung von fieberhaften Infekten ist ferner der frisch gepresste Saft von ein bis zwei Bio-Zitronen mit etwas echtem Bienenhonig und heißem Wasser vermengt. Ergänzt man solche heilsamen Honigarzneien zusätzlich mit abwehrsteigernden Schlangenheilmitteln wie etwa *Pascoleucyn N* Tropfen von Pascoe, dann braucht man Grippewellen nicht mehr zu fürchten.

Ein Tipp aus der Volksheilkunde bei Atemwegsinfekten ist außerdem das Kauen einer honighaltigen Bienenwabe (erhältlich im Reformhaus oder direkt beim Imker). Bei Bedarf kaut man mehrmals täglich ein bis zwei Teelöffel Bienenwabe wie einen Kaugummi und spuckt anschließend wieder aus. Manche Imker stellen aus den Waben auch Bienenwachskompressen her, die bei Erkältungen mit Lungenbeteiligung besonders wohltuend wirken (z. B. imkerei.danzl@schwaz.net). Die Bienenwachskompressen werden so lange angeföhnt, bis sie sich ausreichend erhitzt haben. Dann legt man sie auf die nackte Haut, am besten auf die Brust unterhalb des Schlüsselbeins, bedeckt die Kompressen mit einem alten Leintuch und gibt noch

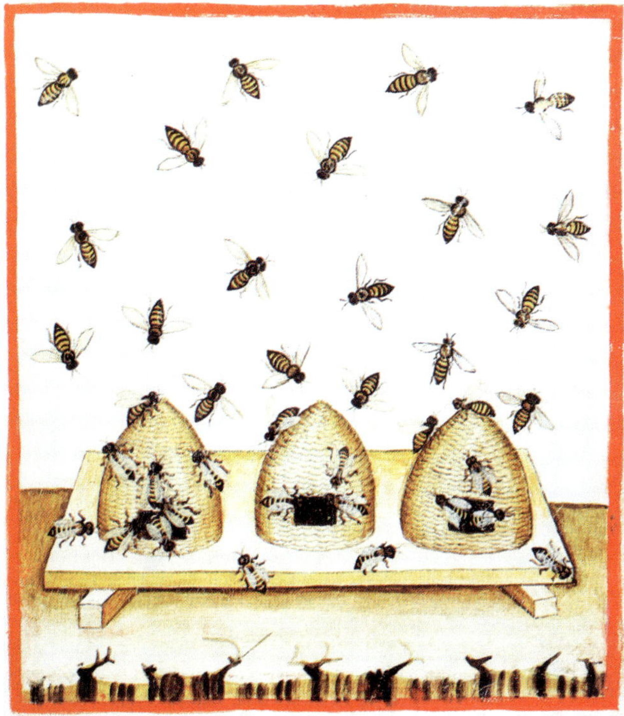

Honig nährte bereits machtvolle Götter wie Zeus, und noch Paracelsus sah in ihm eine universelle Arznei für den ganzen Menschen. (»Theatrum sanitatis«, um 1400)

eine Wärmflasche darüber. Die Bienenwachskompresse speichert die Wärme und füllt die Lungenpunkte wieder mit neuer Lebenswärme auf.

Honig als Kraft- und Nervennahrung

Im Gegensatz zum gebräuchlicheren Zucker ist Honig eine lebendige und heilkräftige Nahrung. Er enthält wertvollen Trauben- und Fruchtzucker, der dem Körper als Heiz- und Brennstoff dient, sowie Enzyme, Vitamine, Spurenelemente und andere so genannte Biokatalysatoren, die unseren Energiestoffwechsel günstig beeinflussen.

In Tierversuchen konnte man nachweisen, dass mit Honignährlösungen gefütterte Ratten bis zu 50 % mehr Leistung brachten und sich anschließend besser erholten als Kontrollgruppen, die nur Zucker als Nahrung bekamen. Unter Sportlern jedenfalls gilt Honig schon lange als erlaubtes Dopingmittel.

Aber auch weniger leistungsorientierte Mitmenschen finden im Honig Kraft. Wie wäre es zum Beispiel mit einem Bad in Milch und Honig? Zwei Esslöffel Honig in die Badewanne geben, dazu einen halben Liter Milch oder einen Becher Sahne und nun noch einige Tropfen ätherisches Rosmarinöl – vorbei ist die Müdigkeit. Ganz nebenbei wird die Haut dadurch geschmeidig und fühlt sich an wie Samt.

Seine kraftspendenden Eigenschaften auf Körper und Geist machen den Honig auch zum Bestandteil vieler Aufbaupräparate. Besonders lebensschwache Kinder sollten mit der Speise, die schon Zeus Kraft gab, ernährt werden. Erschöpfung, Appetitlosigkeit, Konzentrations- und Abwehrschwäche sind beispielsweise Anwendungsgebiete für die *Nerven- und Aufbaunahrung* auf Honiggrundlage von Wala, die vor allem Kinder gerne nehmen (2-mal täglich einen Teelöffel). Das Präparat enthält neben Honig und Kräutern auch das energetisierende Blaueisenphosphat Vivianit (siehe S. 133).

Honig als Jungbrunnen

Ein regelrechter Jungbrunnen unter den Honigprodukten ist auch der *Bleihonig* (*Plumbum mellitum*), eine nach alchemistischen Gesichtspunkten hergestellte homöopathische Zubereitung der Firma Weleda.

Blei wird astrologisch dem Planeten Saturn zugeordnet, desgleichen auch erkaltende und verhärtende Erkrankungen wie die Arteriosklerose und andere Alterungserscheinungen. In homöopathischer Zubereitung ist Blei auf Grund des homöopathischen Umkehreffektes ein wichtiges Begleitmittel bei degenerativen Gefäßveränderungen und anderen Altersleiden.

Damit das Saturnmetall einen Bezug zur Sonne erhält, wird das Metall geschmolzen, in Wabenform gegossen (Formprinzip der Sonne) und diese mit Honig gefüllt. Das Gleiche geschieht nach einem weiteren Schmelzvorgang nochmals mit Zucker anstelle von Honig. Anschließend wird das Ganze gemahlen und potenziert. Das jede lebendige Strahlung abschirmende, glanzlose Blei ist jetzt mit Lebenskräften der Sonne angereichert und ein ideales Altersheilmittel, bzw. ein Mittel, um in Würde zu altern, was ein Kollege einmal als »wellaging« bezeichnete. Als Bleihonig (*Plumbum mellitum*) ist es in einigen Arzneimitteln enthalten, wie z. B. *Scleron* Tabletten von Weleda (Dosis: Zur Dauertherapie 1- bis 2-mal täglich eine Tablette).

Nach längerer Einnahme verbessert das Mittel vor allem die Durchblutung des Gehirns und bewirkt eine merkliche Zunahme der Konzentrationsfähigkeit. Außerdem verbessert es die seelische Stimmungslage erheblich. Bewährt hat sich eine Kombination mit weiteren Mitteln mit Gefäßwirkung, z. B. *Metaginkgo S* von Meta-Fackler (Dosis: ca. 3-mal täglich 20 Tropfen).

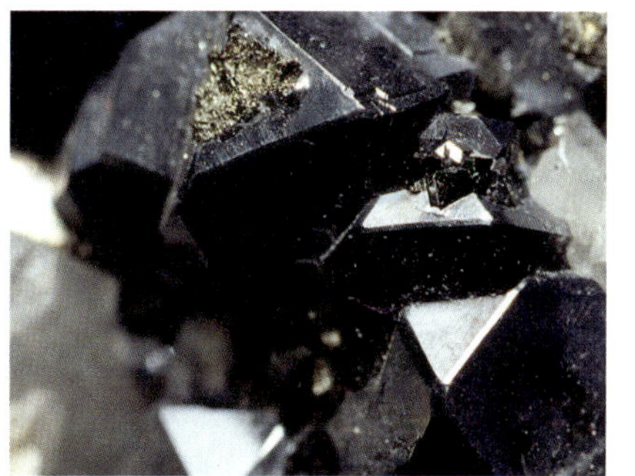

Zusammen mit Honig ist das Saturnmetall Blei ein Heilmittel bei Altersleiden.

Ein ähnliches Herstellungsverfahren wie mit Blei macht man bei Weleda mit dem Jupitermetall Zinn. Jupiter regiert die Leber und die Gelenke, aber auch die Gedankenbildung. Das Präparat *Stannum mellitum* (D12 von Weleda) eignet sich daher vor allem zur Sanierung des Leberstoffwechsels und zur Behandlung chronischer Gelenksleiden wie Arthrose, aber auch zur Behandlung einer Leberdepression (hier am besten in Kombination mit Gold – siehe dort).

Honig contra Naschsucht

Eine wichtige Eigenschaft von Honig ist seine Transportfunktion für andere Heilmittel. Die Tibeter bezeichnen ihn als »Medizinpferd«, auf dessen Rücken andere Arzneistoffe besser in den Körper bzw. direkt ins Blut gelangen. Tatsächlich konnte man nachweisen, dass stark wirkende Stoffe, wie z. B. Digitalis, zusammen mit Honig, wesentlich verträglicher sind. Auch konnte man die Dosis von Digitalis deutlich senken. Starkwirkende, bzw. nebenwirkungsreiche Arzneien sollten also mit Honig kombiniert werden.

Aber was tun, wenn Honig und andere Süßigkeiten süchtig machen? Bei Suchterscheinungen kann man folgendes Rezept versuchen:

- Argentum nitricum D8 (Silbernitrat)
- Lycopodium D8 (Bärlapp)
- Mel D6 (potenzierter Honig)
- Pankreas D10 (potenzierte Bauchspeicheldrüse)
- Verbena officinalis Urtinktur (Eisenkraut)

jeweils 20 ml

Über eine Apotheke von Spagyra bestellen und mischen lassen oder selber bestellen und mischen (www.spagyra.at). Dosis: 2- bis 3-mal täglich 10–15 Tropfen.

Am besten kombiniert man den Zinnhonig bei Leberleiden und Depression mit weiteren zinnhaltigen Präparaten, z. B. dem Lebermittel *Metaheptachol* N oder bei Störungen im Bewegungsapparat mit dem Gelenksmittel *Metasymphylen*, beides von der Firma Meta Fackler (Dosis: jeweils ca. 3-mal täglich 15–20 Tropfen).

Met – ein Göttertrunk

Weniger heilend, sondern mehr erleuchtend wirkt dagegen der Met, den man beim Vergären von Honig erhält. Besonders im keltisch-germanischen Kulturkreis war es das Getränk schlechthin. In riesigen Kesseln wurde der Honig zum Gären gebracht. Keineswegs aber braute man Met nur als berauschendes Getränk. Vielmehr sollte der Kontakt zu den Göttern gefördert werden. Met war den nordischen Völkern heilig und diente ihnen als Quelle der Inspiration, Weisheit und Poesie.

Auch die Götter lieben den Met. So berichtet die Edda, eine Sammlung germanischer Götter- und Heldenlieder, wie Odin aus dem »Brunnen der Erinnerung« den Trank der Weisheit bekam, bei dem es sich natürlich um Met handelte. Um in den Genuss zu kommen, musste er allerdings ein Auge opfern. Er konnte deshalb keineswegs schlechter sehen. Vielmehr erlangte der Schamanengott die »Ein«sicht in die verborgenen Geheimnisse des Lebens (Ralph Metzner, 1994).

Eine andere Geschichte aus der Edda beschreibt, wie den Göttern ihr heiliger Met gestohlen wurde, den sie aus dem Blut des weisen Kvasir gebraut hatten. Indem sich Odin in einen Adler verwandelte, konnte er den Met in seinem Schnabel zurückbringen. Einige Tropfen fielen dabei auf die Erde. So kam der Met zu den Menschen. Er diente von nun an vor allem Skalden (Sängern) und Völvas (Seherinnen) als Quelle der Inspiration.

Pflanzen der göttlichen Inspiration

Weisheit und Seherkraft nur durch ein alkoholisches Getränk? Dann wäre das Münchner Oktoberfest ein Treffen Erleuchteter! Natürlich ist Met berauschend, aber erst gewisse Pflanzen geben ihm die richtige Würze und bewirken die göttliche Inspiration.

Beliebt waren z. B. Fliegenpilze, auch Rabenbrot genannt. Raben sind die heiligen Tiere Odins. Zwei von ihnen, Hugin und Munin, sind seine ständigen Begleiter. Sie symbolisieren Denken und Gedächtnis.

Rezept: Met, ein Trank der Götter

Lange bevor es üblich war Kräutertees zuzubereiten, siedeten die Kelten ihre Heilkräuter in Honigmet oder Ziegenmilch. Während sich im Wasser am besten wasserlösliche Pflanzeninhaltsstoffe lösen, hat die Zubereitung in Met den Vorteil, dass auch fettlösliche Wirkstoffe übergehen. Im Met wirken Alkohol und Honig als »Medizinpferde«, auf deren Rücken die pflanzlichen Wirkstoffe direkt ins Blut gelangen. Eine stimmungsaufhellende und nervenstärkende Kräutermischung für einen Met ist zum Beispiel:

Angelikawurzel, Betonie, Dost, echtes Eisenkraut und Johanniskraut, zu gleichen Teilen gemischt. So wirds gemacht: Eine gute Hand voll der Kräutermischung in einen Topf geben und mit einer Flasche Honigmet übergießen (vom Imker oder aus dem Reformhaus). Dann die Kräuter im Topf zum Sieden bringen, vom Herd nehmen, abgedeckt abkühlen lassen und in die Flasche zurück abfiltrieren – fertig.

Dosierung: Besonders lecker schmeckt der Met noch lauwarm getrunken. Kühl aufbewahrt hält sich das heilsame Getränk einige Tage lang. Bei Bedarf, zum Beispiel in der dunklen Jahreszeit, kann man ein bis drei Gläschen (ca. 100 ml) täglich vor oder zwischen den Mahlzeiten genießen.

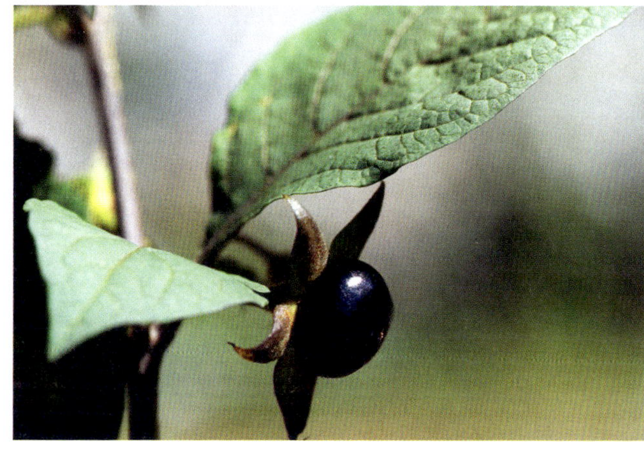

Tollkirsche: Bei den Germanen hieß sie auch »Wolfsbeere«. Mit dieser Mittsommerpflanze würzten sie ihren Met der Inspiration.

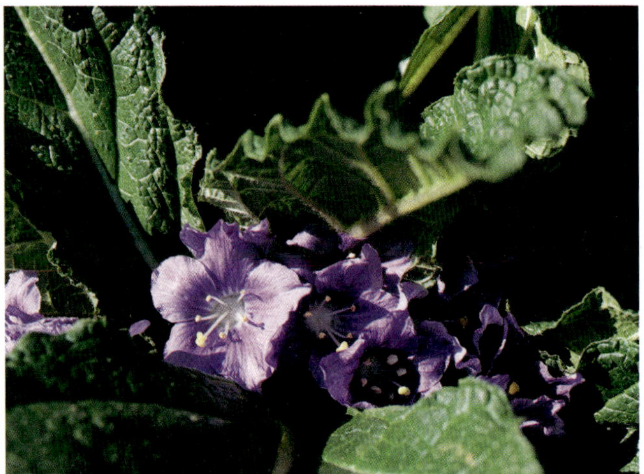

Wahrscheinlich nutzten die Seherinnen in alter Zeit auch Alraune als Zutat zum Met der Hellsicht.

Ebenso verwendete man Tollkirsche. Ein anderer Name für die Pflanze mit den dunkelvioletten Früchten ist Wolfsbeere. Wer die Göttersagen kennt, weiß, dass der Wolf eines der Krafttiere Odins ist. In der Pflanze, die bei Hexen den wohlklingenden Namen »Göttin des Waldes« hat, verkörpern sich auch die Walküren, die den gefallenen Kriegern in Walhall den göttlichen Met kredenzen.

Alraune dürften die Germanen ebenfalls gekannt haben. Im Namen der berühmten Zauberwurzel steckt das Wort »Rune«, eine Bezeichnung für die magischen Buchstaben nordischer Völker. Odin entdeckte sie, als er am Baum der Erkenntnis hing. Anschließend trank er Met, der ihm die Augen für die Welt der Runen öffnete. Auch das germanische Wort Albruna klingt ähnlich wie Alraune. Es ist der Name für ein Weib mit Seherkraft und Zaubermacht. Ferner verwendete man möglicherweise auch den Hanf als Zusatz, die heilige Pflanze der Liebesgöttin Freya.

Schließlich ist da noch Bilsenkraut, das die Kelten auch als Belinuntia bezeichneten. Es war eine ihrer heiligen Pflanzen und dem keltischen Sonnen- und Orakelgott Belenus geweiht (zu den Met-Zutaten siehe auch Ralph Metzner: »Der Brunnen der Erinnerung«).

Allen Pflanzen ist gemeinsam, dass sie einen tief in den Brunnen der Seele blicken lassen. Aber Vorsicht! Der Gebrauch dieser Pflanzen ist nicht ungefährlich. Sie wirken bei jedem Menschen zwar anders, können aber bei empfindlichen Personen schon in allerkleinsten Mengen Halluzinationen hervorrufen oder sogar Drogenpsychosen auslösen.

Sonnenwirken in der Pflanzenwelt

Überall wo Sonnenstrahlen auf die feuchte Erde treffen, selbst in der Wüste, sprießt, wächst und blüht es. Die Sonne ist die oberste Vegetationsgottheit und Urquell allen irdischen Lebens. Doch manche Pflanzen stehen ihr näher als alle anderen. Solche Sonnenkinder aus der Pflanzenwelt erkennt man meist schon von weitem an ihren gelben Blüten, wie etwa das Sonnenröschen oder das Johanniskraut. Insbesondere der großen Pflanzenfamilie der Korbblütler (Asteraceae), zu denen bedeutende Heil- und Nahrungspflanzen wie etwa Arnika, Goldrute, Kamille oder Löwenzahn zählen, gehören viele sonnenhafte Gewächse an. In den strahlend weißen Zungenblüten der Kamille erkannten die Germanen einst sogar ein irdisches Abbild der Wimpern ihres Lichtgottes Baldur.

Eben weil viele Pflanzen aufgrund Ihrer Blütezeit mit der Sonne in Beziehung stehen, erhielten sie Namen wie »Sommertürlein« (Huflattich), »Sommeraug« (Beifuß), »Sonnenwende« (Wegwarte), »Tagundnachtblümlein« (Veilchen) oder »Christrose« (Helleborus). Andere tragen ihr lichterfülltes Wesen weithin zur Schau wie die Königskerze oder der Alant mit seiner majestätischen Gestalt …

Obwohl die Sonnenkinder der Pflanzenwelt auf den ersten Blick derart unterschiedlich erscheinen, gibt es etwas, das alle vereint: Sie haben einen besonderen Bezug zur Sonne und sie zeigen dies durch ihre Signaturen.

Vom Gebrauch der Sinne

Die Lehre von der Zeichensprache der Natur bezeichnet man als Signaturenlehre. Sie ist im Laufe unzähliger Jahrhunderte gewachsen. Paracelsus hatte sie aus der Volksmedizin aufgegriffen und in sein Weltbild wie auch in seine Heilkunst integriert. Er hatte bereits in seiner Jugend heilkundige Bauern kennengelernt, welche die Kräfte der Pflanzen aus deren Signaturen ablesen konnten. Heute, im Zeitalter der Apparatemedizin, Pharmazie und Analytik, kommt dieser Weg der Heilpflanzenerkenntnis, der sich vorwiegend auf die Sinne verlässt, so manchem etwas altmodisch vor. Er beruht nicht auf Maß, Zahl und Gewicht und versteht sich somit auch nicht als »eineindeutige« Wissenschaft. Die Signaturenlehre ist vielmehr ein Weg, Pflanzen sinnlich zu erfahren und in ihrem ganzen Wesen zu begreifen.

Doch was versteht man unter einer Signatur, werden sich nun manche Leser fragen. Eine Signatur ist zunächst ein Zeichen im weitesten Sinne. Also eine Blütenform, eine bestimmte Farbe, ein bemerkenswerter Duft, eine außergewöhnliche Ge-

»Nichts ist, was die Natur nicht gezeichnet habe, und durch die Zeichen kann man erkennen, was im Gezeichneten verborgen ist.« (Paracelsus)

stalt oder ein anderes äußeres Merkmal, das charakteristisch für eben diese Heilpflanze ist. Aus solchen äußeren Merkmalen oder Kennzeichen lassen sich, sofern man mit dem Pflanzenreich vertraut ist, bestimmte Heileigenschaften ablesen. Dies geschieht auf ähnliche Weise wie etwa ein erfahrener Jäger an den Spuren erkennt, welches Tier seinen Weg gekreuzt hat. Ein erfahrener Kräuterkundiger nimmt die Zeichen der Natur ebenso wahr und kann diese interpretieren. Für manche Naturvölker ist die Signaturenlehre bis heute der einzige Erkenntnisweg geblieben. Regenwaldbewohner haben ursprünglich alle Heilmittel durch deren Signaturen gefunden. Inzwischen gehen unsere Pflanzenforscher in den Urwald, um sich von den signaturenkundigen Ureinwohnern Heilpflanzen zeigen zu lassen und deren Kräfte zu überprüfen. Dabei können die Wissenschaftler das intuitiv gewonnene Heilwissen der Naturvölker oftmals nur bestätigen.

Die Wahrnehmung will allerdings geschult sein, und das sinnlich gewonnene Wissen sollte überprüft werden. Dann vermag die Signaturenlehre sogar die lückenhaften Erkenntnisse moderner Wissenschaften wie der Pharmazie zu ergänzen.

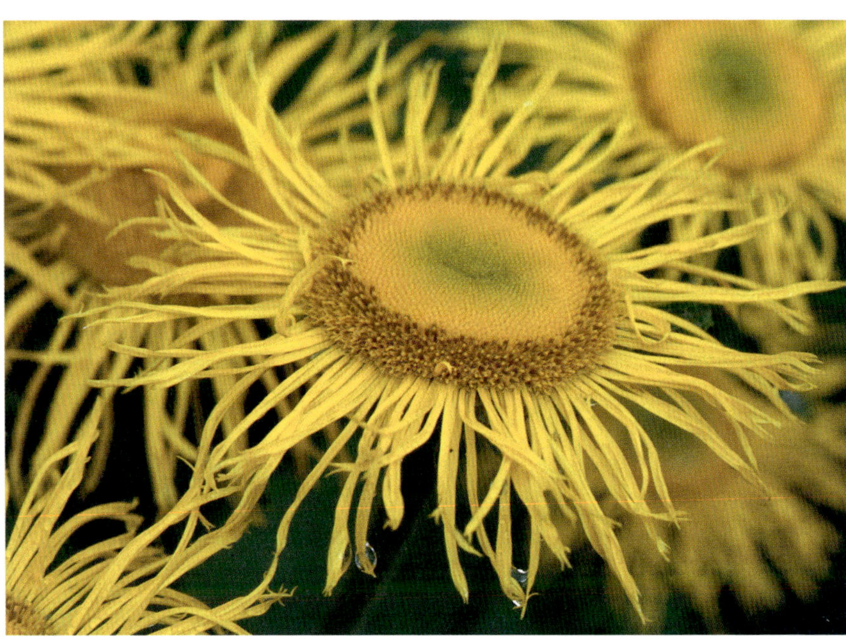

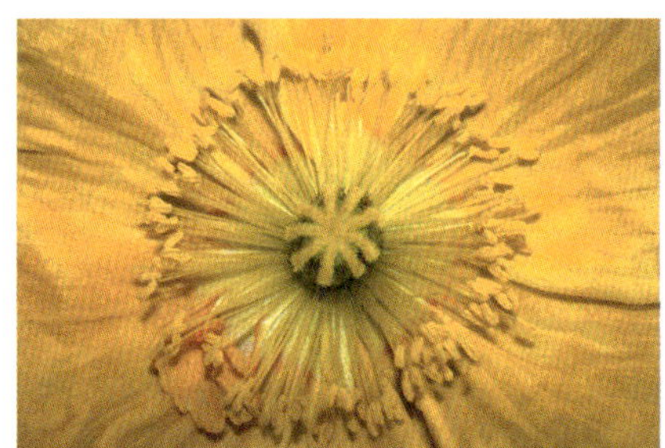

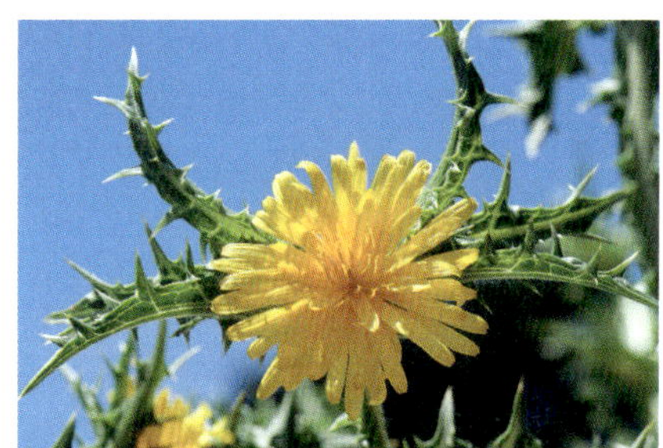

Die gelbe Korbblüte wie auch der scharfe Geschmack des Alants (links) zeigt dessen Zugehörigkeit zu den Sonnenpflanzen an. Die warme Blütenfarbe und der sonnenmandalaartige Blütenaufbau trug dem Goldmohn (oben links) seinen Namen ein. Wesentlich sonniger als ihre Verwandte, die Silberdistel, präsentiert sich die Golddistel (oben rechts)
Wegen des orangegelben Pflanzensaftes nannten die Alchimisten das Schöllkraut »Goldwurz« (rechts).

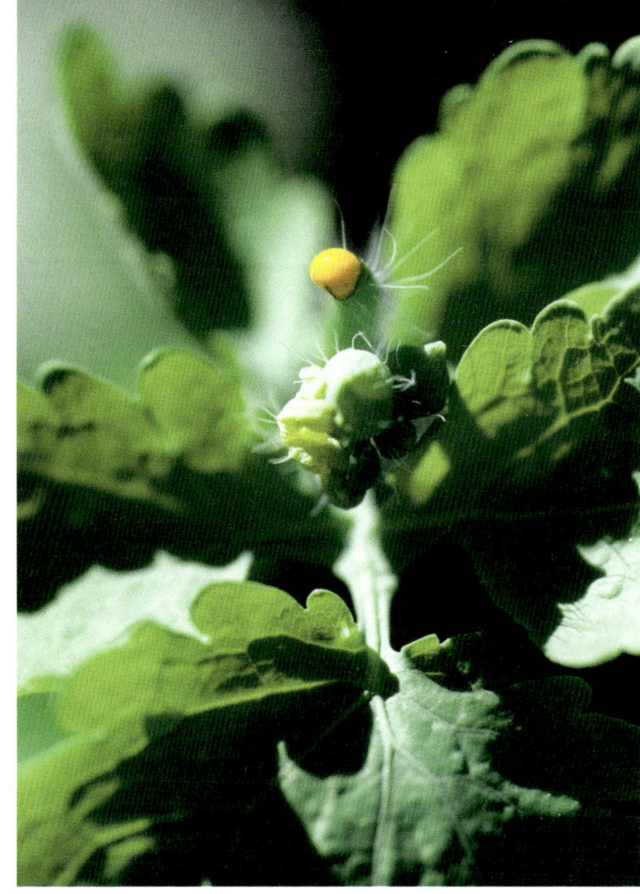

Sichtbare Sonnensignaturen

Bei einem Streifzug durch die Natur finden sich immer Hinweise auf das Wirken der Sonne, denn alle Pflanzen sind ihre Geschöpfe! Eine wahre Sonnenpflanze vereint jedoch mehrere Sonnensignaturen gleichzeitig in sich.

Sonnensignaturen	Erläuterung
Gelbe bis orangefarbene Blüten	Kennzeichen stimmungsaufhellender Sonnenpflanzen wie etwa Johanniskraut, Königskerze oder Sonnenröschen. Gelbe Blüten sind auch beliebte Schmuckdrogen für Sonnenheiltees (Ringelblumenblüten).
Gelbe oder orangefarbene Pflanzensäfte	Signatur mancher Stoffwechselheilpflanzen (Löwenzahn). Nach der Signaturenlehre helfen Berberitze oder Schöllkraut aufgrund ihres gelben Pflanzensaftes bei Gelbsucht und Leber-Galle-Leiden. Der gelbliche Pflanzensaft der Engelwurz zeigt die Lichtbringerin für Seele und Körper an.
Sonnenstrahlenartige Blüten oder Staubblätter	Blütensonnen (Gänseblümchen, Sonnenblumen, Sonnenröschen) oder Blüten mit Staubblättern wie Strahlenkronen (Johanniskraut, Küchenschelle) erhellen das Gemüt oder durchlichten den Stoffwechsel (Löwenzahn).
Sonnenrhythmen der Blüten	Blührhythmen zeigen die Lichtqualität einer Pflanze an. Je nachdem ob die Pflanze mit der Frühlingssonne erwacht (Schlüsselblume), die feurige Mittsommersonne in sich aufnimmt (Holunder, Johanniskraut), im Herbst (Silberdistel) oder erst im Winter blüht (Christrose) oder fruchtet (Efeu, Mistel), wirken andere Lichtkräfte in ihr. Sofern

Die Handschrift der Sonne

Sonnenpflanzen haben ebenso viele Gesichter wie die Sonne selbst, die zu jeder Tages- oder Jahreszeit anders erscheint – ein paar Gemeinsamkeiten finden sich dennoch (siehe Tabelle). So wie die Sonne den Mittelpunkt unseres Planetensystems bildet, so zeichnen sich auch ihre Gewächse durch ihre majestätische Natur aus.

Sonnenpflanzen führen kein Schattendasein! Sie sind meist weithin an ihrer erhabenen Gestalt erkennbar. Diese Signatur zeichnet das Gänseblümchen als Sonnen-

	Beschwerden immer zur gleichen Tages- oder Jahreszeit auftreten, kann man die entsprechenden Lichtblumen versuchen; z. B. erblüht die Wegwarte vor Sonnenaufgang, und ab Sonnenuntergang öffnen sich die Nachtkerzen.
Streben nach Licht	Hochwuchs (Esche) oder ausladende Blattkronen (Kastanien) deuten auf Sonnenbäume hin. Frei stehende Sträucher (Wacholder) oder Pflanzen (Königskerzen) zeigen Lichthunger und haben ein sonnenhaftes Wesen. Sonnenpflanzen überragen meist alle anderen (Gänseblümchen, Arnika, Alant).
Helle und warme Standorte	Sonnenpflanzen bevorzugen meist warme, trockene und helle Standorte. Wo die Sonne am heißesten glüht (Mittelmeerländer), findet man besonders feurige Pflanzen: Rosmarin regt den Kreislauf an und verbessert die Konzentrationsfähigkeit, Thymian und Majoran hemmen das Wachstum von Bakterien und Pilzen, Dachwurz regeneriert die strahlengeschädigte Haut.
Immergrünes und Langlebigkeit	Wie die Sonne, so zeichnen sich auch deren Gewächse durch Langlebigkeit aus (Mistel, Olivenbaum, Tanne). Immergrüne symbolisieren die Unsterblichkeit (Immergrün) und die ewige Jugend (Wacholder) und sind daher als Kranzkräuter oder Räucherstoffe im Ahnenkult vertreten. Langlebige Pflanzen (Mistel, Olive) dienen meist auch als Altersheilmittel.

pflanze aus, denn es streckt seine Blüten im Frühjahr vorwitzig aus der Wiese. Die lichthungrige Esche gehört aus demselben Grund zu den Sonnenbäumen: Sie schafft sich durch Hochwuchs ihren eigenen Platz an der Sonne.

Den meisten, die im Geist nach einer Widerspiegelung der Sonne in der Pflanzenwelt suchen, fallen aber zuerst flammende Sonnenblumenfelder oder sonnengelbe Johanniskrautblüten ein. Ganz recht – die Sonne ist eine Malerin! Ihre Lieblingsfarbe ist zwar gelb, aber ihre Farbpalette entspricht dem Regenbogen. Wir sollten nicht vergessen, dass die Sonne auch das leuchtende Blattgrün des Frühlings,

»Jede Sache erhält (...) von ihrem sie bestrahlenden Sterne ein besonderes Zeichen oder Merkmal eingedrückt, das den betreffenden Gestirneneinfluss genau charakterisiert.« (Agrippa von Nettesheim)

die Blütenfarben sowie das Goldocker reifer Kornfelder hervorgezaubert hat. Sie hat die Farben für das Sonnenorgan Auge geschaffen, und das nicht nur im poetischen Sinn. Wir erfahren späterhin, dass Pflanzen die empfangene Sonnenenergie in Lichtwirkstoffe und Pflanzenfarben umwandeln. Die sichtbaren Hinweise auf Licht- und Wärmewirken sind aber vielfältig (siehe Tabelle Seite 80).

Die Kraft der Sonne wirkt zwar auf alle Pflanzen ein und über diese auf uns; wahre Sonnenpflanzen sind jedoch in einem besonderen Maß gezeichnet. Einige Beispiele sollen dies veranschaulichen.

Schöllkraut – Goldwurz der Alchimisten

Die erste Pflanze, der wir uns zuwenden, ist das Schöllkraut (Chelidonium majus). Dieses Gewächs hat wohl jeder schon einmal gesehen. Seit Menschengedenken trifft man es in der Nähe von Siedlungen an. Die Germanen zählten es zu den heilkräftigen Zaunkräutern, in denen ein wohlwollender Hausgeist wohnt. Noch heute begleitet uns das genügsame Gewächs bis an die Haustür, wo es sich zwischen Steinplatten und Mauerritzen ansiedelt. Gleich eine Vielzahl von Sonnensignaturen vereinen sich in diesem alten Heilkraut und machen sie zur Sonnenpflanze: Schöllkraut blüht im gesamten Sonnenhalbjahr und ist daher ganz dem Licht zugewandt. Zudem sind die Blüten gelb. Auf das Sonnenorgan Auge haben sie eine besondere Wirkung. Weil Schwalben das Kraut ihrem noch blinden Nachwuchs ins Nest tragen, lautete bereits im 11. Jahrhundert ein Vers der Ärzteschule von Salerno:

»Schöllkraut ist den Augen gsund,
das tun uns die Schwalben kund.«

Volksmedizinisch wurde das »Schwalbenkraut« früher in Wasser gesotten und wie eine Art Augendampfbad angewendet. In der heutigen Naturheilkunde nutzt man homöopathische Verdünnungen in Form von Augentropfen (z. B. *Chelidonium comp. Augentropfen* von Wala). Besonders bewährt haben sich solche Augentropfen bei Neigung zu trockenen Augen, aber auch bei Virusinfektionen mit Augenbeteiligung wie bei Katzenschnupfen.

Schöllkraut ist darüber hinaus ein wichtiges Homöopathikum bei rechtsseitiger Migräne in Zusammenhang mit Leber- und Gallenstörungen (z. B. Kur mit Chelidonium D6).

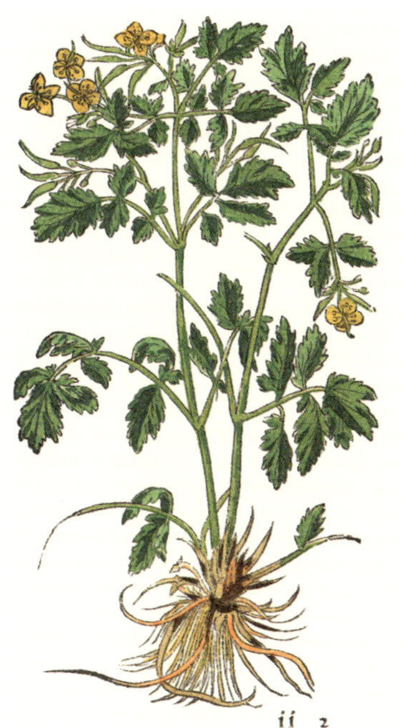
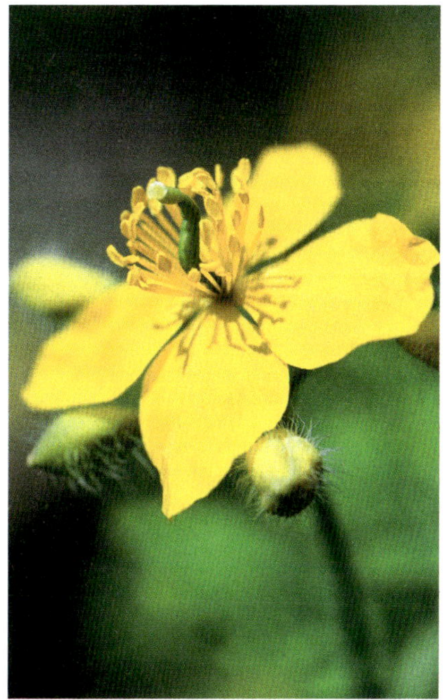

Gelbe Blüten, strahlenartige Staubblätter und orange-gelber Milchsaft machen die »Goldwurz« (Schöllkraut) zu einer Heilpflanze der Sonne. Links Abbildung aus dem »Kleinen Fuchs« (16. Jahrhundert), rechts Blüte.

Nicht nur die Blüten mit den strahlenartigen Staubblättern lassen das Sonnenhafte erkennen. Bricht man ein Blatt ab, so quillt ein orange-gelber Milchsaft hervor. Dieser Saft hat einst die Alchimisten bewogen, die Pflanze »Goldwurz« zu nennen. Die gelbe Farbe stammt von galletreibenden Alkaloiden. Daher wirken im Schöllkraut nicht nur Sonnenkräfte, sondern auch die Planetenkräfte von Mars, dem nach alter Vorstellung die Galle untersteht, und Jupiter, der über die Leber regiert.

Gelbe Blüten und gelber Milchsaft deuten dem Signaturkundigen bereits an, dass Schöllkraut die Gelbsucht heilt. Bei Leber-Galle-Erkrankungen sind Schöllkrautextrakte wahrhaft Gold wert. Schöllkraut ist Bestandteil vieler Firmenpräparate gegen Gallensteine (z. B. *Metaheptachol* N von Meta Fackler oder *Chelidonium Kapseln* von Wala). Eine derart sonnige Pflanze erhellt natürlich auch die Stimmung. Speziell bei der Leberdepression, die meist mit Erschöpfungszuständen und Schlafstörungen zur Leberzeit zwischen ein und drei Uhr nachts einhergeht, ist Schöllkraut besonders hilfreich (z. B. mehrmonatige Kur mit *Solunat* Nr. 8, ehemals *Hepatik* von Soluna).

Sonnenblume – Sonnenstern und Gottesauge

Eine der größten Blütenpflanzen der Sonne ist die Sonnenblume (Helianthus annuus). Bis zu 5 Meter wachsen manche dem Himmel entgegen! Ihre Heimat ist das sonnenverwöhnte Mexiko, wo im 16. Jahrhundert ihr Siegeszug nach Europa begann. Heute hat sie fast jeden Garten erobert. Die meisten bewundern ihre Schönheit und vergessen dabei, dass sie auch ein Heilmittel der Sonne ist.

Sonnenblumenöl ist wegen seines hohen Gehalts an essentiellen Fettsäuren ein wertvolles Speiseöl. Besonders bei zu hohen Blutfettwerten, einer der Hauptursachen für Arteriosklerose und Bluthochdruck, sollte man es viel verwenden. Volksheilkundler schwören ferner auf die entgiftende Wirkung. Dazu schwenkt man täglich 1–2 Esslöffel Sonnenblumenöl nüchtern 5–10 Minuten lang im Mund und spuckt es anschließend wieder aus. Das aktiviert die Speicheldrüsen und fördert die Ausscheidung von Giftstoffen wie etwa Quecksilber.

Die Blume der Sonne birgt aber weit mehr Heilkräfte in sich. Vor allem Russen schätzen ihre fiebersenkende und lungenstärkende Wirkung. Weil die Lungen groß-

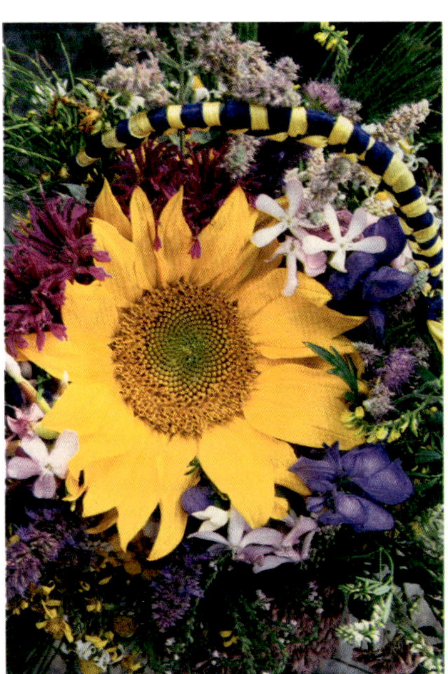

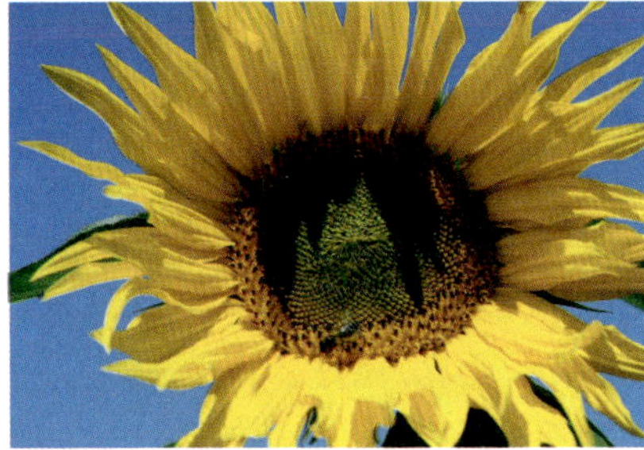

Sonnenstern nennt man die Sonnenblume im Volksmund.
Die Himmelfahrtsbuschen mit Sonnenblume vertreiben Dämonen der Melancholie sowie Alben und Nachtmahre. (Gebunden von Renate Giesel)

Rezept: Lungenkraft durch Sonnenpflanzen

Besonders die russische Volksmedizin verwendet die Blütenblätter der Sonnenblume als Heilmittel bei Lungenerkrankungen sowie als Stärkungsmittel bei Fieber. Weitere Sonnenpflanzen ergänzen das lungenstärkende Rezept.

- Hedera helix Urtinktur (Efeu)
- Helianthus annuus Dil. D3 (Sonnenblume)
- Inula helenium Urtinktur (Alant)
- Tussilago farfara D6 (Huflattich)
- Verbascum thapsiforme Urtinktur (Königskerze)

jeweils 20 ml

Über eine Apotheke von Spagyra bestellen und mischen lassen oder die Einzelmittel bei Spagyra bestellen (www.spagyra.at) und selber mischen. Dosis: 3- bis 4-mal täglich 15–20 Tropfen im Mund zergehen lassen oder in etwas Tee einnehmen.

lappige Organe sind, gelten Pflanzen mit großlappigen Blättern als Lungenheilmittel (siehe Rezept) – auch auf diese Weise heilt man im Sinne der Homöopathie »Ähnliches mit Ähnlichem«.

Allein der Anblick eines Sonnenblumenfeldes erfreut die Seele. Ihre Verwendung in Kräuterbuschen zum Schutz vor Krankheiten verwundert daher nicht. Ein alter Brauch ist auch, Kindern Amulettbeutel mit Sonnenblumenkernen gegen Alpträume und Fieber in die Wiege zu legen.

Neben der abwehrsteigernden ist vor allem die stimmungsaufhellende Wirkung der Sonnenblume von Bedeutung. Stetig folgt sie mit ihrer Blüte dem Lauf der Sonne. Ihre leuchtend gelben Zungenblüten sind ein Spiegel der flammenden Sommersonne. Der Volksmund nennt sie liebevoll »Sonnenstern«. Bewundernd verliert sich der Blick in der Spiralform ihrer Blüte, die wie ein Sonnenmandala anmutet. Die Spirale als Grundform des Lebens (siehe Ammonit) zeigt sich auch im Aufbau von Blatt und Stängel. Sie schraubt sich regelrecht zum Licht empor. Trotz ihrer kraftvollen Gestalt wirkt sie sanftmütig und selbstzufrieden. Auch wenn sie alles versucht, der Sonne möglichst nah zu sein, beugt sie sich schließlich unter der immensen Last ihrer Samen zur Erde.

Übertragen wir diese Geste auf uns Menschen, dann finden wir in der Sonnenblume vor allem ein Heilmittel, das uns wieder im Einklang mit der Sonne schwingen lässt, wenn sich das innere Auge vom lichten Prinzip des Lebens abgewandt hat.

Besonders lebensschwache Menschen, deren Gefühlswelt verdunkelt ist und die unter ihrer Verantwortung zusammenzubrechen drohen, werden durch sie wieder seelisch aufgerichtet und gestützt.

Sonnenelixier Olivenbaum

Die Liste der Sonnenbäume ist lang, denn alle Bäume streben mehr oder weniger zum Licht. Unter ihnen gibt es jedoch einen, der der Sonne mehr als jeder andere zugewandt ist – der Olivenbaum (Olea europaea), ein Verwandter unserer Esche. Das Ölbaumgewächs ist genauso zäh und ausdauernd wie die unermüdliche Sonne. Während die gleißenden Sonnenstrahlen die übrige Vegetation austrocknen und verbrennen, regen sie im Olivenbaum die Ölbildung an. Man könnte Olivenöl daher als stoffgewordenes Sonnenlicht bezeichnen. Das aromatische Speiseöl trägt sicher auch zur langen Lebenserwartung der Südländer bei.

Die immergrünen Blätter sind mehr als nur ein Lebenssymbol. Sie halten vor allem die Blutgefäße jung und geschmeidig und stärken sogar die Abwehrkräfte (z. B. *Olivysat mono* Tabletten von Bürger).

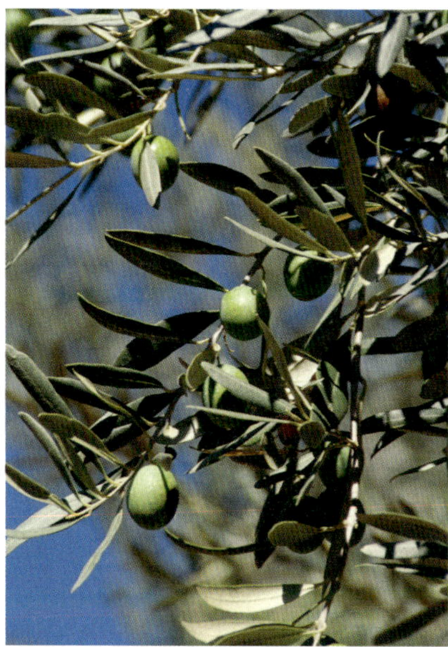

Olivenbaum: Seine Früchte sind wegen des hohen Ölgehalts ein wichtiges Heilmittel. Die Blätter dienen zur Behandlung von Altersleiden. Vielleicht waren sie das Geheimnis von Methusalem.

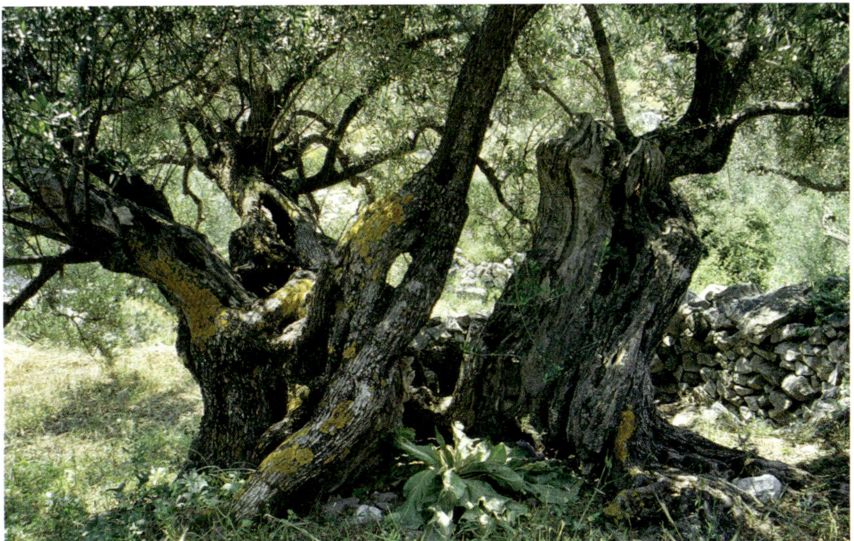

Uralter Olivenbaum auf der Kykladeninsel Amorgos, in dessen Schoß eine beachtliche Alraune wächst.

Mit seiner scheinbar unerschöpflichen Regenerationskraft erreicht der Ölbaum zuweilen ein beachtliches Alter. Daher kann man im Garten Gethsemane vor den Toren Jerusalems bis heute noch einige der Olivenbäume bestaunen, unter denen Christus einst gewandelt sein soll.

Einen 2000 Jahre alten Baum muss man anfassen, um die Würde und die Lebenskraft zu spüren, die von ihm ausgehen. In der knorrigen Gestalt mancher Baumveteranen kann man auch Qualitäten der Planetenkraft Saturn erkennen, der zusammen mit der Sonne über die langlebigen Gewächse regiert. Der Kräuterkundige Wilhelm Pelikan nannte den Ölbaum daher den priesterlichen Patriarchen unter den Bäumen, dem man sich mit Ehrfurcht nähern müsse, weil er eben nicht nur Nahrung spendet, sondern auch Heilung gewährt und kultische Handlungen wie die Königs- oder Priesterweihe sowie das Sterbesakrament, die letzte Ölung, ermöglicht. (Vergleiche W. Pelikan: Heilpflanzenkunde Bd. II, S. 190.)

Während der Ölbaum im christlich geprägten Abendland zum Symbol der Hoffnung avancierte, wurde er im Islam ein Symbol der Fruchtbarkeit, des Reichtums und des ewigen Lebens (Sonne – Saturn). Um seine Langlebigkeit zu übertragen, salbten die Ägypter ihre Pharaonen mit Olivenöl. Durch den Zusatz von keimtötenden Aromapflanzen wie etwa Myrrhe, Salbei und Thymian erhielten sie ihre Gottkönige für die Ewigkeit. Aus den immergrünen Blättern wanden sie Kränze als Grabbeigabe, die den Leib für die Wiedergeburt »jung« halten sollten.

Rezept: Jungbrunnen für die Gefäße

Das Rezept ist so zusammengestellt, dass mehrere Sonnenheilmittel dem Alterungsprozess der Gefäße entgegenwirken. Es kann bei sklerotischer Gefäßverengung, bei leichtem Bluthochdruck sowie bei Konzentrationsstörungen im Alter kurmäßig eingenommen werden.

- Aurum colloidale Dil. D8 (kolloidales Gold)
- Fraxinus excelsior Urtinktur (Eschenblätter)
- Olea europaea Urtinktur (Olivenbaumblätter)
- Rauwolfia serpentina Dil. D4 (Rauwolfiawurzel)
- Viscum album Urtinktur (Mistel)

jeweils 20 ml

Über eine Apotheke von Spagyra bestellen und mischen lassen oder die Einzelmittel bei Spagyra bestellen (www.spagyra.at) und selber mischen. Dosis: 2-mal täglich 20–25 Tropfen pur oder in etwas Wasser einnehmen.

Sonnenkräfte in Lichtwirkstoffen

Wenn Sonnenlicht Pflanzen durchflutet, dann bilden sich bestimmte Inhaltsstoffe vermehrt. Wir nennen sie Lichtwirkstoffe. Es handelt es sich um sinnlich wahrnehmbare (Sehen, Riechen, Schmecken, Fühlen) oder auf analytischem Wege feststellbare Sonnensignaturen. Sie ermöglichen der Pflanze, Lichtenergie zu verwerten (Chlorophyll) oder sich vor UV-Strahlung zu schützen (Flavonoide). An warmen Tagen lockt ihr Duft Bienen an (ätherische Öle). Manche Lichtwirkstoffe ersetzen die reinigende Kraft der Sonne und wehren Fäulnisbakterien, Schimmelpilze oder Pflanzenviren ab (Hypericine). Die Liste der Lichtwirkstoffe ist lang (siehe Tabelle Seite 80) und ihr Wirkungsspektrum breit. Für uns sind sie stoffgewordenes Sonnenlicht und eine Quelle, aus der wir fortan Sonnenkräfte schöpfen.

Strahlenschutz durch Pflanzenfarben

Bevor wir uns mit Lichtwirkstoffen Sonnenkräfte einverleiben, noch ein paar Tipps zum Schutz vor den Flammenzungen der Sonne.

Flavonoide – Sonnenschirm der Pflanzenwelt

Im Zellsaft von Pflanzen finden sich Flavonoide (flavus = gelb). Das sind Farbpigmente, mit denen sich Pflanzen vor kurzwelligen Sonnenstrahlen schützen. Darum

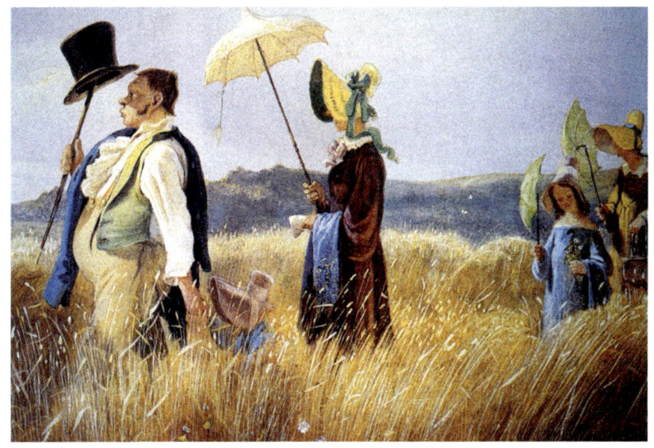

Der Sonntagsspaziergang. (Carl Spitzweg, 1841)

befinden sie sich vorwiegend in oberirdischen, lichtexponierten Pflanzenteilen und reichern sich besonders in Gebirgs-, Wüsten- oder Tropenpflanzen an. Kurzum: Je intensiver die Sonneneinstrahlung, umso mehr dieser Schutzstoffe lagern Pflanzen ein. Flavonoide sind also eine Art Sonnenschirm für die Pflanzenzelle. Man könnte sie daher mit den Farbpigmenten unserer Haut (Melanin) vergleichen, die ebenfalls eine Strahlenschutzfunktion haben.

Der strahlungsabschirmende Effekt dieser Pflanzenfarbstoffe konnte sogar experimentell nachgewiesen werden. So verminderte die intravenöse Gabe von flavonoidhaltigen Goldrutenextrakten durch Röntgenstrahlung bedingte Hautschäden (vgl. Gerhard Madaus: Lehrbuch der Biologischen Heilmittel). Diese Heileigenschaft kann man beispielsweise nutzen, um einer Sonnenallergie vorzubeugen, indem man bereits zwei Wochen vor der Strahlenexposition eine Goldrutenkur macht (z. B. *Solidago Steiner* Tabletten). Während der Bestrahlungen bei Krebserkrankungen können Bioflavonoide ebenfalls hilfreich sein, indem sie die strahlenbedingten Hautentzündungen (Strahlendermatitis) mindern.

Doch Flavonoide sind wahre Multitalente unter den Pflanzeninhaltsstoffen und decken ein breites Wirkungsspektrum ab: Die meisten Flavonoiddrogen wirken mehr oder weniger entzündungswidrig und abschwellend (Goldrute). Citrusbioflavonoide sind darüber hinaus antiallergisch, wirken Blutfluss hemmend und antisklerotisch.

Sonnenallergie mit Carotinoide kurieren

Strahlenschutz bieten nicht zuletzt auch Carotinoide, die in Pflanzen vorkommenden Vorstufen von Vitamin A (Provitamin A). Sie färben beispielsweise Ringelblumenblüten, Karotten, Kürbis oder Sanddornfrüchte orangegelb. Aber auch Löwenzahn-

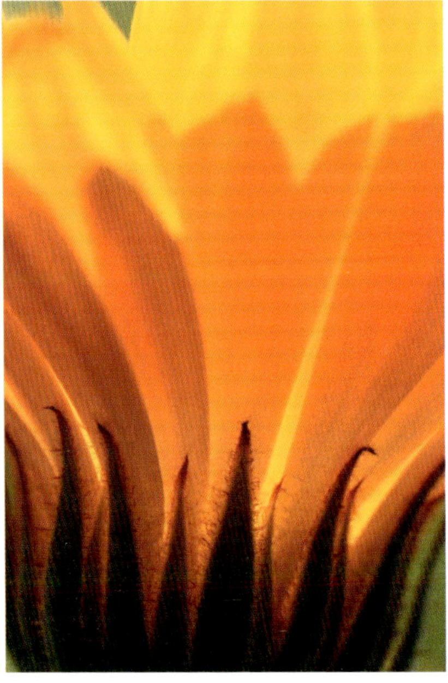

Ringelblumenblüten sehen nicht nur sonnig aus, sie enthalten auch heilsame Lichtwirkstoffe wie etwa Carotinoide und Flavonoide.

blätter, Feldsalat und Tomaten zeichnen sich durch einen hohen Provitamin-A-Gehalt aus. Die durch Gemüse zugeführten Carotinoide werden im Körper in Pigmente umgewandelt und in die Haut eingelagert. Wenn man sie in größeren Mengen zuführt, dann bewirken sie manchmal den typisch orangefarbenen Teint der Karottenesser und wirken in der Haut wie ein Filter für schädliche UV-Strahlen. Darüber hinaus stärken Carotinoide die Sehkraft, weil sie sich als Pigmente in die Regenbogenhaut einlagern und das Sonnenorgan Auge ebenfalls von UV-Strahlung abschirmen. Diesen Schutzeffekt nutzt man inzwischen auch, wenn es bei Krebserkrankungen im Rahmen von Bestrahlungen zu Hautentzündungen kommt. Neuere Untersuchungen haben nämlich gezeigt, dass die Ringelblume die Strahlendermatitis lindern kann, wenn man sie hinterher großzügig auf die bestrahlten Hautareale aufträgt (z. B. *Calendumed*-Gel von DHU).

Karotten knabbern kann man jedoch auch vorbeugend. Vor allem Sonnenallergiker schätzen frühzeitige Karottenkuren, weil diese die Schübe im Sommer lindern. Dazu je nach Lust und Verträglichkeit 100 bis 200 Gramm oder mehr täglich in Form von Salaten, Frischsäften, Gemüse oder Suppen zuführen. Zusammen mit homöopathischem Calcium (z. B. *Calcium Quercus* Globuli von Wala) oder mit materiellen Kalzium-Gaben (z. B. *Carotin Dragees kombiniert* von Twardy) bleibt das lästige Leiden in vielen Fällen sogar ganz aus. Am besten beginnt man bereits zwei Wochen vor dem Urlaub im sonnigen Süden mit einer Carotin-Kur.

Wenn Sonnenlicht in Pflanzen kondensiert

In der Pflanzenwelt hinterlässt die Sonne viele Spuren, die man inzwischen wissenschaftlich nachweisen kann. Studien belegen beispielsweise die antidepressive Wirkung des Johanniskrauts – und bestätigen damit, was seine sonnengelben Blüten bereits dem Auge verraten: Nämlich, dass es sich um ein sonnenhaftes Pflanzenwesen handelt. Die gleißende Sommersonne wirkt auf Johanniskraut ein und reichert im Pflanzensaft rote Farbstoffe an. Wissenschaftler haben die Farbstoffe als Hypericine identifiziert. Signaturkundigen zeigt die aus Licht und Wärme gewobene Pflanzenfarbe seit langem, dass dieses Sonnengewächs Energie spendet und die Stimmung aufhellt.

Die Sonne dosieren

Bevor wir aber von den sonnengelben Säften dieser und anderer Lichtblumen zu viel zuführen, sollten wir uns an Ikaros erinnern. Aus Begeisterung flog er so nah an die Sonne, dass das Bienenwachs, das seine Flügel hielt, schmolz und er abstürzte. Im übertragenen Sinn verhält es sich mit dem Sonnengewächs Johanniskraut und seinen roten Farbstoffen, den Hypericinen ganz ähnlich. Je nach Dosis heilen sie oder richten auch Schaden an (vergleiche Seite 218).

Hypericine sind photosensibilisierend, was bedeutet, dass es besonders bei hellhäutigen Personen während der Einnahme bereits nach relativ kurzer Sonnenstrahlung zu sonnenbrandähnlichen Hautentzündungen kommen kann. Bei Rothaarigen machen sie die Haut mitunter sogar wochenlang lichtempfindlich, und

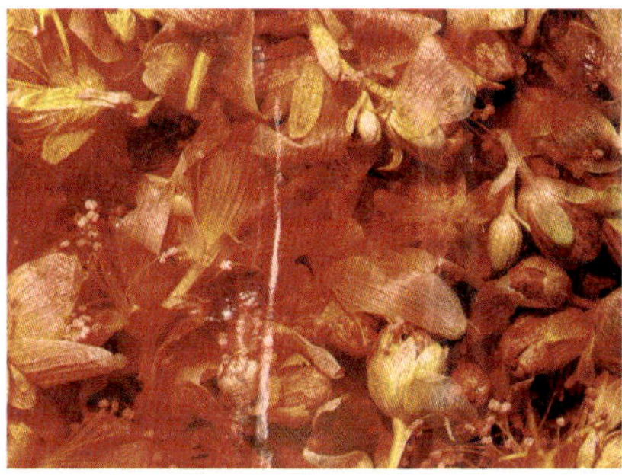

Hypericine färben Auszüge von Johanniskrautblüten in Alkohol oder Öl rot.

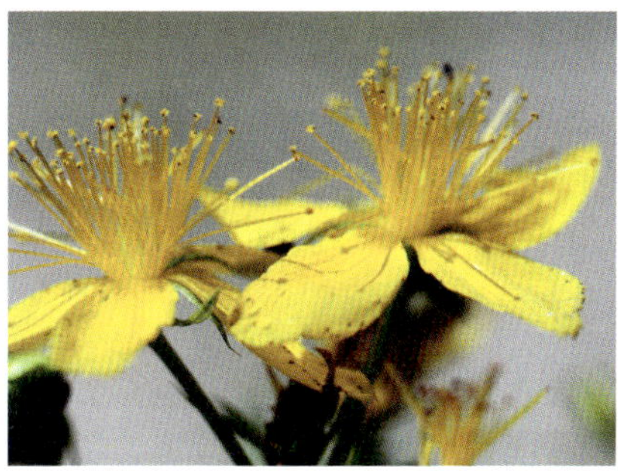

Johanniskrautblüte.

Lichtwirkstoffe im Überblick

Ätherische Öle – Sommerduft und Sonnenaroma

Definition:	Geruchs- und Geschmacksträger vieler Gewürz- und Heilpflanzen.
Vorkommen:	Vermehrt in Pflanzen aus sonnigen Gebieten (z. B. Mittelmeerflora), in Lippenblütlern und in Sommerpflanzen (z. B. Thymian).
Eigenschaften:	Vorwiegend von erwärmender Natur (Sonnengewürze). Dienen der Pflanze als Lockstoffe für Insekten sowie zum Schutz vor Fäulnisbakterien, Schimmelpilzen oder Pflanzenviren. Verfügen über weitreichende Heilkräfte: antibakteriell (z. B. Kamille, Schafgarbe) und pilzfeindlich (z. B. Kümmel, Majoran), angstlösend und nervenstärkend (z. B. Angelika, römische Kamille).

Alkaloide – Seelenfeuer der Propheten

Definition:	Wirkstoffe vieler Giftpflanzen (Eisenhut, Schierling) und Hexenkräuter (Bilsenkraut, Tollkirsche, Stechapfel).
Vorkommen:	Nachtschattengewächse (Tropanalkaloide), vermehrt in Tropenpflanzen.
Eigenschaften:	Dienen der Pflanze zum Schutz vor Schädlingsbefall. Die Tropanalkaloide wirken u. a. krampflösend, sekretionshemmend und in großen Dosen halluzinogen. Alkaloide und Alkaloiddrogen werden heute vorwiegend homöopathisch verwendet (ab D4).

Carotinoide – Sonnenschutz für Pflanze und Mensch

Definition:	Gelb bis orangerote Pflanzenfarbstoffe, Vorstufe von Vitamin A (Provitamin A).
Vorkommen:	Vermehrt in orangeroten Blüten (Ringelblume, Sonnenblume) und Früchten (Sanddorn) sowie in orangefarbenen Gemüsesorten (Karotte, Kürbis, Paprika, Tomate).
Eigenschaften:	Bieten der Pflanzenzelle wie auch der menschlichen Haut sowie der Regenbogenhaut Schutz vor Schäden durch UV-Strahlen und Umweltgiften (Antioxidans).

Chlorophyll – Pflanzliche Solarzelle und Dopingmittel

Definition: Blattgrün; wandelt Sonnenenergie in chemische Energie um (Photosynthese).

Vorkommen: In allen Pflanzen, in den lichtexponierten oberirdischen Pflanzenteilen.

Eigenschaften: Wirkt äußerlich angewandt wundheilungsfördernd und gilt innerlich gebraucht als Lebenskraftspender und pflanzliches Dopingmittel (z. B. Chlorophyllinum ab D3), vor allem zur Anregung der Blutbildung.

Flavonoide – Sonnenschirm der Pflanzenwelt

Definition: Im Zellsaft der Pflanze gelöste Farbpigmente (lat. flavus = gelb).

Vorkommen: Vermehrt in sonnenexponierten Pflanzen (z. B. Bergflora und oberirdische Pflanzenteile) sowie in gelben Blüten (z. B. Goldrute, Ringelblume).

Eigenschaften: Dienen der Pflanzenzelle u. a. als Schutz vor kurzwelligem UV-Licht. Sehr breites Wirkungsspektrum: Leber regenerierend (Mariendistel), Wundheilung fördernd (Spitzwegerich), hormonell regulierend (Rotklee), Nieren stärkend (Goldrute).

Furanocumarine – Sonnenfeuer der Doldenblütler

Definition: Im Zellsaft der Pflanze gelöste Farbpigmente.

Vorkommen: Vermehrt in Doldenblütlern (z. B. Bärenklau, Engelwurz).

Eigenschaft: Phototoxisch; d. h. nach Hautkontakt mit Pflanzensaft kann es unter Lichteinwirkung bis hin zu verbrennungsartigen Hautentzündungen mit Blasenbildung kommen. In kleinen Dosen wirken furanocumarinhaltige Pflanzen abwehrstärkend, stimmungsaufhellend, entgiftend und darmreinigend.

Hypericin – König der Lichtwirkstoffe

Definition: Roter Farbstoff des Johanniskrauts.

Vorkommen: Verschiedene Johanniskrautarten.

Eigenschaft: Bieten der Pflanze u. a. Schutz vor Pflanzenviren. Die längere und hoch dosierte Einnahme macht Haut und Augen lichtempfindlich und begünstigt bei Strahlenexposition sonnenbrandartige Hautentzündungen. Die stimmungsaufhellenden Heilkräfte des Johanniskrauts werden vor allem auf Hypericine (und Hyperforine) zurückgeführt.

manche klagen sogar über gesteigerte Lichtempfindlichkeit der Augen – dies ist jedoch normalerweise nur nach längerfristiger Einnahme von hoch dosierten Johanniskraut-Präparaten der Fall.

Jede wirksame Arznei, also auch ein sonniger Pflanzensaft, kann Nebenwirkungen hervorrufen. »Alle Dinge sind ein Gift und nichts ist ohne Gift, nur die Dosis bewirkt, dass ein Ding kein Gift ist«, würde jetzt Paracelsus anmerken. Gerade bei Sonnenpflanzen gilt es also, das rechte Maß zu finden, damit wir uns nicht an ihrem Sonnenfeuer verbrennen.

Sonnenfeuer aus Doldenblütlern

Sonnenstrahlen kristallisieren in vielen weiteren Gewächsen in Form von Lichtwirkstoffen aus. Vor allem einige Doldenblütler, zu denen gleichermaßen altbewährte Heilpflanzen wie die Engelwurz wie auch gefürchtete Neophyten wie der Riesen-Bärenklau gehören, wandeln die empfangenen Sonnenkräfte in Furanocumarine um. Diese Pflanzeninhaltsstoffe sind den meisten Gartenbesitzern zumindest vom Hörensagen geläufig – einige haben mit diesem feurigen Lichtwirkstoff schon unangenehme Erfahrungen machen müssen. So auch ein Bekannter von uns, der einst einen Riesen-Bärenklau (Heracleum mantegazzianum) in seinem Garten entdeckte. Zuerst war er sogar begeistert über die majestätische Pflanze vor seiner Haustür. Doch im darauffolgenden Jahr hatte das herrschaftliche Doldengewächs bereits den halben Garten erobert. Daher zückte er eines Morgens Sense und Schaufel und rückte dem Pflanzenriesen zu Leibe. Beim Fällen der fast baumdicken und borstig behaarten Stängel tropfte ein wenig von dem gelblichen Pflanzensaft auf seine Haut. Obwohl er sich gründlich gewaschen hatte, röteten sich die Hautstellen noch am selben Abend. Im Laufe des folgenden Tages entwickelten sich Brandblasen, als hätte er sich verbrüht.

Die Strahlenfinger der Sonne werden zur Flammenzunge, wenn sie in der Haut auf Furanocumarine treffen. Fachleute nennen diesen Effekt phototoxisch (photo = Licht, toxon = Gift). Nicht nur durch Kontakt mit Pflanzensäften, sondern auch durch Einnahme furanocumarinhaltiger Heilpflanzen gelangen die Stoffe in die Haut. Bergwanderer, Skifahrer und Sonnenanbeter sollten daher auf deren Einnahme verzichten. Wenn es jedoch dunkel und kalt ist, dann schenken sie dem Geist Lichtblicke und feuern das Immunsystem an.

Der Saft des Riesen-Bärenklaus enthält Furanocumarine, die vielleicht feurigsten Lichtwirkstoffe der Pflanzenwelt.

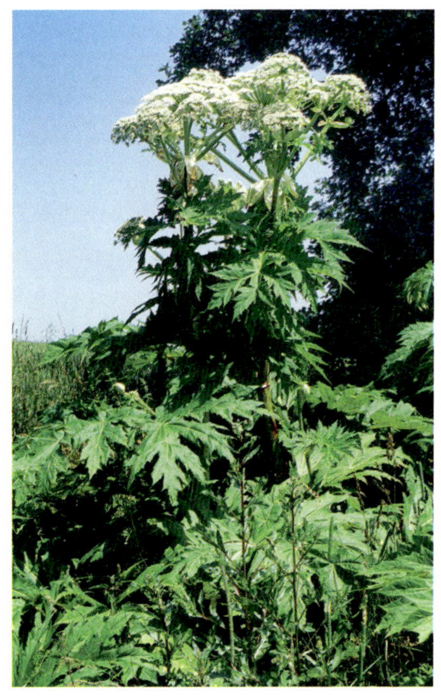

Naturwesen im Blatt des Riesenbärenklaus, gemalt von dem Münchner Künstler Fred Weidmann (»Herbstblatt«, 1979).

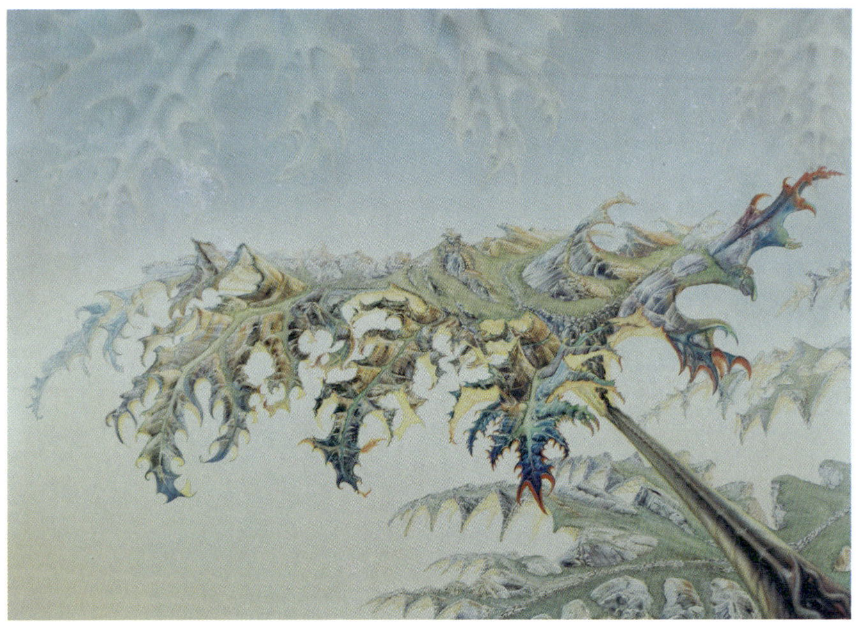

Die Sonnenkräfte der Doldenblütler

Vor allem die mit * gekennzeichneten Doldenblütler enthalten reichlich Furanocumarine und sollten daher von hellhäutigen und lichtempfindlichen Personen sowie von Schwangeren und Stillenden oder bei Lichtexposition gemieden werden.

In der richtigen Art gebraucht und vorsichtig dosiert tragen diese Pflanzen jedoch stoffgewordene Sonnenenergie in Körper und Seele.

Ammei* (Ammi visnaga; Früchte)
Die Früchte enthalten Furanochrome und Furanocumarine. Sie wirken krampflösend auf die glatte Muskulatur und erweitern die Bronchien wie auch die Blutgefäße. Daher bei Bronchialasthma sowie bei Herzleiden wie Angina pectoris angewendet. Ferner bei Gallenkoliken, Keuchhusten oder Regelkrämpfen (Tee, Extrakte).

Achtung: Wirkt eher schwach phototoxisch, kann aber eventuell Kontaktdermatitis hervorrufen.

Bärenklau, Wiesen-* (Heracleum spondylium; junge Blätter und Wurzeln)
Die zarten Frühlingstriebe verleihen als Wildgemüse Bärenkräfte. Das Hasenfutter soll für die berüchtigte Fortpflanzungsfreudigkeit der Rammler verantwortlich sein. Wurzelextrakte und homöopathische Verdünnungen werden nur noch selten volksmedizinisch als Fruchtbarkeits- und Potenzmittel gebraucht (z. B. Heracleum spondylium Urtinktur von Spagyra).

Achtung: Bärenklau löst Wiesendermatitis aus.

Bibernelle (Pimpinella major; Wurzel)
Alte Pestheilpflanze: »Esst Kranawitt und Bibernell, dann sterbt ihr net so schnell« (alpenländische Volksweisheit). Zubereitungen aus der Wurzel werden vor allem noch volksmedizinisch verwendet bei Bronchitis mit Verschleimung und bei Verdauungsschwäche sowie zur Quecksilberausleitung (siehe Bergarbeitertee Seite 255).

Erzengelwurz* (Angelica archangelica; Wurzel)
Schutzengel in Pflanzengestalt, Beiname: »Angstwurz«; eignet sich zur Nervenstärkung und begleitend bei Angst- oder Schlafstörungen (z. B. *Ceres Archangelica*

Urtinktur). Alte Pestheilpflanze mit antimikrobieller Wirkung. Bestandteil von Bitter- und Lebenselixieren wie dem Schwedentrunk Elixier von Infirmarius und dem Melissengeist.

Achtung: Die längerfristige und hoch dosierte Einnahme macht bei entsprechender Disposition lichtempfindlich.

Kümmel (Carum carvi; Früchte)
Verdauungsförderndes, blähungswidriges und krampflösendes Gewürz. Ätherisches Kümmelöl wirkt ähnlich stark pilzfeindlich wie Nystatin (vergleiche Wichtl: Teedrogen). Bei Darmpilz und Dysbiose nach Antibiotika sowie bei Blähungen (z. B. *Iberogast* von Steigerwald) und Dreimonatskolik ist Kümmel hilfreich (z. B. *Carum carvi Kinderzäpfchen* von Wala).

Liebstöckel (Levisticum officinale; Wurzel)
Altes Aphrodisiakum (»macht den Stöckel = Penis lieb«) mit harntreibender bis harnwegsreizender Wirkung. Volksmedizinisch zur Ausschwemmung von Ödemen sowie zur Anregung der Menstruation gebraucht; fördert auch die Ausscheidung von Quecksilber.

Achtung: Sollte nicht bei Entzündungen der Nieren und der Harnwege gebraucht werden.

Meisterwurz* (Imperatoria ostruthium = Peucedanum ostruthium; Wurzel)
Mittelalterliches Allheilmittel und universelles Gegengift (Beinamen: »Kaiserwurzel«, »Meister aller Wurzen«, »Pestwurz«).

Der scharfe Geschmack zeigt die reinigende Wirkung auf die Lungen (Verschleimung) und den Dickdarm (Darmpilz) an. Bei Magenschwäche als Abkochung, Extrakt oder in Mischungen gebräuchlich (z. B. *Solunat Nr. 2* von Soluna, früher *Aquavit* genannt).

Pastinak* (Pastinaca sativa; Wurzel)
Wildgemüse und mittelalterliche Fastenspeise. Wirkt vor allem harntreibend und schmerzstillend. Beliebtes volksmedizinisches Aphrodisiakum; stärkt die männliche Fruchtbarkeit und Potenz (z. B. Kur mit *Aslan Herrenkapseln*).

Achtung: Kraut und Saft rufen Kontaktdermatitis hervor.

Sonne riechen, schmecken und fühlen

Was wäre der Sommer ohne seine Düfte? Während uns der Frühling mit Farben verzaubert und der Herbst uns mit reifen Früchten beschenkt, verwöhnt der Sommer unseren fünften Sinn, den Geruchssinn.

Schließen wir einmal die Augen und denken dabei an eine frisch gemähte Wiese. Steigt uns da nicht ein lieblicher Heuduft in die Nase? Auf der stofflichen Ebene sind für diesen Sinneseindruck Cumarine verantwortlich. Diese Aromastoffe

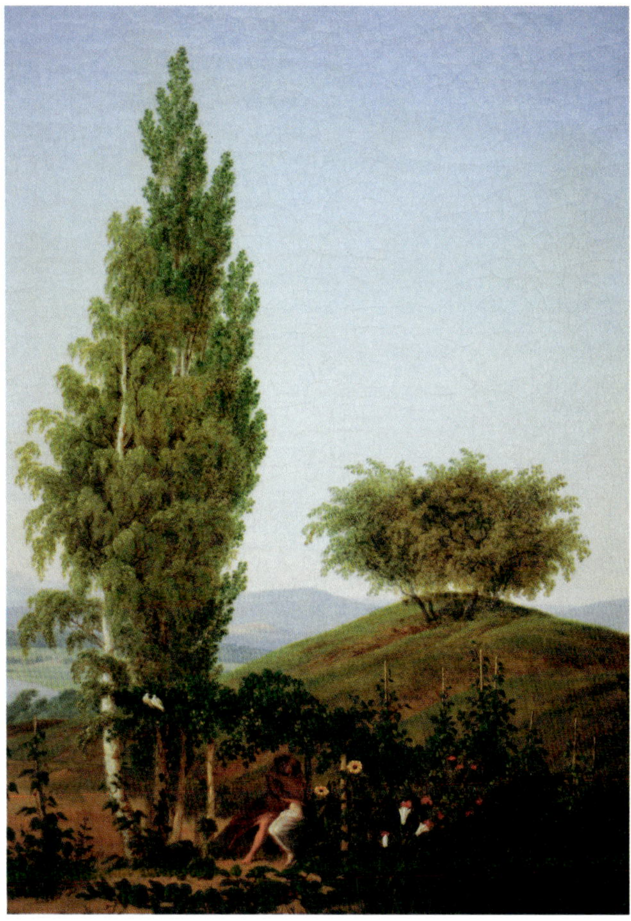

Der Sommer. (Caspar David Friedrich, 1807)

Rezept: Sommertraum Teemischung

Um ein wenig Sonne zu kosten, lassen wir uns im Kräuterladen folgende Rezeptur zusammenstellen:

Holunderblüten 20 g, Johanniskraut 40 g, Königskerzenblüten 20 g, Kornblumenblüten 20 g, Lindenblüten 40 g, Ringelblumenblüten 20 g, Steinkleekraut 40 g.

Zwei Teelöffel der Mischung mit 200 ml siedendem Wasser überbrühen, zugedeckt acht bis zehn Minuten ziehen lassen, abseihen und bei Bedarf im trinkwarmen Zustand mit etwas echtem Bienenhonig süßen. Ein bis zwei Tassen pro Tag erwärmen die Seele.

Achtung: Nicht anwenden in der Schwangerschaft, Stillzeit oder bei Neigung zu Migräne oder starken Regelblutungen!

Rezept: Sonnenräucherung fürs Sommerhalbjahr

Die Feste im Sommerhalbjahr sollten von einem Rauchopfer begleitet werden. Der wohlriechende Rauch sonnenverwöhnter Pflanzen setzt Lichtkräfte frei, er soll darüber hinaus die Götter erfreuen und die guten Geister anlocken.

- Angelikasamen 1 TL
- Beifußblüten 1 EL
- Kiefernharz 1 TL
- Mariengras, geschnitten 2 EL
- Propolis, pulverisiert ½ TL
- Sumpfporstblätter, geschnitten 2 TL
- Wacholderbeeren 1 TL

So wirds gemacht: Harz und Propolis mit dem Mörser fein pulverisieren, dann nacheinander die übrigen Pflanzenteile beimengen und verreiben. Einen Esslöffel der Mischung in einer feuerfesten Schale (alternativ geht auch eine große, mit Sand gefüllte Avalone-Muschel) auf glühende Räucherkohle geben und den Rauch im Uhrzeigersinn durch die Räume tragen.

entstehen unter anderem beim Trocknen von Gräsern. Besonders reichlich kommen sie im Mariengras (Hierochloe odorata) vor, dass wegen seines angenehmen Duftes zu den »Ruchgräsern« gehört und bis heute rituell geräuchert wird. Im gelben Steinklee (Melilotus officinalis) finden sich ebenfalls Cumarine und verleihen der trocknenden Pflanze einen honigsüßen Sommerduft. Selbst wenn der Sommer längst vorbei ist, mit Steinklee zaubern wir uns den Sommer einfach in die Tasse!

Cumarine bei Venenleiden

Cumarine sind jedoch keineswegs nur wohlriechende Sonnenwirkstoffe. Sie verfügen auch über bemerkenswerte Heilkräfte. Ihr Haupteinsatzgebiet sind Venenschwäche und Lymphstau. Denn Cumarine verflüssigen das Blut und verbessern dessen Fließeigenschaften. Neuerdings nutzen Heilkräuterkenner diese Wirkung auch zur Thromboseprophylaxe, zum Beispiel bei Überseeflügen. In dem Fall sollten Steinkleeextrakte (z. B. *Ceres Melilotus Urtinktur*) jedoch nicht zusammen mit Blut verflüssigenden Arzneien wie etwa Aspirin, Heparin oder Macumar eingenommen werden.

Außerdem wirken diese Aromastoffe entzündungswidrig und hemmen die Ödembildung. Daher verwendet man Cumarinpflanzen wie den Steinklee innerlich und äußerlich bei Neigung zu schweren Beinen sowie begleitend bei Venenentzündungen (Thrombophlebitis); bewährt hat sich hier das Mittel *Poikiven* Tropfen von Lomapharm.

Cumarine riechen betörend, aber einen wahren Rausch der Sinne bieten auch ätherische Öle, die flüchtigen Aromastoffe sonnenverwöhnter Pflanzen. Sie leisten weit mehr, als nur Nase oder Gaumen zu liebkosen.

Ätherische Öle machen die Wirksamkeit vieler Heilpflanzen aus! Sie erwärmen Körper und Seele wie ein Sonnenbad – einige wollen wir näher betrachten.

Asthmabesen fegt Depressionen weg

Zu den Aromapflanzen gehört auch eine altbewährte Heilpflanze der Mayas: Damiana (Turnera diffusa = T. aphrodisiaca). Sie blüht sonnengelb und verströmt einen angenehm balsamischen Duft. Bei den Maya heißt das Kraut »Asthma-Besen«, weil es als Tee getrunken, geräuchert oder geraucht, die Bronchien entkrampft und reinigt. Weil Damianablätter kein Nikotin enthalten, kann man sie beispielsweise als Tabakersatz während der Rauchentwöhnung gebrauchen. Dieser »lungenstärkende

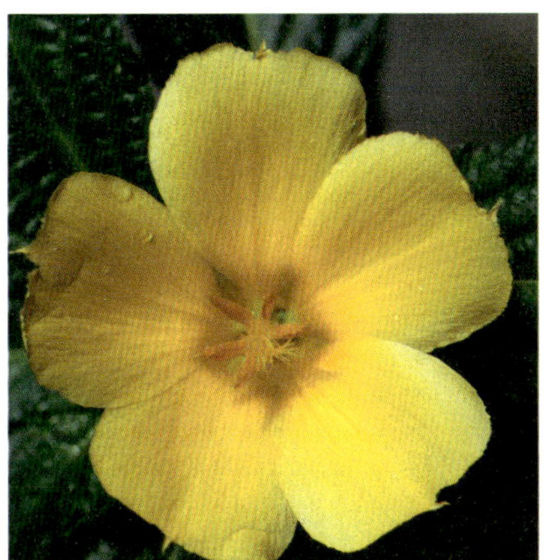
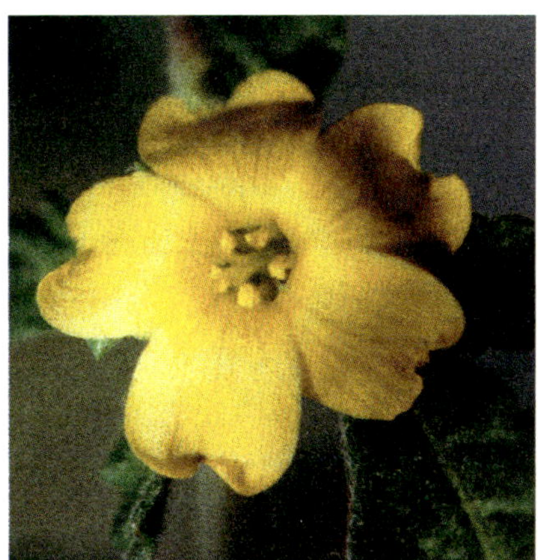

Den Damianablättern entströmt ein balsamischer Duft, der auf intensives Sonnenwirken hinweist. Die Indianer nutzen das Kraut als »Asthmabesen« und zur Stärkung der Liebeskraft. Links: Turnera ulmifolia, rechts: Turnera diffusa.

Tabak« ist rezeptfrei unter der Bezeichnung Folia Damianae über Apotheken und Kräuterläden zu beziehen. Dieser nikotinfreie Tabak steht in dem Ruf, sogar Raucherlungen vom Teer zu reinigen. Nebenbei wirkt er entspannend und sogar auf angenehme Art beschwingend. Damianablätter übertragen Sonnenkraft auf die Lungen.

Im Reigen der Sonnenpflanzen darf der »Asthma-Besen« nicht fehlen, denn er fegt manchmal sogar Depressionen weg! Immer wieder berichten Leute, die täglich ein bis zwei Tassen Tee trinken, dass sich dadurch ihre Gemütslage hebt und ihre allgemeine Leistungsfähigkeit steigert. Damianablätter gehören nämlich zu den Kraftspendern mit vielfältigen Anwendungsmöglichkeiten. In Teemischungen stärken und reinigen sie die Lungen, lindern krampfartige Regelbeschwerden und steigern die Fruchtbarkeit beider Geschlechter. Denn es handelt sich um ein Tonikum und Aphrodisiakum, also um eine Pflanze, die Lebenskraft und Liebeslust steigert.

Sonnenfeuer in den Lenden

Auch Rosmarin (Rosmarinus officinalis) ist ein Sonnengeschöpf. Wild gedeiht der »Tau des Meeres«, so die Übersetzung seines lateinischen Namens, nur in sonnigen Mittelmeerländern. Rosmarinblätter enthalten reichlich ätherische Öle. Diese rie-

Rezept: Nikotinfreier Tabakersatz

Wer sich die Raucherentwöhnung erleichtern will, kann sich folgenden Tabakersatz selbst herstellen. Er entkrampft die Bronchien und entspannt die Nerven Nikotinsüchtiger. Weil die enthaltenen Kräuter kein Nikotin enthalten, besteht keine Rückfallgefahr. Mit solchen Kräuterzigaretten kann man weiterhin gefahrlos Raucherrituale pflegen wie die gemeinsame letzte Zigarette des Tages oder die Solidaritätszigarette mit Gleichgesinnten.

- Damianablätter 2 Teile
- Huflattichblätter 1 Teil
- Odermennig 1 Teil
- Salbeiblätter 1 Teil

Die getrockneten Kräuter mischen und verlesen, d. h. alle harten Teile wie etwa Stängelchen entfernen. Dann einen gehäuften Teelöffel der Mischung in der Hand etwas kneten und mit Zigarettenpapierchen eine Kräuterzigarette daraus drehen – fertig! Bei Bedarf zwei bis drei Mal täglich eine Kräuterzigarette rauchen. Dieser Tabak ist nicht für Schwangere geeignet!

chen und schmecken so taufrisch und belebend wie der Morgenwind. Als Tee wirken sie kreislaufanregend und ersetzen den morgendlichen Kaffee. Ihr Aroma erinnert an Urlaub in Frankreich, Italien oder Griechenland, wo sie viele Speisen würzen. Rosmarin beginnt schon Ende März zu blühen. Er erwacht also mit dem aufsteigenden Licht des Frühlings, das im Tageskreis dem Sonnenaufgang entspricht.

Der immergrüne Strauch gilt als Symbol für die Ewigkeit und gehört in vielen Gebieten zum traditionellen Hochzeitsschmuck, der ewige Treue symbolisiert und zu Liebesglück wie auch zu Kindersegen verhelfen soll. Nicht zuletzt verleiht Rosmarin sogar jugendliche Schönheit (siehe Schönheitswasser der Königin von Ungarn Seite 113)!

Der Lippenblütler fehlt auch in keinem »Frauentee«. Er erwärmt den Unterleib, regt die Keimdrüsen (Eierstöcke) an, fördert die Regelblutung, steigert die Fruchtbarkeit und beschleunigt schließlich noch die Geburt. Alten Kräuterbüchern zufolge ruft er sogar unkeusche Begier hervor: »Waschungen mit Rosmarinwasser sollen Mädchen, Weiber und ältere Männer zum Coitus treiben«, schreibt Jakobus Tabernaemontanus in seinem Kräuterbuch aus dem 17. Jahrhundert. Griechen stärken sich für ihre Liebesabenteuer noch heute mit Rosmarin. Wenn im Land der Liebesgöttin Aphrodite einer sagt: »Ich gehe jetzt Rosmarinwein trinken«, dann wis-

Der immergrüne Rosmarin ist ein Symbol der ewigen Jugend. Als Gewürz und Heilpflanze belebt er den Kreislauf und erfrischt die Sinne.

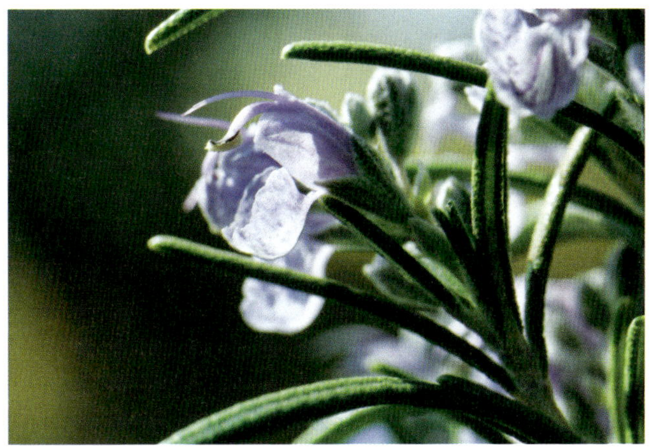

sen alle, dass er eine heiße Nacht vor sich hat. Denn selbst nach einem Arbeitstag bringt er noch das Blut in Wallung und erfrischt die Sinne.

Eine weitere sonnenhafte Eigenschaft sollte nicht unerwähnt bleiben: Rosmarin fördert sowohl als Tee getrunken als auch in der Duftlampe gebraucht die Konzentration. Die geistige Leistungsfähigkeit und Konzentration soll sich allein durch Rosmarinduft um bis zu 30 Prozent steigern (siehe Rezept Seite 92).

Mit Sonne würzen

Noch sonniger als der Rosmarin sind nur noch die exotischen Gewürze (siehe Tabelle) wie etwa Ingwer oder Zimt. Sie speichern die gleißende Sonne ferner Länder in Form von ätherischen Ölen oder Scharfstoffen und sind von ausgesprochen hitziger Natur. Dass sie die Sonne in die Küche bringen, kann man mit allen Sinnen wahrnehmen. Die aus Sonnenpflanzen zusammengestellten Curry-Mischungen färben Speisen sonnengelb. Ihr warmer, trockener oder feuriger Geschmack deutet auf reinigende Sonnenkräfte hin. Die meisten Sonnengewürze treiben den Schweiß, reinigen den Darm und töten eine Vielzahl von Krankheitserregern und manche vertreiben sogar den Dämon der Melancholie. Sonnengewürze heilen tiefgreifend, weil sie Lebenswärme spenden, Verdauung und Immunsystem anfeuern.

Ingwer durchlichtet die Gefühlswelt

»Der Ingwer ist sehr warm«, heißt es bereits bei Hildegard von Bingen in der »Physika«. Das feurige Wesen hat er seinen Scharfstoffen zu verdanken. Diese regen vor allem die Verdauung an. Dazu kann man ein oder zwei Teelöffel frischen Ingwer etwas zerkleinern und – je nach Schärfetoleranz – mit 200 ml kochendem Wasser überbrühen und einige Minuten lang ziehen lassen oder auch kurz auskochen. Mit

»Ferner sind dem Phöbus (der Sonne) heilig der Lorbeer (...), der Mastix, der Safran, (...), die Gewürznelke, der Zimt (...) und das Rosmarinkraut, welches Orpheus das Rauchwerk der Sonne nennt.« (Agrippa von Nettesheim)

Rezept: Rosmarinwein für die Liebeslust

Ein bis zwei Handvoll möglichst frische Rosmarinblätter in ein Schraubglas (ca. 750 ml Fassungsvermögen) geben und mit 0,7 Liter Weißwein bedecken. Das gut verschlossene Glas an einen sonnigen Platz stellen und nach vier bis sieben Sonnentagen durch ein Leintuch abfiltern.

In die Weinflasche zurückgefüllt und im Kühlschrank aufbewahrt, hält sich der Wein mehrere Wochen lang. Ein oder mehrere eisgekühlte Likörgläschen pro Tag erwecken die Sinne wie ein frischer Morgenwind und machen auch müde Krieger wieder munter.

Achtung: Nicht in der Schwangerschaft oder bei Bluthochdruck einnehmen!

Rezept: Aromamischung für die Konzentration

- Bergamotte 4 Teile
- Lavendel 2 Teile
- Lorbeer 1 Teil
- Rosmarin 2 Teile

Die aufgeführten ätherischen Öle in eine Braunflasche träufeln und mit der gleichen Menge 95-prozentigem Alkohol verdünnen, das Ganze kräftig schütteln – fertig! Zur Steigerung der Konzentrationsfähigkeit oder zur Klärung der Raumatmosphäre einige Tropfen der Mischung auf einen Duftstein träufeln oder in die Aromalampe geben.

Tipp: »Energie Raumspray«

Für den Fall, dass Morgenstund kein Gold im Mund hat, gibt es das *Energie Raumspray* (von Lunasol). Es enthält unter anderem ätherisches Rosmarinöl und eine alchimistische Goldzubereitung. Eine Nase voll genügt, um taufrische Raumluft zu erhalten. Das Spray fördert die Konzentration, entstresst und hellt die Stimmung auf. Es verbessert die Luft auch bei Elektrosmog, in verrauchten Räumen oder wenn Angstschweiß in der Luft liegt.

etwas Honig gesüßt und mit etwas frisch gepresstem Bio-Zitronensaft schmeckt ein solcher Ingwerdekokt köstlich und wirkt darmreinigend.

Wie andere Sonnenpflanzen so ist auch der Ingwer ein Multitalent mit weit reichenden Heileigenschaften: Er eignet sich zur Darmsanierung wie auch als Mittel gegen Reisekrankheit oder Übelkeit im Rahmen einer Chemotherapie, mit ihm kann man bei Halsentzündung gurgeln oder auch Migräne lindern und vieles mehr.

Doch seinen sonnigen Charakter offenbart der Ingwer, wenn man ihn als Ingwer-Nierenwickel zubereitet (siehe Rezept). Dann erwärmt er nicht nur die Nieren (= Meer der Lebensenergie), sondern er durchlichtet auch spürbar das Gemüt. Als Pflanze für die Seele ist der Ingwer besonders hilfreich bei Angsterkrankungen, nach Schockerlebnissen, Trennungen oder Verlustereignissen, denn in Form eines Kneippschen Wickels angewandt, entstaut er die Gefühlswelt und wird deswegen sogar in psychosomatischen Kliniken mit Erfolg eingesetzt.

Rezept: Ingwer-Nierenwickel

Wer ständig kalte Füße und ein großes Wärmebedürfnis im Beckenbereich hat, sollte einmal Ingwer-Nierenwickel gebrauchen. Der erwärmende Ingwer regt die Nieren und die Nebennieren an und verleiht seelische Ausdauer. Vor allem nach Dauerstress und seelischer Überlastung wirken Ingwer-Nierenwickel entstauend auf die Gefühlswelt. Weil die Niere auch als »Organ der Angst« bezeichnet wird, sind solche Kneippschen Wickel speziell bei Angsterkrankungen, nach Schock, Trennung oder Verlustereignissen angezeigt.

So wirds gemacht: 2–3 gehäufte Teelöffel Ingwerpulver in einer Schüssel mit 250 ml kochendem Wasser überbrühen und ein wenig abkühlen lassen. Ein Leintuch mit dem warmen Ingwerbrei bestreichen und über die Nieren legen. Dann ein Handtuch und eine Wärmflasche darüber geben und das Ganze mit einem Wickeltuch bedecken. Schließlich noch je nach Wärmebedürfnis eine Wärmflasche an die Füße geben und den Körper mit einer weiteren Decke warmhalten. Der Wickel sollte 15–20 Minuten einwirken. Falls das Ingwerpulver zu sehr brennt, kann man die Wärmeflasche entfernen. Anschließend sollte man noch 15–20 Minuten nachruhen und die Nierenzone mit Johanniskrautrotöl einreiben.

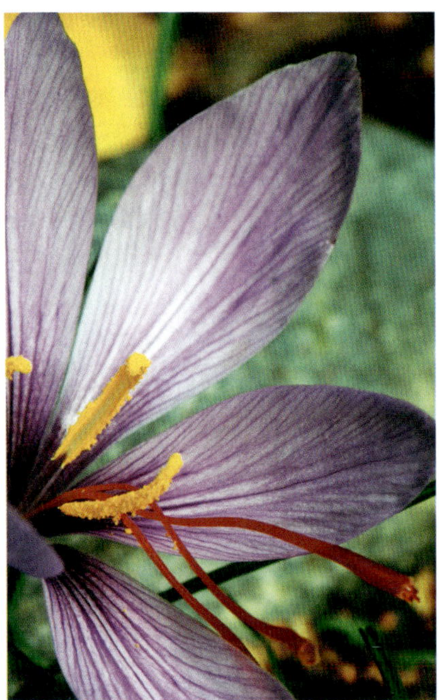

Safran bezeichnet man auch als Gold unter den Gewürzen.

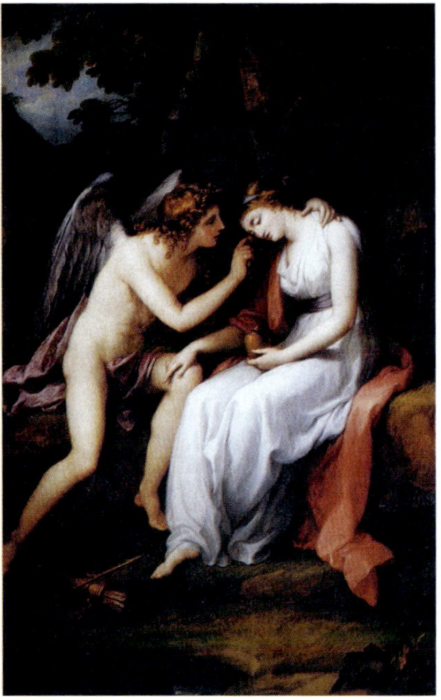

Paracelsus lobte Safran als das beste Mittel gegen Trauer. (Amor und Psyche von Angelika Kauffmann, 1792)

Safran heilt die Trauer

Über besonders sonnige Heileigenschaften verfügt noch der Safran, das teuerste Gewürz der Welt. Mit ihm färbt man Kuchen oder Reis sonnengelb. Doch Safran erfreut nicht nur das Auge, das ja bekanntlich immer mitisst. Er ist mindestens ebenso heilkräftig wie auch wohlschmeckend. Neben dem Johanniskraut dürfte Safran die wichtigste Heilpflanze zur Behandlung von depressiven Verstimmungszuständen sein. Schon Paracelsus lobte den Safran und bezeichnete ihn als das beste Mittel gegen die Trauer. Inzwischen konnte man dem »Gold in der Küche« (siehe S. Fischer-Rizzi: Safran-Kochbuch) eine stimmungsaufhellende und euphorisierende Wirkung wissenschaftlich nachweisen.

Täglich eine winzige Messerspitze in die Speisen getan, könnte so manches Antidepressivum ersetzen. Wer also voller Trauer ist oder aus anderen Gründen dunkle Gedanken hat, für den könnte der Safran ein Lichtblick sein. Arzneilich taucht er leider nur noch in wenigen Rezepturen auf. Einerseits findet sich Safran in Schwedenkräuter-Mischungen zum Selberansetzen (erhältlich in Kräuterläden und Reformhäusern). Dabei ergänzt er andere Sonnenheilpflanzen wie Engelwurz oder Myrrhe und wirkt im Zusammenspiel mit diesen verdauungsanregend, Lebenskraft stärkend und eben auch antidepressiv. Kein Wunder also, wenn immer wieder Menschen berichten, dass ihnen durch Kuren mit Schwedenkräutern wahre Wunderheilungen gelungen sind. Andererseits findet sich Safran in einem alchimistischen Sonnendestillat, dem *Solunat Nr. 17* von Soluna, das ehemals »Sanguisol« hieß und dem Namen entsprechend Sonnenkraft ins Geblüt bringen soll. Nimmt man morgens nüchtern wenige Tropfen *Sanguisol*, dann geht im Herzen regelrecht die Sonne auf. Weil es sich nur um ein Destillat aus Sonnenheilpflanzen wie Johanniskraut und Safran handelt, braucht man selbst bei Dauereinnahme keine Lichtempfindlichkeit zu befürchten.

Zimt feuert auch das Immunsystem an

Den feurigsten Charakter dürfte unter den Sonnengewürzen der Zimt haben. Als Gewürz wie auch als Räucherwerk blickt er auf eine viele Tausend Jahre alte Tradition zurück. Zimt wurde schon in der Bibel erwähnt. Im alten Ägypten diente er als Bestandteil von Salbölen, und die aromatische Rinde war in der berühmten Sonnenräucherung »Kyphi« enthalten.

In unseren Breiten erfreut er sich vor allem als Sonnengewürz für traditionelle Winterspeisen wie Milchreis mit Zimt und Zucker sowie für Lebkuchen oder Zimtsterne großer Beliebtheit. Zimt erwärmt die Seele und stärkt darüber hinaus auch noch die Abwehrkräfte. Schon in den 1990er-Jahren hat das Hygieneinstitut Freiburg auf der Suche nach volksmedizinischen Antworten auf resistente Krankenhauskeime Zimt als pflanzliches Breitbandantibiotikum entdeckt. Zimtaldehyde gehören mit zu den stärksten antimikrobiellen Pflanzeninhaltsstoffen. 98 Prozent aller Krankheitskeime werden durch Zimt entweder abgetötet oder im Wachstum gehemmt (vergleiche Wabner und Beier: Aromatherapie). Die antiinfektiöse Wirkung erfasst nicht nur eine Vielzahl von Bakterien, sondern auch Typhuserreger, Amöben und

Candida albicans. Eben wegen seiner antibiotischen Kräfte gebraucht man das Gewürz in warmen Ländern auch zur Haltbarmachung vieler Speisen.

Insbesondere wer unter mangelnder Lebenswärme leidet und vielleicht sogar nachweislich Darmpilz hat, sollte dieses sonnenhafte Gewürz reichlich gebrauchen.

Sonnenräucherung Kyphi

Ein wohlriechendes Räucherwerk zu Ehren der Sonne kannten einst die alten Ägypter. Die Mischung besteht vorwiegend aus Sonnenheilpflanzen und lässt sich leicht selbst herstellen:

Hauptbestandteil einer Kyphi-Räuchermischung sind vor allem Harze wie etwa Weihrauch, Myrrhe, Mastix und Styrax, von denen je ein Teelöffel in einem Mörser fein zerrieben wird. Nun bröselt man noch ein oder zwei Teelöffel Zimtrinde hinein und pulverisiert diese ebenfalls. Schließlich mengt man noch zwei Teelöffel zerkleinerte Lorbeerblätter, einen Esslöffel zerkleinerte Rosenblüten, zwei oder drei Gewürznelken und eine Messerspitze Macis bei. Zum Schluss gibt man noch zwei Teelöffel Rosinen hinzu, die über Nacht in Rotwein eingelegt wurden.

Wenn man nun alles im Mörser sehr gründlich miteinander mischt und stößt, entsteht ein aromatischer Brei, der beispielsweise auf Backpapier getrocknet werden kann.

Von dem getrockneten Räuchergranulat kann man einen Esslöffel in einer feuerfesten Schale auf glühende Räucherkohle geben und den Rauch im Uhrzeigersinn durch die Räume tragen. Traditionell wurde Kyphi morgens bei Sonnenaufgang und abends nach Sonnenuntergang geräuchert.

Sonnengewürze

Galgant – Das Magentonikum der Hildegard

(Alpinia officinarum; Ingwergewächs, Wurzelstock)
Enthält erwärmende Scharfstoffe (Beiname: »Fieberwurzel«). Wirkt krampflösend und entzündungswidrig; daher bei Verdauungsschwäche und bei Altersgastritis angezeigt. Nach Hildegard von Bingen bei Herzschmerz und -schwäche hilfreich (Galganttabletten). Dem Inhaltsstoff Acetoxychavicolacetat konnte man eine krebsfeindliche Wirkung nachweisen.

Gelbwurz – Sonnenkraft für die Leber

(Curcuma xanthorrhiza; Ingwergewächs; Wurzelstock)
Bestandteil vieler Curry-Mischungen. Die Wirkung beruht auf ätherischen Ölen und Farbstoffen (Curcumin). Wirkt entzündungswidrig, antiviral, Galle bildend und treibend sowie Blutfett senkend; eine krebsfeindliche Wirkung wird diskutiert. Zur Leberstärkung empfiehlt sich täglich eine Messerspitze Curcuma-Pulver oder *Bilisan duo* von Repha.

Ingwer – Seelenbalsam und Darmreiniger

(Zingiber officinale; Ingwergewächs; Wurzelstock)
Enthält ätherische Öle und Scharfstoffe mit erhitzender und verdauungsfördernder Wirkung. Äußerlich in Form von Ingwer-Nierenwickeln angewandt erwärmt er die Nieren (= Meer der Lebensenergie) und entstaut die Gefühlswelt in seelischen Ausnahmezuständen. Innerlich geeignet zur Darmsanierung sowie zur Brechreizlinderung bei Reisekrankheit, in der Schwangerschaft oder während einer Chemotherapie (Tagesdosis: ca. 2 Gramm).

Muskatnuss – Berauschendes Hildegard-Gewürz

(Nux moschata = Samen des Muskatnussbaums, Myristica fragans)
»Wenn ein Mensch Muskatnuss isst, öffnet es sein Herz und putzt seine Sinnesschärfe« (Hildegard von Bingen). Bestandteil von Lebenselixieren wie Melissengeist und Aqua vitae (Paracelsus). Kleine Dosen wirken krampflösend, schmerzlindernd und betäubend, größere Dosen brecherregend. Der Hauptwirkstoff Myristicin kann Benommenheit und Erregungszustände bis hin zu Halluzinationen hervorrufen. Homöopathisch bei Neurasthenie, Kollapsneigung und Schwangerschaftserbrechen (Nux moschata ab D4).

Safran – Das Gold unter den Sonnengewürzen
(Crocus sativus; Schwertliliengewächs, Blütenstempel)
Bestandteil edler Curry-Mischungen und mancher Schwedenkräuter-Rezepturen. Altes Aphrodisiakum; Brautbetten wurden in der Antike mit Safranblüten bestreut. Enthält ätherisches Öl mit Safranal sowie Carotinoide. Wirkt je nach Dosis krampflösend, stimmungsaufhellend und erheiternd bis euphorisierend. Senkt die Blutfette und Cholesterin. In der Homöopathie bei Erregungszuständen gebräuchlich; Beiname: »Opium der Kinder«.

Zimt – Sonnenfeuer fürs Immunsystem
(Cinnamomum verum und ceylanicum; Lorbeerbaumgewächs; Rinde)
Bestandteil von Curry-Mischungen und Lebenselixieren (Melissengeist). Lebkuchengewürz. Zimtaldehyde zählen zu den stärksten antimikrobiellen Pflanzeninhaltsstoffen; sie hemmen das Wachstum von Bakterien und Pilzen (z. B. Candida). Eine Blutzucker senkende Wirkung wird diskutiert. Zimt wirkt außerdem erwärmend, krampflösend, verdauungsfördernd, menstruationsfördernd, wehenerregend und geburtserleichternd.

Die Orakelkräuter des Apollon

Werfen wir noch einen Blick in den Garten des Sonnengottes Apollon. Dort wachsen die Orakelkräuter, die seinen Priesterinnen in der Orakelstätte Delphi einst die göttlichen Botschaften vermittelten. Sie öffnen die Sinne für Eingebungen und ermöglichen Visionssuchenden seit Jahrtausenden eine andere Sicht der Dinge – die Hellsicht.

Lorbeer – der Kranz des Apollon

In der Antike galt Delphi als bedeutendste Kultstätte ihrer Zeit. Es war der Nabel der Welt und von überall her eilte man in die abgelegenen Berge unterhalb des Parnass, um von den Göttern Rat zu erbitten. Es war aber auch eine Stätte der Bewusstwer-

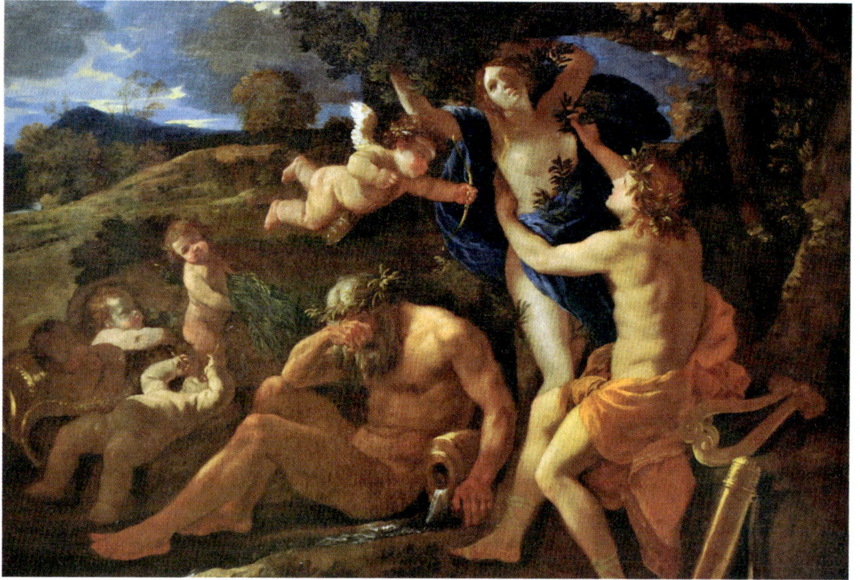

Apollon kniet schmachtend vor der Nymphe Daphne, die sich in einen Lorbeerbaum verwandelt hat. (»Apollo und Daphne«, Nikolas Poussin, 1625)

dung über die eigene Bestimmung. An den Toren des Apollon-Tempels in Delphi standen die Worte der sieben Weisen (Veit Rosenberger, 2001): »Erkenne Dich selbst, »Die meisten sind schlecht«, »Erkenne den passenden Augenblick«, »Maß ist das Beste«, »Nichts zu sehr«, »Bürgschaft – schon ist das Unheil da«, »Alles ist Übung«.

In bestimmten Lebenssituationen helfen jedoch weder weise Worte, noch Vernunft auf dem Weg zur Selbsterkenntnis weiter. Vielmehr wäre ein Geistesblitz, ein Wahrtraum oder ein Wink des Schicksals nötig. Aber was tun, wenn die innere Stimme schweigt und die Augen für das Wesentliche verschlossen sind?

Im Garten des Orakelgottes Apollon finden wir Antworten. Vor allem der Lorbeer stand im Mittelpunkt der kultischen Handlungen in Delphi. So war der Tempel des Apollon aus dem Holz des Lorbeerbaums (Laurus nobilis) erbaut und beim Orakel spielte er ebenfalls eine Rolle.

Ein Mythos erklärt, warum Apollon auch »Daphnephoros«, der Lorbeertragende hieß: Eines Tages machte sich der Sonnengott über den kleinen Bogen von Eros lustig, dem Gott der Liebe. Dies verärgerte den Sohn der Aphrodite derart, dass er einen goldenen Liebespfeil in das Herz von Apollon schoss, mit der Botschaft, sich unsterblich in die Erstbeste zu verlieben, die sein Auge sehen würde – dies war die Nymphe Daphne. Doch zuvor hatte Eros der Nymphe einen Pfeil aus Blei ins Herz geschossen (Blei = Saturn), so dass sie für seine Liebe unempfänglich wurde. Daphne floh also vor dem zudringlichen Gott und entkam nur, weil sie sich in einen Lorbeerbaum verwandelte. Apollon sprach nun zu der verwandelten Nymphe: »Da du nicht meine Gemahlin sein kannst, wirst du wenigstens mein Baum sein. Stets werden mein Haupthaar, mein Saitenspiel, mein Köcher dich tragen. Lorbeer!« (Ovid, Metamorphosen)

Die Kunst, sich auf Lorbeeren auszuruhen

Die Orakelpriesterinnen, Pythia genannt, waren mit Lorbeer geschmückt, sie schliefen sogar auf Lorbeer, kauten seine Blätter und inhalierten deren Rauch, bevor sie in Trance fielen. Die Griechen nannten den Lorbeer daher auch »Mantikos«, das Hellsehkraut.

Selbst die Priesterinnen des Asklepios, Gott der Heilkunst und Sohn des Apollon, bedienten sich seiner, um verborgene Ursachen von Krankheiten zu schauen. Und sogar Apollons Lieblinge, die Sänger und Dichter (»poeta laureatus«), trugen den Lorbeerkranz als Symbol der Verbundenheit mit dem Sonnengott. Vielleicht war ihnen der würzige Duft seiner Blätter ein Hilfsmittel, um von den Musen geküsst zu werden.

Lorbeerkränze zierten einst auch die Häupter antiker Herrscher und Helden. Obwohl von dem würzigen Duft seiner Blätter stets ein Hauch von Erfolg ausgeht (siehe Heldenparfüm Seite 103), war der Lorbeerkranz mehr als nur Siegessymbol. Dort, wo er für gewöhnlich die Stirn berührt, befindet sich das »Dritte Auge«, auch »Auge der göttlichen Einsicht« genannt. Der französische Reflexzonentherapeut Bourdiol bezeichnet diese Stelle als »Zone der Voraussicht«. Gewisse Eigenschaften musste schließlich auch ein König und Feldherr besitzen: Weitblick.

Lorbeer öffnet den Geist für das Verborgene

Doch wie können wir das geheimnisvolle Laub nutzen? Schon ein mit Lorbeerblättern gewürztes Mahl könnte inspirieren. Als Sonnengewürz fördert Lorbeer allerdings eher die Verdauung und reinigt den Darm. Natürlich kann man es den antiken Herrschern, Helden, Priestern und Künstlern gleichtun und Lorbeerkränze tragen. Sie öffnen den Blick für das Verborgene und rufen bei sensiblen Personen zuweilen Eingebungen hervor.

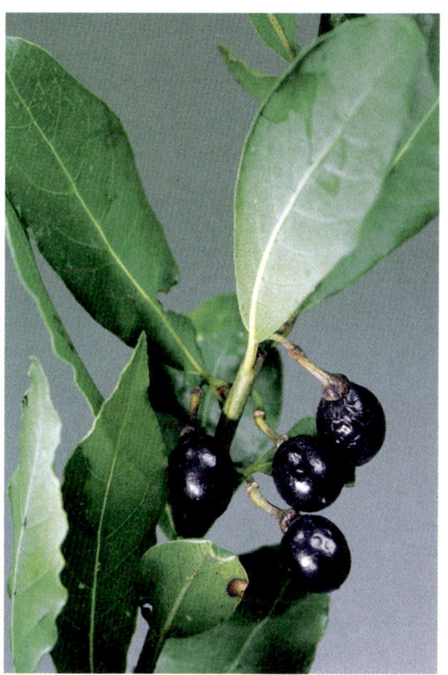

Lorbeer nannte man auch Mantikos, das Hellsehkraut.

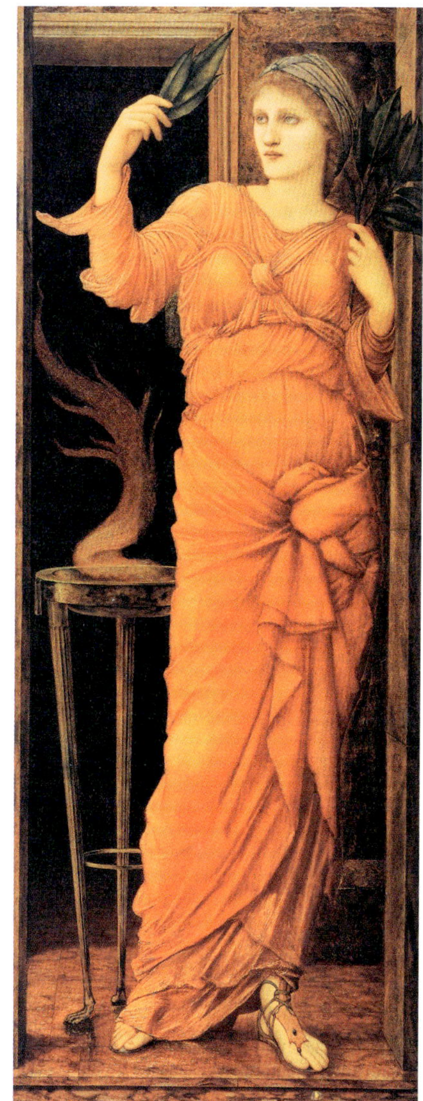

»Sybilla Delphica.« Die Priesterinnen des Orakelgottes Apollon räucherten in Delphi mit Lorbeer, um ihre Sehergabe zu steigern. (Edward Burne-Jones, 1868)

Eine ähnliche Wirkung wie der Kranz hat ätherisches Lorbeeröl auf den Geist (siehe Rezept Orakelöl Seite 106). Wenige Tropfen auf der Stirn einmassiert, und der Geist bekommt Flügel.

Wer seine Sehergabe fördern möchte, Inspiration oder Intuition sucht und die eigene Wahrheit ergründen will, kann Lorbeer ebenso gut räuchern (siehe Sonnenräucherung Seite 103). Zündet man die Blätter an, dann knistern sie geheimnisvoll und sprühen Funken wegen des hohen Gehaltes an ätherischen Ölen.

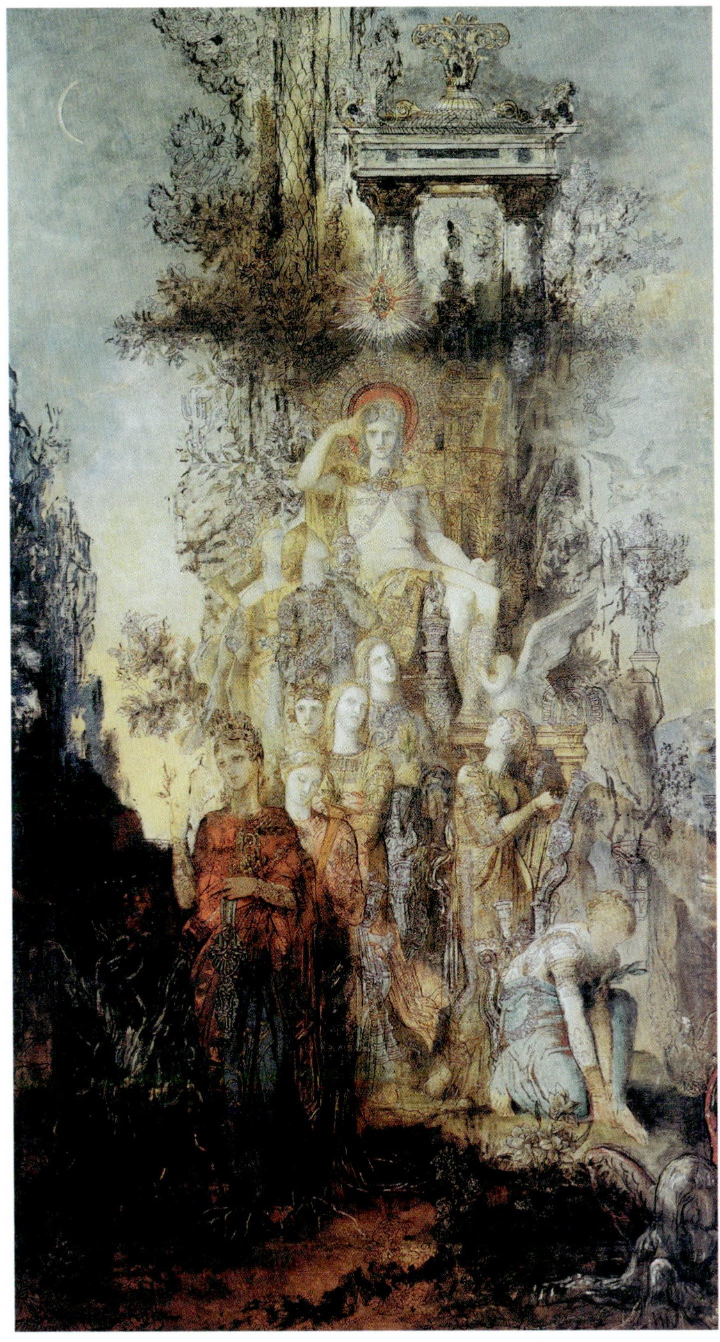

»Die Musen verlassen Apollon, ihren Vater, um die Erde zu erhellen.« Als göttliches Attribut halten die Töchter des Sonnengottes Lorbeerblätter in den Händen. (Gustave Moreau, 1868)

Rezept: Sonnenweihrauch zum Hellsehen (nach Leo Vinci, aus Agrippa von Nettesheim: De occulta philosophia)
Die Räuchermischung besteht aus Johanniskraut, Wermut, Anissamen, Baldrian (wahlweise Wurzel oder Blüte), Salomonssiegelwurzel, Safran und Lorbeerblättern. Die zerkleinerten und getrockneten Pflanzenteile werden zu gleichen Teilen gemischt (z. B. je ein Teelöffel) und im Mörser zerrieben.

Während einer Meditation oder einer Orakelbefragung (z. B. Tarot, I-Ging) wird der Sonnenweihrauch auf glühende Räucherkohle gestreut. Er ist ein gutes Hilfsmittel für die »Innere Schau« und die Suche nach der Wahrheit.

Rezept: Das Parfüm für Helden
Diese Duftmischung stärkt das Selbstvertrauen, verleiht Durchsetzungskraft und eignet sich daher für Vorstellungsgespräche sowie für das erste Rendezvous. Kurz: So riecht der Erfolg. Doch nicht viel hilft viel! Schon wenige Tropfen hinters Ohr gerieben, tun ihre Wirkung.

Je 10 Tropfen ätherisches Lorbeer-, Myrten- und Rosmarinöl mit je 5 Tropfen Pfeffer, Eisenkraut und Salbeiöl mischen und mit 70-prozentigem Alkohol auf 20 bis 50 ml strecken.

Ein Selbstversuch lohnt sich! Uns war Lorbeer bei der Lösung kniffliger Fälle schon manches Mal eine Hilfe. Im Gegensatz zu anderen Pflanzen der Prophetie enthält Lorbeer keine halluzinogenen Wirkstoffe. Lorbeer verstärkt und verändert die Wahrnehmung nur auf subtile Weise. Doch woher kam dann die prophetische Begeisterung der Orakelpriesterinnen?

Bilsenkraut – Pflanze der prophetischen Begeisterung
Plutarch beschreibt, wie das Orakel über einer Erdspalte saß und Dämpfe inhalierte, um in Trance zu fallen. Eine Erdspalte hat man jedoch nie gefunden. Viel wahrscheinlicher atmeten die Orakelpriesterinnen von Delphi den Rauch halluzinoger Stoffe ein. Die eigentliche Prophetenpflanze war eventuell das berauschende Bilsenkraut (Hyoscyamus niger). In der Antike nannte man das heilige Kraut des allessehenden

Apollon »Apollinaris«. Durch den Rauch verfielen sie in die prophetische Begeisterung und verkündeten ihre Weissagungen in der verschlüsselten Sprache des Gottes (vergleiche hierzu Christian Rätsch: »Heilkräuter der Antike« und Wolf Dieter Storl: »Götterpflanze Bilsenkraut«).

Allein der Anblick der Pflanze genügt, um zu erkennen, dass dies keine der freundlich-strahlenden Sonnenpflanzen ist. Das Nachtschattengewächs verkörpert eher den dunklen Aspekt der Sonne in der Unterwelt und wird daher auch Saturn und Pluto zugeordnet. Herakles soll es an den Pforten zur Unterwelt gefunden haben. Tatsächlich findet man das Kraut gehäuft an Spukplätzen oder Burgruinen. Violett schwarze Adern durchziehen die blassgelben, trichterförmigen Blüten, die wie ein Tunnel in eine andere Welt anmuten. Es sind die Farben der Astralsphäre, der Anderswelt, der Welt der Geister und Erscheinungen. Die weichen und klebrigen Blätter wie auch der modrige, animalische Geruch verraten, dass ein mächtiger Geist in dieser Pflanze wohnt, von dem sich die meisten Menschen abgestoßen fühlen.

Teufelsauge und Hexenkraut

Schamanen räuchern das Kraut heute noch bei Initiationsriten und um aus der Geisterwelt Rat einzuholen. Die Hexen mengten es früher in ihre Salben, wenn sie zum Blocksberg »flogen«. Dies ist also keine Pflanze, mit der man »Instant-Erleuchtung« erreicht. Die archaischen Visionen, auch Nahtod-Erlebnisse, die das bizarre Gewächs erzeugt, sind für Unberufene keineswegs harmlos. Nachschattengewächse vertreiben nämlich die Schutzengel. Bilsenkraut heißt im Volksmund »Teufelsauge«, weil man mit dieser Pflanze die Wesen der jenseitigen Welt erblickt. Doch wer sie erblickt, bleibt zuweilen in der Geisterwelt gefangen.

Ein Bekannter schilderte uns seine Erfahrungen: Während einer Wanderung durch Nepal wollte er seinen Vitaminbedarf durch grüne Blätter decken. Ohne zu wissen, dass er es mit Bilsenkraut zu tun hatte, kaute er zwei oder drei kleinere Blätter der ihm unbekannten Pflanze. Kurze Zeit später bemerkte er gehörnte und bocksbeinige Wesen am Wegrand. Sie saßen auf den Mauern und beobachteten ihn stumm. Ihm wurde klar, dass sie ihn besetzen wollten und er zwang sich, die fremdartigen Gestalten nicht zu beachten, um ihnen keine Macht über sich zu geben. Er wanderte weiter und bekam schließlich Hunger. In einem Flussbett fand er Butterbrote, in die er herzhaft hineinbiss. Doch die Brote waren Steine, und er hätte sich daran beinahe die Zähne ausgebissen.

Weißes Bilsenkraut, das heute noch in Delphi vorkommt, gedeiht hier üppig auf den Mauern eines Spukschlosses in Villa Nuova Millesfontes, Portugal.

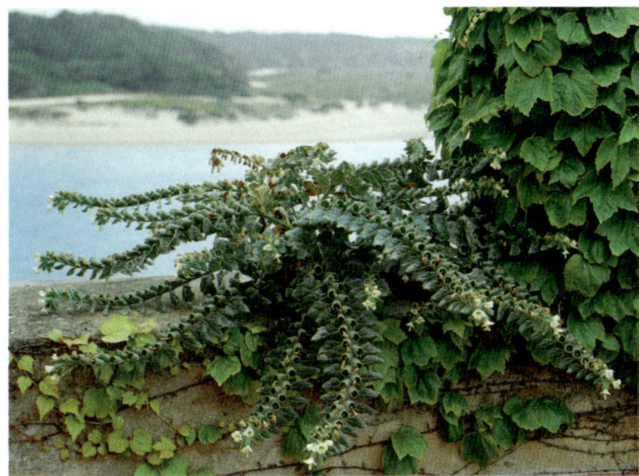

In der düsteren Blüte des Bilsenkrauts mit ihren Komplementärfarben Gold und Violett zeigt sich die verdunkelte Sonne der Unterwelt.

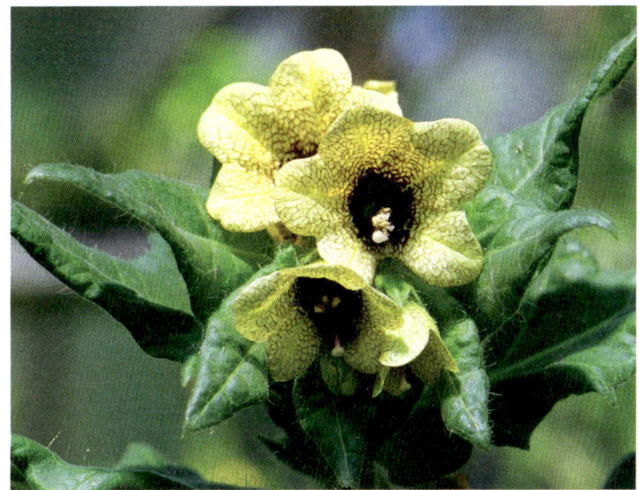

»Sumpfger Schlange Schweif und Kopf
Brat' und koch im Zaubertopf:
Molchesaug und Unkenzehe,
Hundemaul und Hirn der Krähe;
Zäher Saft des Bilsenkrauts,
Eidechsbein und Flaum vom Kauz:
Mächtiger Zauber würzt die Brühe,
Höllenbrei im Kessel glühe!«
(Aus: Shakespeare, Macbeth)

Rezept: Das Orakelöl

Bilsenkrautöl (Oleum Hyoscyami) ist rezeptfrei, da nur sehr geringe Mengen der halluzinogenen Wirkstoffe enthalten sind. Der Geist der Pflanze wirkt aber dennoch. Mit dem Orakelöl reibt man am besten Stirn und Schläfen ein, also die Bereiche, wo traditionell der Lorbeerkranz getragen wird; dort befindet sich das »Dritte Auge«, eine Reflexzone der Voraussicht. Eine Einreibung der Ohrläppchen, die in der Ohrakupunktur eine Beziehung zum Kopf haben, und der Scheitelmitte verstärken den hellseherischen Effekt. Das Orakelöl eignet sich auch zur Unterstützung von Trancetechniken oder zur Meditation.

20 ml fettes Bilsenkrautöl und 10 ml ätherisches Lorbeeröl mit 70 ml Mandelöl in einer Braunglasflasche mischen. Vor Gebrauch kräftig schütteln; die Zutaten liefert die Apotheke.

Glücklicherweise hielt dieser Zustand bei ihm nur einige Stunden an. Selbstversuche mit solchen Hexenkräutern können aber durchaus tödlich enden. Der Hexenpflanzenforscher Karl Kiesewetter starb bei einem seiner Selbstversuche! Aber genug der Warnungen. Keine Pflanze ist nur düster oder böse! Bekanntlich ist alles eine Frage der richtigen Dosis, der richtigen seelischen Verfassung und der richtigen Umgebung (Dosis, Set und Setting), die entscheiden, ob eine Hexenfahrt mit Bilsenkraut positiv verläuft oder nicht.

Wer sich von dem Pflanzenwesen mit seinen hypnotisch aussehenden Blüten angezogen fühlt, wird sich zuerst eingehend mit ihm vertraut machen müssen. Bilsenkraut, wie auch andere Nachtschattengewächse, wirken zu jedem Zeitpunkt und bei jedem Menschen anders.

Wer nicht mit Bilsenkrautdämpfen in die Astralwelt reisen möchte, sondern mit beiden Beinen auf der Erde stehend nach tieferen Einblicken sucht, kann zunächst mit dem Orakelöl (siehe Rezept) experimentieren. Es enthält keine halluzinogenen Wirkstoffe (Tropanalkaloide). Inzwischen häufen sich Erfahrungsberichte, denen zufolge das Orakelöl tiefgehende Einblicke gewährt, indem es die Träume beeinflusst und die Augen für die Welt der Erscheinungen öffnet.

Natürlich besitzt auch das Bilsenkraut sonnige Heilkräfte. Bei äußerlicher Anwendung ist die Giftpflanze lange nicht mehr so gefährlich. Im *Primula-Muskelnähröl* (Wala) ist das schmerz- und krampflösende Nachtschattengewächs mit drei weiteren Sonnenpflanzen kombiniert (Johanniskraut, Schlüsselblume, Rosmarin). Das durchblutungsfördernde und erwärmende Massageöl ist bei Muskelschwäche durch Bettlägerigkeit, aber auch bei Nackenverspannungen oder im Beginn eines Hexenschusses empfehlenswert.

Die Homöopathie zügelt den Giftgeist der Pflanze ebenfalls und macht sie zu einem wertvollen Heilmittel. Man verwendet es beispielsweise bei neurologischen Leiden wie Multiple Sklerose (D6 bis D12), bei Krampfzuständen wie Migräne (D6 bis D12) oder bei psychischen Extremzuständen, wie man sie in psychiatrischen Krankheitsbildern findet (D30).

Auf organischer Ebene wirkt es betont auf das Herz, den Sitz der Seele. Wiederum zeigt das Gewächs, wofür es gut ist. Die Samenkapseln sind am Stielrücken rhythmisch angeordnet. Das Sonnenorgan findet durch eine homöopathische Tiefpotenz wieder den richtigen Rhythmus, wenn schicksalshafte Mächte die Seele bedrohen. Die Heilmittelfirma Weleda hat in dem Präparat *Crataegus comp.* die dunkle Sonnenpflanze mit dem lichten Sonnenmetall Gold kombiniert. Es ist besonders für Menschen geeignet, die durch den Verlust natürlicher Rhythmen unter Dauerstress leiden, der sich am Erkenntnisorgan Herz bemerkbar macht.

Sonnenmedizin selbst gemacht

Spätestens wenn wir uns die Sonnenkräfte der Heilpflanzen für den Winter haltbar machen wollen, stellt sich die Frage, wie man eine wahre Sonnenmedizin zubereitet. Es ist nur konsequent zu vermuten, dass diese mit Sonnenenergie in der einen oder anderen Form angereichert sein sollte. Da noch nicht vollends erforscht ist, welchen Einfluss Licht und Wärme tatsächlich auf die komplexen Wirkstoffgemische in Heilpflanzen nehmen, bleibt nur eine Möglichkeit: Wir müssen das Pflanzenwesen selber fragen, wie viel Sonne es mag!

In der Pflanzenwelt gibt es Sonnenkönige und Lichtgeschöpfe, aber auch Finsterlinge und Königinnen der Nacht. Jede Pflanze hat ihr eigenes Verhältnis zu Licht und Schatten. Eben diesen individuellen Lichtcharakter gilt es zu erkennen und bei der Zubereitung der Sonnenmedizin zu berücksichtigen.

Seit Urzeiten bereiten Volksmediziner Sonnenöle und Sonnentinkturen zu. Einige altbewährte Rezepte finden sich in alten Kräuterbüchern oder werden nach wie vor mündlich überliefert.

Traditionelle Sonnenrezepte

Johanniskrautrotöl

Von den zahlreichen Sonnenrezepten erfreut sich das Johanniskrautrotöl noch heute größter Beliebtheit. Kurz nach der Sommersonnenwende, nämlich am Johannistag (24. Juni) beginnt traditionell die Sammelzeit für die noch ungeöffneten Blütentriebe des echten Johanniskrauts. Man kann die Blüten jedoch ebenso gut von der Sommersonnenwende bis zur Herbsttagundnachtgleiche ernten, indem man sich sammelnd von den Tälern bis in die Berge hinauf arbeitet. Üblicherweise werden die Blüten etwa sechs Wochen lang in Olivenöl an der Sonne ausgezogen. Oftmals wird das Erntegut bis zu wöchentlich erneuert, um ein besonders reichhaltiges Rotöl zu erhalten.

Inzwischen gilt als gesichert, dass erst durch das Einwirken von Sonnenwärme auf das Ölmazerat die noch unwirksamen Inhaltsstoffe (Protohypericine) des Johanniskrauts in die heilkräftigen Hypericine umgewandelt werden. Die gelben Johanniskrautblüten, sein sonniger Standort und vieles mehr zeigen, dass diese Pflanze das Sonnenlicht gut verträgt.

Nur wenige andere Sonnenheilpflanzen dürfen auf ähnliche Weise dem direkten Sonnenlicht ausgesetzt werden, denn es ist energiereich, erhitzend und zerstörerisch. Vor allem Farben wie etwa das Blütenblau (Anthocyane) werden durch Sonnenlicht zerstört.

Sonnenöle

Ein Sonnenöl ist ein Ölauszug (= Ölmazerat) aus den Blüten sonnenverwöhnter Pflanzen. Neben den Johanniskrautblüten eignen sich für solche Ölauszüge vor al-

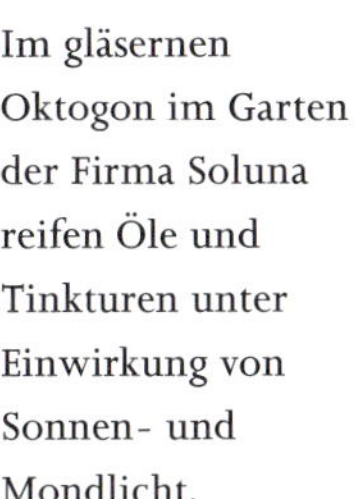

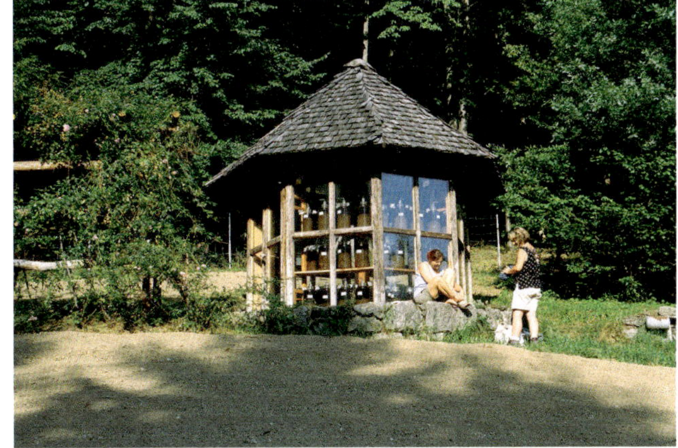

Im gläsernen Oktogon im Garten der Firma Soluna reifen Öle und Tinkturen unter Einwirkung von Sonnen- und Mondlicht.

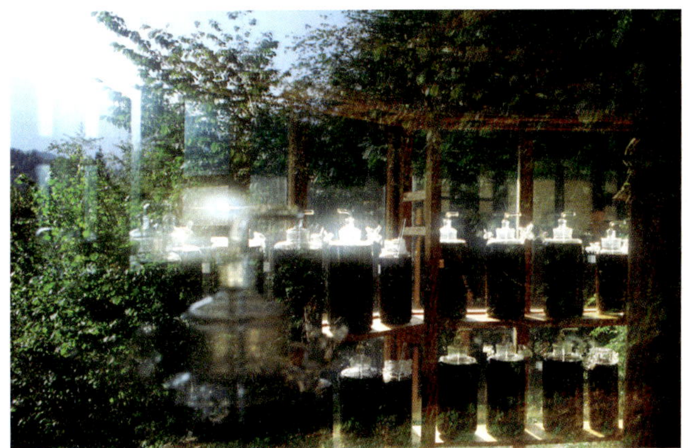

Ölmazerate im Sonnenlicht.

lem noch Ringelblumenblüten oder Königskerzenblüten, um zwei weitere Beispiele zu nennen.

In der Regel erntet man an einem sonnigen Vormittag, nachdem der Morgentau abgetrocknet ist, mehrere Handvoll Blüten. Beim Johanniskraut wie auch bei der Königskerze bevorzugt man die noch ungeöffneten Blütentriebe, und bei der Ringelblume zupft man am liebsten die orangegelben Zungenblüten, denn sie enthalten reichlich Carotinoide. Mit den sorgfältig verlesenen Blüten füllt man locker ein durchsichtiges Schraubglas (z. B. ein gesäubertes Marmeladenglas mit Metalldeckel). Wichtig ist dabei, dass vorher alle Käferchen aus den Blüten entfernt werden. Nun übergießt man das Ganze randvoll mit kaltgepresstem Pflanzenöl. Dazu eignet sich Olivenöl oder Sonnenblumenöl. Ersteres bringt einen starken Eigengeruch mit, letzteres wird leichter ranzig. Für den äußerlichen Gebrauch wird außerdem Mandelöl verwendet.

Das Glas wird nun gut verschlossen bis zu sechs Wochen lang an einen warmen Platz gestellt, zum Beispiel auf eine sonnige Fensterbank. Damit das Pflanzenöl nicht gärt oder schimmelt, empfiehlt es sich, das Glas immer wieder zu öffnen und das am Deckel kondensierte Wasser mit einem Tuch abzutupfen.

Nach sechs Wochen kann man den Ölauszug durch ein Leintuch abfiltern und auspressen. Zur Aufbewahrung füllt man das Öl in eine dunkle Flasche oder in ein Braunglas und stellt dieses gut verschlossen an einen dunklen und kühlen Platz (z. B. Keller). Solche Sonnenöle halten sich meist ein, zwei Jahre und im Einzelfall auch länger. Sie dienen vorwiegend zur Einreibung oder Massage sowie zur Narben- und Wundpflege.

Zum Beispiel kann man mit dem Johanniskrautrotöl Sonnenbrände einreiben, Narbengewebe massieren, eine schmerzlindernde Massage bei Nackenverspannung oder eine Einreibung bei Hexenschuss durchführen und vieles mehr. Mit dem Ringelblumenöl kann man frische Operationsnarben oder schlecht heilende Schürfwunden pflegen und die Hautentzündungen von Babys gut behandeln (z. B. Windeldermatitis). Das Königskerzenblütenöl lindert dagegen Ohrenschmerzen und Neuralgien, wenn man mehrmals täglich wenige Tropfen auf Watte ins Ohr gibt.

Sonnentinkturen

Die Zubereitung einer Sonnentinktur ist der des Sonnenöls sehr ähnlich. Ein durchsichtiges Glas wird locker mit frischen oder getrockneten Pflanzenteilen gefüllt und randvoll mit einem Alkohol-Wasser-Gemisch bedeckt. Wenn man es ganz korrekt machen will, dann richtet sich der Alkoholgehalt nach der zu verarbeitenden Pflanze: Er beträgt bei zarten Blüten 40–45 Prozent, bei Blatt- oder Krautdrogen 45–55 Prozent, bei härteren Pflanzenteilen wie etwa Wurzeln oder Hölzern oder bei Ätherisch-Öl-Drogen kann man auch ein 60-prozentiges Alkohol-Wasser-Gemisch verwenden. Volksmediziner machen es sich einfacher: Sie übergießen die Pflanzenteile meist nur mit dem zur Verfügung stehenden Selbstgebrannten oder auch mit Grappa oder mit Weinbrand. Wichtig ist vor allem, dass der Alkohol die Pflanzenteile vollständig bedeckt, damit es nicht zur Oxidation kommt, denn dann verfärben sich die Blätter braun und die Tinktur ist möglicherweise unbrauchbar.

Das gut verschlossene Schraubglas wird vier bis sechs Wochen an einen warmen und sonnigen Platz gestellt. Danach kann die Sonnentinktur durch ein Leintuch

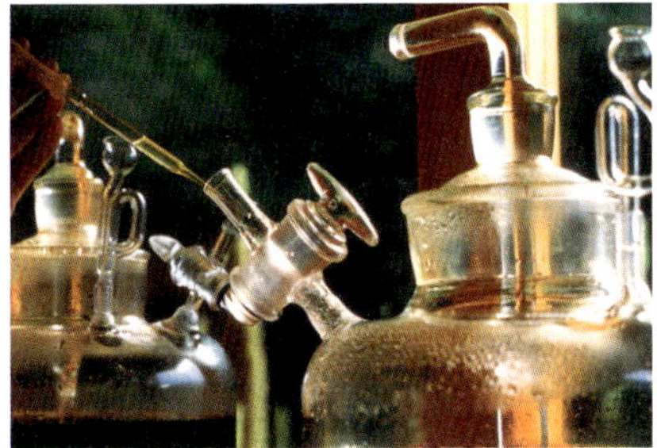

Bei Soluna impft man Johanniskrautöl mit Gold. (Foto Soluna)

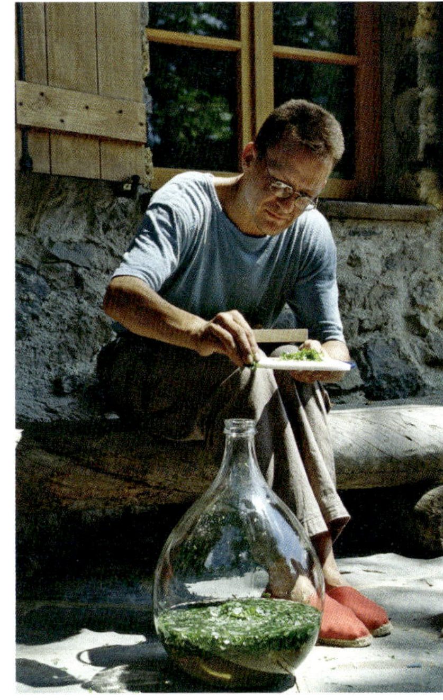

Ansatz eines Sonnenweins aus Melisse.

abfiltriert werden, auch vergoldete Kaffeefilter sind geeignet. Kühl und in Braunflaschen aufbewahrt, halten sich solche Tinkturen, sofern der Alkoholgehalt mindestens 40 Prozent beträgt, viele Jahre lang. Allerdings vertragen nur recht wenige Pflanzen die direkte Sonneneinwirkung!

Traditionell bereitet man die Johanniskraut-Tinktur auf diese Weise. Hat man die Blütentriebe zum richtigen Zeitpunkt gesammelt, z. B. bei zunehmendem Mond, wenn die Säfte nach oben schießen, dann färbt sich diese Tinktur schon nach wenigen Sonnenstunden blutrot. Eine solche Johanniskrauttinktur wird zunächst 10-prozentig zu Wundauflagen oder Wundspülungen gebraucht. Bei Zahnneuralgien oder bei Schmerzen nach Zahnextraktion kann man diese Sonnentinktur unverdünnt einträufeln oder in das Zahnfleisch einmassieren.

Für die Zubereitung als Sonnentinktur eignet sich neben den altbewährten Wundheilpflanzen Johanniskraut und Ringelblume vor allem noch die Blutwurz (= Tormentill).

Übergießt man zerkleinerte Blutwurzel oder das Wurzelpulver aus dem Kräuterladen wie zuvor beschrieben mit einem Alkohol-Wasser-Gemisch, dann färbt sich die Tinktur blutrot. Durch die Sonnenwärme entsteht auch das heilkräftige »Tormentillrot« (= Gerbstoffrot), das mit zu den stärksten antibiotischen Pflanzeninhaltsstoffen zählt. Egal ob es sich um eine eitrige und nässende Wunde, um eine bakterielle Hals- oder Zahntaschenentzündung handelt, oder um eine blutende Zahnfleischentzündung … diese Sonnentinktur lindert eigentlich jede Entzündung. Das Tormentillrot hemmt das Wachstum von Bakterien, Pilzen und Viren und wird daher auch bei Darmgrippe (Coxsackie) oder zur Desinfektion des Mundraumes bei Darmpilz verwendet (z. B. ist Tormentill in *Repha OS Mundspray* enthalten).

Nun sind wir vielleicht geneigt, alle sonnenhaften Pflanzen dem Tageslicht auszusetzen. Aber alles, was durch die Sonne entsteht, kann durch sie wiederum vernichtet werden. Sonne, Wind und Regen haben schon so manchen majestätischen Berg in einen unscheinbaren Steinhaufen zerlegt. Alle Pflanzeninhaltsstoffe werden von der Sonne beeinflusst oder umgewandelt. Jede Pflanze enthält ein komplexes Wirkstoffgemisch, von dem ein Teil Sonne verträgt und ein anderer Teil wiederum nicht. Solange also über den Lichtcharakter der Pflanze Unsicherheit herrscht, ist es am besten, wenn wir die Pflanze wie eine feine englische Dame behandeln: Wir schirmen sie vom grellen Sonnenlicht ab!

Sonnenweine

Wir geben ein bis zwei gute Handvoll der zerkleinerten Pflanzenteile in ein Einwegglas (ca. 750 ml Fassungsvermögen) und gießen 0,7 Liter Weißwein darüber (biologisch angebaute Südweine eignen sich am besten). Das verschlossene Glas wird meist vier bis sieben, höchstens aber vierzehn Tage an einen warmen und sonnigen Platz gestellt und danach wird die Tinktur durch ein Leintuch abfiltriert. Der Sonnenwein wird in die Weinflasche zurückgefüllt und im Kühlschrank aufbewahrt. Die Haltbarkeit ist wegen des geringen Alkoholgehalts je nach Pflanze meist auf wenige Wochen begrenzt.

Die wirksamsten Sonnenweine erhalten wir im Sonnenhalbjahr. Wer sich einen Sonnenwein für den Winter aufbewahren möchte, kann ihn ganz einfach mit Portwein ansetzen. Die magische Grenze der Haltbarkeit liegt bei einem Alkoholgehalt von 20 Prozent.

Analog zum Öl- oder Alkoholauszug vertragen nur bestimmte Heilweine Sonneneinwirkung. Wiederum verlangen nur die sonnigsten Pflanzen intensive Licht- und Wärmebehandlung. Rosmarin (siehe Rezept Seite 92) und Esche (siehe Rezept Seite 200) sind Beispiele für typische Sonnenweine.

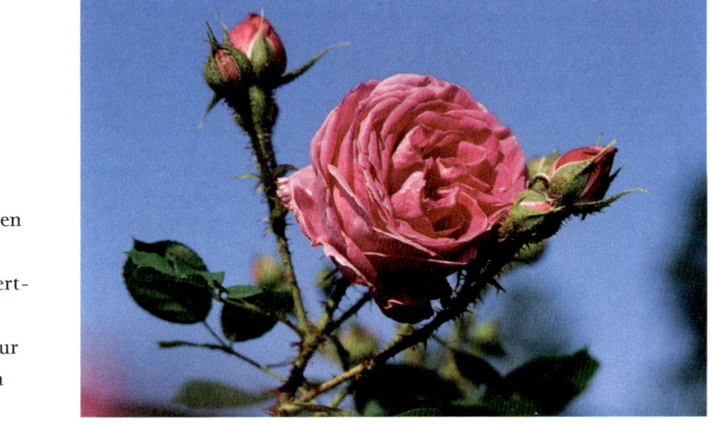

Rosa centifolia; wegen ihres edlen Duftes eignet sich die »hundertblättrige« Rose besonders gut zur Herstellung von Rosenwasser.

Schönheitswasser der Königin von Ungarn

Dieses Sonnenrezept stammt aus dem 14. Jahrhundert. Die siebzigjährige Königin von Ungarn soll dadurch so jugendlich und anziehend geworden sein, dass der König von Polen sogleich um ihre Hand anhielt. Vielleicht wird auch manche Leserin dadurch mit Heiratsanträgen überschüttet?!

100 g frische Rosmarinblüten und 20 g Pfefferminzblätter in 1,5 Liter Alkohol einlegen; circa sechs Wochen an einen sonnigen Platz (z. B. Fensterbank) stellen, dann durch ein Leintuch abseihen und mit der gleichen Menge Rosenwasser vermischen. Kühl und dunkel aufbewahren. Das Schönheitswasser wird äußerlich und innerlich angewendet, je ein Teelöffelchen morgens und abends in die Gesichtshaut einmassieren und in etwas Wasser einnehmen.

Rosmarin, Pfefferminze und Rose gehören zu den sonnenverwöhnten Aromapflanzen. Würden diese an der Sonne getrocknet, so wären sie nach kurzer Zeit geruchlos und damit unwirksam! Beim Auszug im verschlossenen Glas gehen die flüchtigen Aromastoffe jedoch nicht verloren, sondern die Sonnenwärme lässt die ätherischen Öle leichter in das Lösungsmittel übergehen.

Im Licht des Sonnenspiegels: Mondtinkturen

Auf alchimistischen Darstellungen sieht man oft einen Spiegel, der das Sonnenlicht direkt auf das zu bereitende Präparat wirft. Mit dem Spiegel ist der Mond gemeint! Er reflektiert nur die sanften Lichtanteile der Sonne. Daher besitzt das Mondlicht keine zerstörerischen Kräfte, denn es fehlt der brennende und hitzige Charakter der Sonne. Sogar Pflanzenfarben (Anthocyane) bleiben auf diese Weise erhalten. Die mit Mondlicht behandelten Tinkturen leuchten farbenfroh und duften meist betörend, was immer ein Zeichen für gute Qualität ist. Im Gegensatz zur Sonnentinktur wird die Mondtinktur erst nach Sonnenuntergang an einen vom Mondlicht beschienenen Platz gestellt und frühmorgens wieder ins Dunkle gebracht. Zwei volle Monde sollte die mit »Feuerwasser« getränkte Pflanze sehen, dann wird sie heil- und zauberkräftig. Viele alkoholische Auszüge aus zarten Blüten danken dieses schonende Verfahren mit ausgezeichneter Qualität. Der Mond scheint die Wirksamkeit aller Heilpflanzenzubereitungen zu verstärken.

Mondpflanzen und ihre Signaturen

Natürlich sollten vor allem mondenhafte Heilpflanzen ausschließlich vom Mondlicht berührt werden. Heilpflanzen, die der Kraft des Mondes unterstehen, lassen sich leicht von den Sonnenpflanzen unterscheiden. Auf Mondenhaftes deuten beispielsweise:

- weiße Blüten (Gänseblümchen, Königin der Nacht, Silberkerze, Taubnessel)
- abendliche Blütezeit (Ginster, Königin der Nacht, Nachtkerze)
- silbrig schimmernde Blätter (Beifuß, Silbermantel, Wermut) oder Rinden (Birke)
- betörender Duft (Baldrian, Holunder, Jasmin, Robinie)
- schleimige Konsistenz (Aloe, Dachwurz, Mistel, Taubnessel)
- saftreiche Pflanzen (Aloe, Dachwurz, Zinnkraut)
- Bezug zum Element Wasser (Frauenmantel = Taubecher)
- feuchter Standort (Baldrian, Fieberklee, Mädesüß, Silberweide)

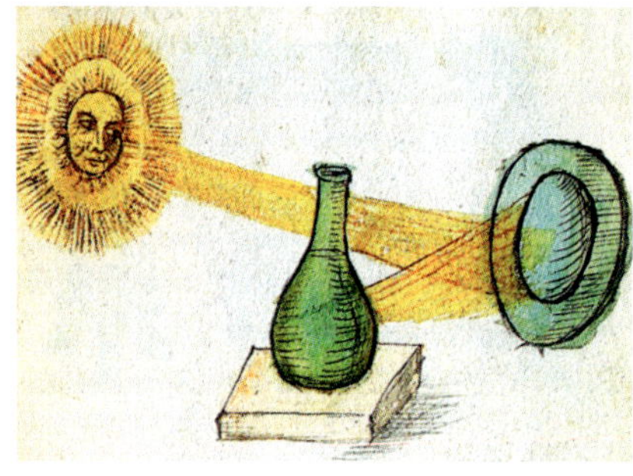

Nicht immer soll direktes Sonnenlicht auf die Arznei fallen – der Holzschnitt aus einem alchimistischen Werk zeigt, wie das Licht über einen Spiegel auf die Arznei gerichtet wird, damit ist häufig auch das Mondlicht gemeint. (Holzschnitt, 17. Jahrhundert)

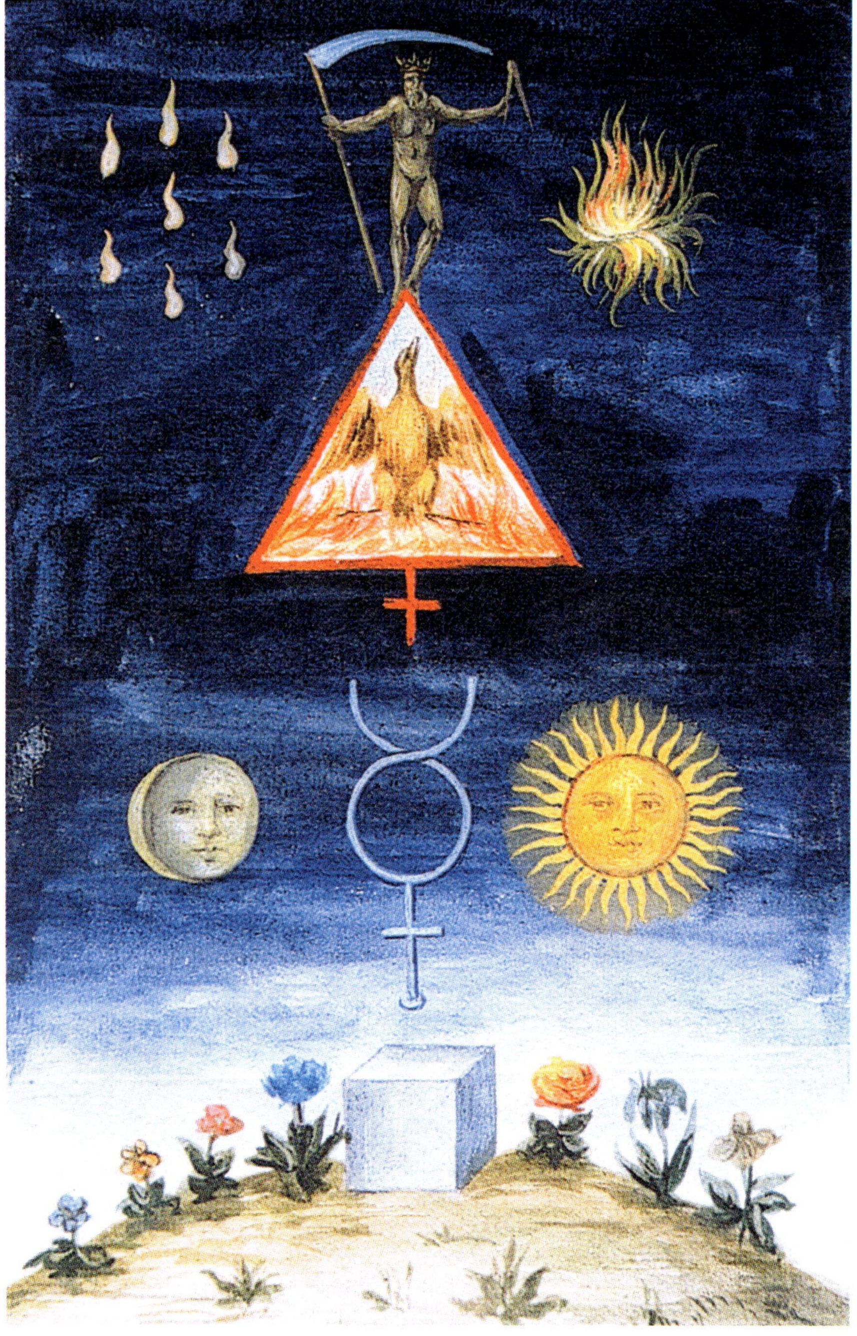

Das Gleichgewicht von Sonne (männlich) und Mond (weiblich) ist das Geheimnis, um den Stein der Weisen zu gewinnen. (Alchimistische Handschrift, 1760)

Sonnenfeuer in Mineralien und Edelsteinen

Im Weltbild der Hildegard von Bingen sind alle Edelsteine sonnenhaft, weil ihre Geburtsstätte die Morgenröte ist. Die Priesterärzte Ägyptens sahen es ähnlich. Sie führten die Entstehung und Wirkung edler Steine auf den Einfluss des Sonnengottes Amun-Re zurück.

In einigen Edelsteinen und Mineralien sind die lichten und wärmenden Eigenschaften der Sonne allerdings besonders ausgeprägt. Dies sind zum einen Steine mit einer gelben oder blut-orangenen Farbe. Zum anderen sind viele Sonnensteine transparent. In ihrem Funkeln zeigt sich das Licht in den Farben des Regenbogens.

In der nordischen Mythologie verbindet der Regenbogen die Götterwelt Asgard mit der Menschenwelt Midgard. Auf ihm gelangen die Götter zu den Menschen und tiefer hinab, bis zu den Wurzeln des Weltenbaumes, wo sie sich versammeln, um die Geschicke der Welt zu lenken. Umgekehrt bedeutet für uns der Regenbogen ein Tor zur göttlichen Weisheit. Viele Mineralien sind somit nicht nur Heilsteine, sondern auch Geleiter zu den lichten Sphären des Bewusstseins.

Werfen wir also einen Blick in die Schatztruhen der Sonnengötter. Was wir finden, sind nicht nur wirksame Heilmittel, die uns gesund erhalten. Es sind vor allem die Geheimnisse der Welt, die sich uns in ihrem strahlenden Glanz offenbaren.

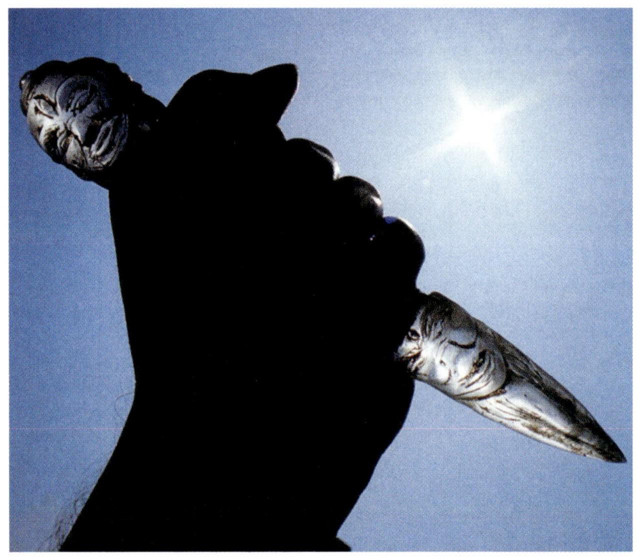

Geisterdolch aus Bergkristall.

»Alle Edelsteine und Juwelen sind im Osten entstanden, und zwar in Gegenden, wo die Hitze der Sonne besonders groß ist.« (Hildegard von Bingen)

Lichtzauber mit Edelsteinelixieren

Dazu legen wir einen oder mehrere Edelsteine in eine 250 ml Flasche und füllen diese mit ca. 40-prozentigem Alkohol-Wasser-Gemisch auf. Noch besser geht es mit pulverisierten Edelsteinen, dann muss man das Elixier allerdings vor Gebrauch filtern. Die Flasche stellen wir verschlossen für vier Wochen an einen lichten Platz, am besten zwei Wochen vor und zwei Wochen nach der Sommersonnenwende. Jeder Tag entspricht bekanntlich einem anderen Planeten; in einem Monat wird das Elixier also mit allen sieben kosmischen Grundschwingungen viermal imprägniert und durchlebt einmal alle Mondphasen. Gleichzeitig geht die ganze Kraft der Sommersonne in das Elixier über. Nach dieser Zeit nimmt man die Steine heraus und verwendet sie später für weitere Zubereitungen. In der Regel genügen wenige Tropfen, um eine Heilwirkung zu spüren, ansonsten gelten dreimal täglich 20 Tropfen als Faustregel. Tropfenweise kann das Elixier auch in kosmetische Salben eingerührt oder direkt auf die Haut aufgetragen werden. Besonders eignet sich diese Zubereitung für Steine, die nicht als Homöopathikum lieferbar sind. Legt man einen Stein statt in Alkohol nur in Wasser, wird dieses in seinen kristallinen Strukturen zwar stark verändert, ist jedoch nicht längere Zeit lagerfähig und muss daher bald aufgebraucht werden.

Bergkristall – Kristallines Licht

In allen alten Kulturen diente Bergkristall (Quarz) als Zauberstein. Noch heute genießt er bei Schamanen höchstes Ansehen. Er dient ihnen zur Schau verborgener Wahrheiten, zum Austreiben von Dämonen und zur Heilung von Krankheiten. Tibetische Heiler verwenden z. B. »Geisterdolche« aus Bergkristall, um Besessene von ihren Plagegeistern zu befreien. Für südamerikanische Schamanen ist der Kristall der »Penis des Sonnenvaters«, aus dem sie Totenschädel fertigen, um einen Kontakt zu den Himmelsgöttern und zur Unterwelt herzustellen. Im Licht des Bergkristalls durchdringt ihr Blick Raum und Zeit und das Dunkel der Unwissenheit. Aber es ist ein kaltes Licht, das sie leitet (krystallos = Eis). Daher entspricht der Bergkristall – neben der Sonne – auch dem Planeten Saturn. Als Schatten des Lichts verkörpert er die dunkle und kalte Wintersonne. Da aber das Licht aus der Finsternis geboren wird,

»Der Regenbogenstein, der seinem Aussehen nach einem Kristalle gleicht und häufig sechseckig gefunden wird, sammelt die Sonnenstrahlen und wirft sie als Regenbogen auf die Wand.« (Agrippa von Nettesheim)

ist Saturn auch der Lichtbringer. Als »Hüter der Schwelle« bewacht er die Tore zu anderen Daseinssphären und Bewusstseinszuständen.

Aus der Erdschwere zum Licht

Bergkristall besteht aus reiner Kieselsäure (Siliziumdioxid). Durchsichtig und farblos kristallisiert sie als sechsseitiges (sechs = Sonnenzahl) Prisma aus. Aus diesem Grund strahlt durchscheinendes Licht in den Farben des Regenbogens.

Silizium ist neben Sauerstoff das häufigste Element in der Erdrinde. Es bildet das Gerüst der Erde und ist Bestandteil vieler Mineralien. Es ist die Stützsubstanz von Pflanzen, die sie aus der Erdenschwere zum Licht der Sonne emporstreben lässt. Einen besonders hohen Kieselsäuregehalt haben zum Beispiel Bambus, Beinwell, Hafer oder Zinnkraut; alle besitzen daher auch saturnale und somit Strukturkraft spendende Eigenschaften.

Die Kraft der Wirbelsäule, die unseren aufrechten Gang – unser Streben zum Licht – ermöglicht, hängt ebenfalls mit Kieselsäure zusammen.

Die Signatur der Wirbelsäule zeigt sich besonders deutlich im Stängelaufbau von Schachtelhalm und Bambus, was sie zu Heilmitteln bei Wirbelsäulenproblemen macht. Die Firma Wala liefert einige Präparate mit diesen Inhaltsstoffen zur Behandlung der Wirbelsäule, z. B. *Disci comp. cum Stanno* (Globuli, Ampullen) bei degenerativen und schmerzhaften Veränderungen der Bandscheiben und der Wirbelsäule.

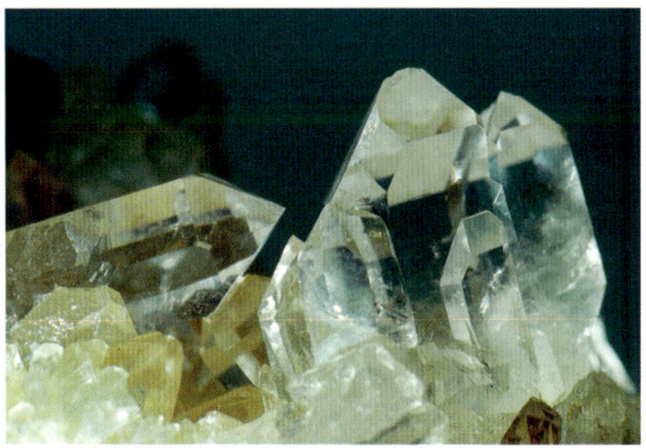

Als kristallines Licht stärkt der Bergkristall die Sinneswahrnehmungen und die Denkfähigkeit.

Rezept: Homöopathische Kristallkugel
Die Mischung bringt Licht in die dunklen Bereiche des Unbewussten, fördert den Scharfsinn und verbessert die gedankliche Verarbeitung visionärer Erlebnisse. fördert den Scharfsinn. Die Mittel beleben die innere Bilderwelt. Sensitive Menschen erleben Wahrträume.

- Amethyst D12 (violette Varietät des Bergkristalls)
- Argentum metallicum D12 (Silber)
- Myosotis arvensis Urtinktur (Vergissmeinnicht)
- Valeriana officinalis D4 (Baldrian)
- Vinca minor D6 (Immergrün)

jeweils 20 ml

Über die Apotheke von Spagyra bestellen und mischen lassen oder direkt bestellen und selbst mischen (www.spagyra.at); Dosis: eine Stunde vor dem Einschlafen 10 bis 15 Tropfen im Mund zergehen lassen.

Die Mischung wirkt besonders auf das Traumbewusstsein. Um die nächtlichen Visionen zu begreifen und um die Erkenntnisse in den Alltag zu integrieren, eignet sich als Ergänzung von Spagyra Succinum D12 (Bernstein) und/oder Aurum metallicum D12 (Gold), morgens jeweils 5 Tropfen.

Außerdem finden wir Silizium in Bindegewebe, Haut, Haaren und Nägeln. Im Stofflichen wirkt es also abgrenzend und strukturbildend.

Licht stimuliert die Abwehr

Quarz (D30) hat sich besonders bei langwierigen Leiden mit mangelnder Lebenswärme bewährt – Saturn ist der »Herr der chronischen und kalten Erkrankungen«. Allerdings sollte man nicht mit einer schnellen Wirkung rechnen. Bergkristall muss über einen längeren Zeitraum eingenommen werden, weil er seine Heilkraft nur sehr langsam entfaltet. Dafür wirkt er (z. B. Quarz D30 von Weleda) aber umso nachhaltiger. Zu seinen Anwendungsgebieten gehören hauptsächlich langwierige Erkrankungen wie etwa die Infektanfälligkeit und alle chronisch-entzündlichen Prozesse, Neigung zu Eiterbildung, aber auch Allergien oder Hauterkrankungen wie Neurodermitis, vor allem, wenn diese Krankheiten in Folge einer Impfung auftreten.

Kieselsäure stimuliert die Aktivität der Abwehrzellen im Blut (Leukozyten); dies gilt auch für die zuvor genannten kieselsäurehaltigen Pflanzen. Nicht gesichert, aber wahrscheinlich, ist die Theorie, dass Kieselsäure den lichthaften Informations-

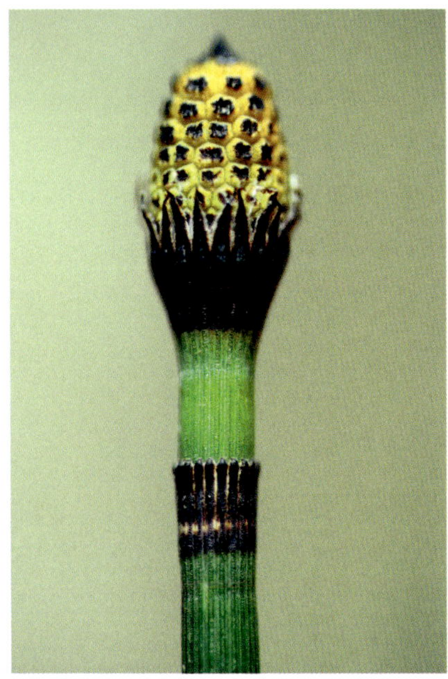

Auch viele Pflanzen wie der Schachtelhalm, (hier der überwinternde Schachtelhalm), enthalten Kieselsäure, mit deren Hilfe sie sich dem Licht zuwenden können.

austausch zwischen Abwehrzellen positiv beeinflusst. Mit anderen Worten, Quarz in homöopathischer Form ist ein Ersatz für die immunstimulierende Wirkung der Sonne. Er gibt dem Körper die verlorene Struktur zurück, und die lichten Kräfte der Sonne können im Menschen wieder wirken.

Im Zusammenhang mit einer schwachen Ausbildung der Sonnenkräfte im Menschen haben sich *Meteoreisen* Globuli von Wala bewährt, die eine Kombination von Meteoreisen, Phosphor und Quarz darstellen. Das Präparat eignet sich vor allem als Kräftigungsmittel nach chronischen Infekten, zur Abwehrsteigerung rund um Impfungen sowie bei Grippewellen, und nicht zuletzt lassen sich damit auch chronische Erschöpfungszustände, beispielsweise nach Epstein-Barr-Virusinfektionen (EBV), gut behandeln.

Weitere Krankheitsbilder für eine Kieselsäuretherapie (Quarz D6) sind z. B. brüchige Fingernägel, Haarausfall und Bindegewebsschwäche; ein Handelspräparat in diesem Zusammenhang ist *Metasilicea S* von Meta Fackler, das sich zum strukturellen Aufbau sowie zur Entgiftung des Bindegewebes eignet.

Licht als Nervennahrung

Kieselsäure stärkt aber nicht nur Knochen und Immunsystem, sondern wirkt darüber hinaus auch als Nervennahrung und ist demzufolge wichtig für alle Sinneswahrnehmungen.

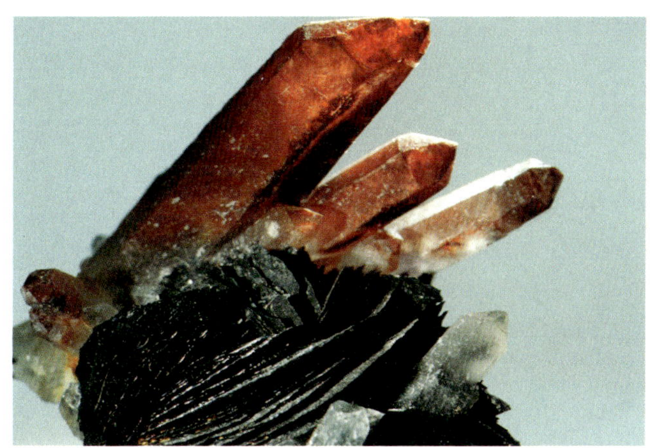

Quarz auf Hämatit, der sich durch das Eisenoxid rot gefärbt hat. Eisen und Bergkristall sind ein ideales Gespann zur Behandlung von Erkrankungen des Immunsystems.

Durch die Sinne sind wir von unserer körperlichen Begrenztheit unabhängig. Mit ihrer Hilfe können wir uns dem Kosmischen zuwenden und das Geistige der Welt kann durch uns hindurchwirken.

Sind die Sinneswahrnehmungen des Menschen aber schwach und unbewusst oder streckt er sich nur ungenügend zum Licht empor, ist Quarz bzw. Silicea (gefällte Kieselsäure) ein adäquates Heilmittel. Im Geistig-Seelischen hilft Quarz (D30) Menschen mit schwachem Selbstvertrauen und mangelnder Lebenswärme. Er ist angezeigt bei Versagensängsten und gibt Nerven wie Drahtseile. Er stärkt die Sinneswahrnehmungen, hilft bei Konzentrationsschwäche und verbessert bei nachlassender Merkfähigkeit die geistigen Funktionen. Bewährt hat sich der Bergkristall auch bei Schulkopfschmerz. Besonders regt Quarz die logische Denkfähigkeit an. Immerhin ist Silizium der wichtigste Stoff zur Chipherstellung in der Computerindustrie. Kieselsäure in homöopathischer Zubereitung erhöht gleichsam die Speicherkapazität und Leistung unseres Gehirns.

Aber auch für Menschen, die dem Stress des modernen Lebens nicht standhalten können, oder die nach einer Höchstleistung einen Zusammenbruch erleben und glauben, ähnliches nie mehr zu schaffen, ist der Bergkristall ein Heilmittel. Nach stürmischen Tagen richtet er uns wieder auf, so dass wir zuversichtlich und entschlossen in die Zukunft blicken können.

»Wer schwache Augen hat, erwärme einen Bergkristall an der Sonne und lege ihn dann, warm wie er ist, oft auf seine Augen.« (Hildegard von Bingen)

Bewährt hat sich hier das Quarzpräparat *Neurodoron* Tabletten von Weleda; es enthält außerdem noch eine Eisenverbindung, Phosphor und das Sonnenmetall Gold (Dosis: morgens 2–3, mittags 1–2 und nachmittags 1). Besonders hilfreich ist eine Kur mit Neurodoron bei geistiger Erschöpfung nach Burn-out oder bei Erschöpfungsdepression.

Die Farben des Regenbogens

Der an sich farblose Bergkristall wirkt bereits stärkend auf alle Sinnestätigkeiten. Es gibt jedoch noch zahlreiche Quarzvarietäten, deren Lichtspektrum alle möglichen Farben umfasst, von milchig hellblau wie beim Chalcedon, bis hin zum dunklen Violett beim Amethyst, dem Schwarzbraun des Onyx oder dem Dunkelgrün des Smaragds. Entsprechend der Farbsignaturen setzt man die Edelsteine zur Unterstützung unterschiedlicher Geistesfunktionen ein (siehe Tabelle Seite 130).

Wichtig ist dabei zunächst, dass lichtundurchlässige Steine eher dem Element Erde zugeordnet werden und auf der organischen, substantiellen Ebene wirken. Beispielsweise stärkt der Onyx den Hörsinn und hilft bei Tinnitus, oder der Jaspis hilft, wenn nach Grippe oder Schnupfen der Geruchssinn leidet.

Lichtdurchlässige, bzw. durchscheinende Steine unterstehen dagegen dem Element Luft und wirken besonders intensiv auf die Denkprozesse ein, manche sprechen sogar metaphysische Ebenen an, wie der Amethyst oder der Dioptas.

Amethyst, eine violette Quarzvarietät, verwendete man schon in alter Zeit als Mittel zur Behandlung von Trunksucht, daher auch der Name (amethyo = nicht trunken sein). Er ist der Stein der Spiritualität und um Kontakt zu höheren Bewusstseinsebenen herzustellen. Hohe kirchliche Würdenträger tragen beispielsweise einen Amethystring. Besonders beeindruckend sind Amethystdrusen. Mit ihnen kann man die Raumenergie energetisch positiv verändern, indem man eine Druse in einen Bereich stellt, den man als auslaugend empfindet. Auch kann man Arzneien in die Druse stellen, um diese energetisch aufzuladen. Potenziert intensiviert Amethyst das Traumbewusstsein und hilft bei der Verarbeitung von spirituellen Lebenskrisen (z. B. Amethyst C12 von Remedia).

Rosenquarz wirkt dagegen mehr auf der Herzensebene. Mit seiner Hilfe kann man seelische Belastungen, die man am Herzen spürt, z. B. Rhythmusstörungen, besser verarbeiten. Er lindert manchmal auch den Schmerz, wenn man einen Ange-

Je nach Farbe verwendet man quarzhaltige Steine für unterschiedliche Geistesfunktionen.

Rosenquarz gilt als Stein der Herzensgüte.

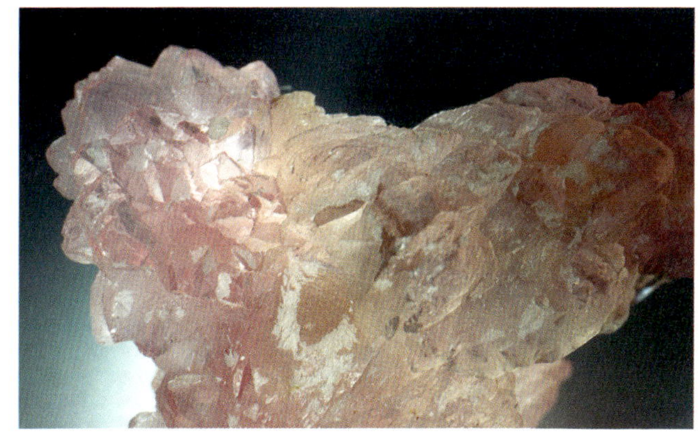

Dioptas hilft zur Verarbeitung seelischer Traumen, wenn einem etwas an die Nieren gegangen ist.

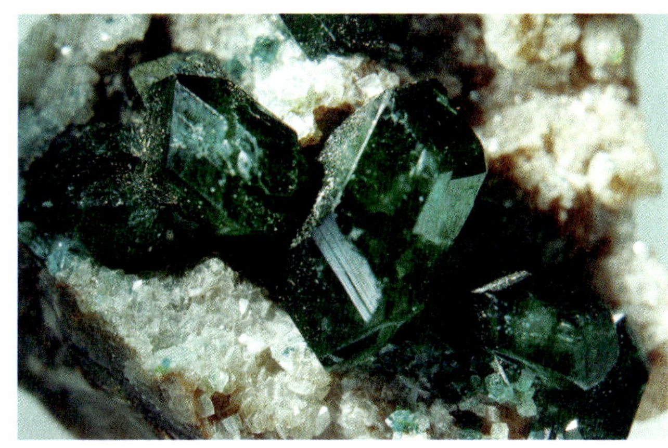

hörigen verloren hat, oder bei Angst vor Einsamkeit oder wenn einem einfach alles zu viel geworden ist und das Herz nicht mehr so richtig mitkommt. Die Sprache des Herzens ist bekanntlich sehr vielseitig – vom Herz aus Eis, das man zum Schmelzen bringen möchte, bis zum Stein, der einem vom Herzen fällt (bewährt hat sich die spagyrische Rosenquarz-Essenz von Aurora Pharma oder Rosenquarz D15 Ampullen von Wala, das man entweder am Solarplexus intrakutan injizieren kann oder innerlich als Edelsteinwasser einnimmt – 1 Ampulle auf ½ Glas Wasser).

Dioptas ist eine weitere Möglichkeit auf der spirituellen Ebene zu therapieren (D12 von der Apotheke an der Weleda oder als C-Potenz von Remedia). Wir verwenden das dunkelgrüne Kupfersilikat vor allem zur Entspannung auf der seelischen Ebene und zur Verarbeitung von Traumen, die zu einer seelischen Isolation geführt haben. Als Kupferverbindung stärkt Dioptas auch die Nierenenergie – nicht ohne Grund spricht man ja von Krisen als Ereignisse, die einem an die Nieren gegangen sind.

»Der Smaragd ist deshalb ein wirksames Mittel gegen alle Gebrechen und Krankheiten des Menschen, weil die Sonne ihn hervorbringt und seine Materie der frischen Luft entstammt.« (Hildegard von Bingen)

Wenn man seine persönliche Ausstrahlung verbessern möchte, die häufig in Lebenskrisen leidet, kann man den Smaragd versuchen (z. B. als spagyrische Essenz von Aurora Pharma, mehrmals tgl. 5 Tropfen oder als D8 von der Apotheke an der Weleda). Mitunter lindert er Minderwertigkeitsgefühle und Angstkomplexe. Er gilt als Stein der Gralssucher. Anders ausgedrückt vermittelt der blaugrüne Stein ritterliche Tugenden und die Fähigkeit der Hingabe. Paracelsus ordnete ihn wegen seiner Farbe der Venus zu, mit deren Hilfe man in Liebesangelegenheiten sicher zum Ziel kommt.

Karneol – Der Stein des Friedens

Zu den wichtigsten Attributen vieler ägyptischer Gottheiten gehört eine glutrote Sonnenscheibe. Über ihren Köpfen schwebend, symbolisiert sie ihre kosmische Herkunft und ihre göttliche Macht. Am liebsten verwendeten die Ägypter dazu den fleischfarbenen Karneol.

Traditionell wird ein in Gold gefasster Karneol aber nicht nur als Abbild der Sonne gebraucht, sondern seit der Antike auch für Siegelringe. Der Stein eignet sich vor allem, um Botschaften des Friedens zu überbringen. Die anregende orangerote Farbe und die Zusammensetzung (Eisen, Kieselsäure) weisen aber noch auf andere Verwendungsmöglichkeiten hin, z. B. Kreislaufschwäche, körperliche und geistige Apathie sowie sexuelle Unlust.

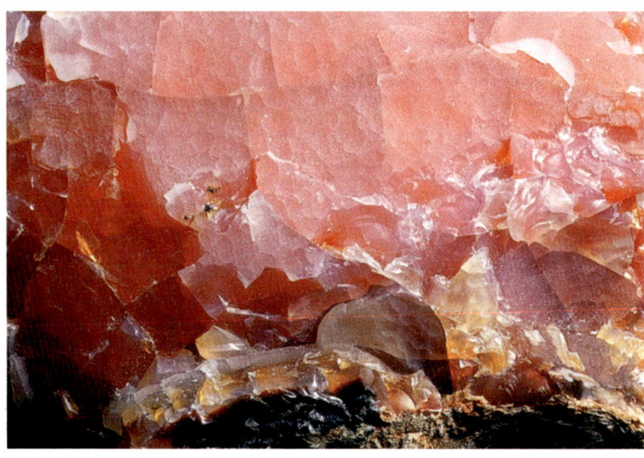

Karneol gilt als Abbild der Sonne und Stein des Friedens.

Albertus Magnus, ein heilkundiger Mönch und Alchimist des Mittelalters, sah im sonnenhaften Wesen des Karneols auch ein Mittel, das die Seele von schwermütigen Gedanken, Dämonen und der Furcht befreit.

Das warme Orangerot des Karneols erinnert an einen romantischen, friedvollen Sonnenuntergang. Genau dies ist die Stimmung, die er bewirkt, wenn man ihn als Schmuckstein oder innerlich als Homöopathikum verwendet; die Apotheke liefert Karneol D15 Ampullen von Wala. Das Präparat wird entweder im Bereich des Solarplexus gequaddelt, oder man löst den Inhalt der Ampullen in ½ Glas Wasser auf und trinkt davon schluckweise über den Tag verteilt.

Er bewirkt Friede, indem er Streit schlichtet, Zorn besänftigt sowie Wohltätigkeit, Milde und Genügsamkeit erzeugt. Seine wichtigste Eigenschaft aber ist die Anregung des Tastsinns, dem wohl sozialsten aller Sinne. Er gibt der einsamen Seele ein Gefühl der Geborgenheit. Mit anderen Worten: Karneol ist der Stein des Ausgleichs und der Harmonie.

Chrysolith – Wissen, das von Herzen kommt

Der Name Chrysolith kommt aus dem Griechischen und heißt übersetzt »Goldstein« (chrysos = Gold, lithos = Stein).

Hildegard von Bingen schrieb über Chrysolith: »Dieser Stein festigt das Wissen bei dem Menschen, der ihn bei sich trägt. Wer über ein gediegenes Wissen verfügt, soll daher diesen Stein an sein Herz legen, und solange dieser da liegt, werden das Wissen und die guten Fähigkeiten bei ihm nicht schwinden.« Gemeint ist das Wissen, das von Herzen kommt. Auf Hildegard geht auch die Empfehlung zurück, bei Herzschmerzen einen Chrysolith in Olivenöl zu tauchen, um damit die schmerzhaften Stellen am Körper zu massieren. Dieser seltsam anmutende Therapievorschlag ist durchaus begründbar, wie uns die chemische Zusammensetzung des Edelsteins zeigt: Chrysolith, auch Olivin oder Peridot genannt, ist ein Magnesiumeisensilikat von oliv bis gold schillernder Farbe, je nach Eisengehalt.

Das sonnenhafte, leicht entzündbare Magnesium heißt auch »Lichtmetall der Erde« und ist ein wichtiges Spurenelement zur Funktion von Nerven und Muskeln, besonders des Herzmuskels. Es wird selbst in der Schulmedizin zur Behandlung von stressbedingten Herzleiden gebraucht. Auch die Homöopathie verwendet Magnesium bei funktionellen Herzbeschwerden.

Weitere Verwendungen sind z. B. nervöse Reizbarkeit, Schlafstörungen und krampfartige Bauch- oder Regelbeschwerden. Besonders bewährt ist hier die »Heiße Sieben«: Dazu löst man acht bis zehn Magnesium phosphoricum D6 Tabletten in einem Glas mit warmem Wasser auf und trinkt dieses schluckweise im Lauf von ein bis zwei Stunden.

Stein der Einsicht

Chrysolith ist auch für den Lichtstoffwechsel unserer Sinnesorgane von Bedeutung. Neben Magnesium beruht dies auf seinem Gehalt an Eisen und Silizium. Letzteres haben wir bereits als kristallines Licht kennen gelernt, das die Sinneswahrnehmungen stärkt.

Vom Wesen des Eisens sagte Rudolf Steiner, dass es dem Menschen den Zugang zum Licht der Sonne erst ermöglicht. Das Marsmetall ist für die Kraft zuständig, mit der sich der Geist im Körper verankern kann; es heißt deswegen auch »Inkarnationsmetall«. Der Eisenspiegel des Menschen ist vor allem für die Blutbildung, Gallentätigkeit, Sauerstoffbilanz und für die Ausprägung des Willens wichtig. Besonders der Lichtstoffwechsel der Haut, unserem größten Sinnesorgan, ist vom Eisen abhängig. Suchen wir neben der Haut nach einem weiteren Sinnesorgan, für das Licht wesentlich ist, so kommt wohl am ehesten das Auge in Frage.

Sonnenkräfte bildeten über Jahrmillionen das Augenlicht, und Augenheilmittel sollten somit, wie Chrysolith, solar geprägt sein. Der Goldstein verbessert nicht nur das Sehvermögen, sondern schärft auch den Blick für das Wesentliche und fördert die innere Sammlung. Er schenkt Einsicht in Zusammenhänge, die ansonsten nicht so ohne Weiteres zu durchschauen wären. Somit ist der Chrysolith hilfreich bei der Selbstfindung. Er ist aber auch für Menschen geeignet, die andere intuitiv beraten, beispielsweise Kartenleger, Handleser und Astrologen.

Die Apotheke an der Weleda liefert eine Chrysolithsalbe (D4). Diese Salbe dient zur Einreibung von Augenlidern und Schläfen; sie kann aber auch im Sinne der Hildegardmedizin bei nervösen Herzleiden angewendet werden. Die Weleda selbst liefert Verreibungen von Chrysolith (verschiedene Potenzen von D6 bis D30) sowie Ampullen (D12/D30) und das Ampullenpräparat *Chrysolith comp.* zur Verbesserung der Sehfähigkeit bei Entzündungen und Degeneration im Bereich der Sehnerven.

Tropfen für den Durchblick
Die Mischung fördert die intuitive Wahrnehmung verborgener Wahrheiten. Ebenso lassen sich im Geist besser Analogien bilden, wodurch die Zusammenhänge verständlich werden.

- Aurum metallicum D12 (Gold)
- Amethyst D12
- Rosa centifolia D2 (Rosenblüten)
- Laurus nobilis D2 (Lorbeer)
- Vinca minor D4 (Immergrün)

jeweils 20 ml

Über eine Apotheke von Spagyra bestellen und mischen lassen oder selber bestellen und mischen (www.spagyra.at). Dosis: 2- bis 3-mal täglich 15–20 Tropfen.

Eine sonnenhafte Arznei, die man als Ergänzung zum Chrysolith bei Augenkrankheiten und Sehschwäche verwenden kann, aber auch um das geistige Licht besser sehen zu können, ist das goldhaltige *Solunat Nr. 12* von Soluna (früher *Ophthalmik*; 2- bis 3-mal täglich5–10 Tropfen).

Bei Störungen der Sehfähigkeit sollte man im Übrigen immer daran denken, dass eine mangelnde Bereitschaft zur Einsicht in die Zusammenhänge des Lebens für das Leiden verantwortlich sein könnte. Im Chrysolith finden wir aber ein Geschenk der Sonne, das den Blick für das innere Licht erwachen lässt.

Topas – Magnet des Lichts

In alten Schriften heißt es, Topas ziehe Gold und andere Schätze an wie ein Magnet. Im übertragenen Sinn ist dies tatsächlich der Fall.

Topas leuchtet im Dunkeln und kann sich bei Gewittern elektrostatisch aufladen. Gleichsam scheinen dem Suchenden die wahren Schätze aus den finsteren Tiefen seines Unbewussten entgegen, wenn er den Topas zu gebrauchen weiß. Sensitive berichten, dass Topas Zukünftiges sogar besser erahnen lässt als der sonst bevorzugte Bergkristall. Doch auch für weniger sensitive Menschen ist der Stein von Nutzen.

Topas, ein Aluminiumfluorsilikat mit unterschiedlicher Farbausbildung von weingelb über meerblau bis rosenrot, entfaltet seine Wirkung vor allem im Geistigen des Menschen. Er macht den Geist beweglicher, stärkt Urteilsvermögen, folgerichtiges Denken und macht gewandter in Wort und Schrift. Wegen dieser Eigenschaften schätzen ihn besonders Redner und Schriftsteller.

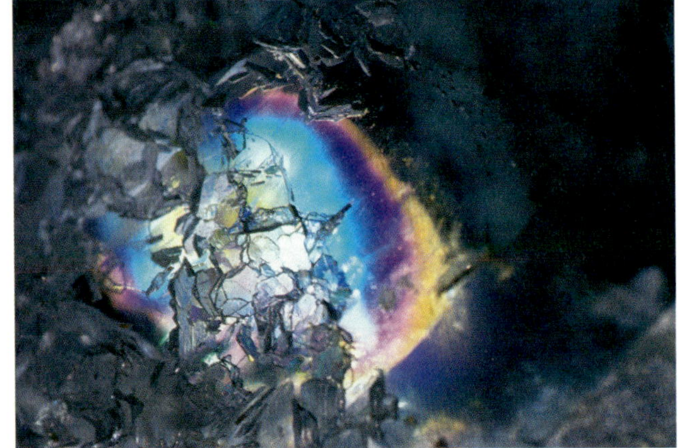

Einige Sensitive benutzen zur Kristallschau anstatt Bergkristall lieber den blauen Topas.

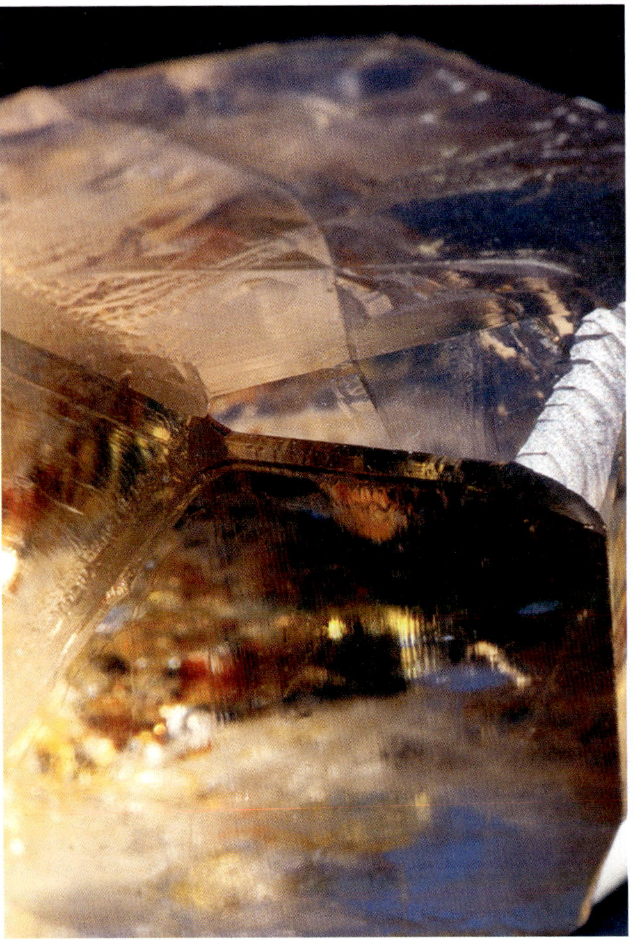

Goldtopas erhellt den Geist.

»Lege auch täglich am Morgen den Topas auf Dein Herz (und bete zu Gott). Solange Du das tust, wird Dich kein Unglück treffen.« (Hildegard von Bingen)

Nicht selten kommen Menschen in die Naturheilpraxis, die von ihrer Kreativität leben und denen die Ideen ausgegangen sind. Meist ist dies eine Folge von Überarbeitung, dem so genannten »Burn-out-Syndrom«, oder seelischen Belastungen, denen man nicht mehr gewachsen ist. Ähnlich einer Kerze erhellt der Topas mit seiner warmen, leuchtenden Ausstrahlung die seelischen Abgründe solcher Menschen. Meist schenkt er dabei dem Geist auch den notwendigen zündenden Funken für neue Ideen. Bewährt hat sich in solchen Fällen die Kombination mit *Neurodoron* Tabletten von Weleda.

Für die Anwendung eignet sich der sonnenhafte Goldtopas genauso wie der blaue Topas, doch in letzterem finden sich eher die Qualitäten des geflügelten Götterboten Merkur. Die Apotheke an der Weleda liefert Topas als Verreibung D8 (Weleda) und als Trinkampullen D15 (Wala); Remedia unterscheidet zwischen Topas imperial (Goldtopas) und blauem Topas, beides als Globuli ab C7 erhältlich.

Stein des Ausgleichs und des guten Geschmacks

Neben der stimmungsaufhellenden und ideenfördernden Wirkung sensibilisiert der Topas auch die Geschmacksnerven. Man verwendet ihn beispielsweise, wenn nach einer Grippe keine Geschmacksempfindung mehr vorhanden ist, eine Eigenschaft, die wohl besonders Feinschmecker unter den Lesern erfreut.

Diese Wirkung weist auf eine Beziehung zur Leber hin, die neben ihrer Stoffwechsel- und Entgiftungsfunktion auch für das Geschmacksempfinden zuständig ist. Ferner prägt die Leber nachhaltig unser Temperament und ist somit für unsere Ausgeglichenheit und Besonnenheit von Bedeutung. Entgleisungen des Temperaments finden ihre Ursache vor allem in einer mangelnden Entgiftung durch die Leber. Als Spezifikum für Leberleiden ordnen Astrologen den Topas auch deswegen dem Jupiter zu, besonders weil man ihn häufig zusammen mit dem Jupitermetall Zinn (Stannum metallicum) findet. Eine ideale Kombination ist daher das zinnhaltige Lebermittel *Metaheptachol* N (Tropfen von Meta Fackler, mehrmals täglich 10–15 Tropfen).

Meist ist der Lebertyp ausgemergelt, melancholisch (melanus = schwarz, chole = Galle) und leidet unter mangelnder Lebenswärme. Er kann aber auch wohlbeleibt, behäbig und genusssüchtig, also phlegmatisch (phlegma = Dampf) sein. Hitzigen Menschen läuft dagegen ständig eine Laus über die Leber und sie reagieren auf jede Kleinigkeit cholerisch. Im Topas aber finden wir ein geeignetes Mittel, um die Temperamente auszugleichen, so dass der Mensch weder zu kalt noch zu warm ist.

Außerdem erhellt vor allem der Goldtopas das Gemüt. Diese Wirkung beruht einerseits auf seinem Silikatgehalt, weswegen der Topas auf ähnliche Weise Nerven und Selbstbewusstsein stärkt wie das homöopathische Silicea. Andererseits enthält Topas auch geringe Mengen giftigen Aluminiums, das in toxischer Dosierung die Leber nachhaltig schädigt und als eine Ursache für die geistige Umnachtung von

Silizium – Lichtstoff für die Sieben Sinne

Riechen	**Jaspis:** durch Eisenoxid rotgefärbte Quarzvarietät. Stärkt den Geruchssinn nach Grippe oder Sinusitis. Verreibung D6, D10, D20[1]
Schmecken	**Topas:** meerblaues bis rosenrotes Aluminiumfluorsilikat. Stein der Inspiration. Belebt den Geschmackssinn. Verreibung D8[1], Ampullen[3] D15, blauer Topas ab C7[2]
Fühlen	**Karneol:** orangerote Quarzvarietät. Stärkt Tastsinn und Selbstbewusstsein. Ampullen D15[3]
Sehen	**Chrysolith:** Grün- bis goldfarbenes Magnesiumeisensilikat. Stärkt den Sehsinn (D6); fördert die Einsicht (D30) als Trituration[4]; Salbe D4[1]
	Dioptas: tiefgrünes Kupfersilikat. Zur seelischen Entspannung. Fördert den Blick für Zusammenhänge metaphysischer Art (D12 Dilution[1], D6, D30 Ampullen[1], ab C7 bis C200 Globuli[2])
Hören	**Onyx:** braunschwarze Quarzvarietät. Als magischer Schmuck beliebt. Öffnet die Sinne für okkulte Botschaften; macht hellhörig. Homöopathisch auch bei Schwerhörigkeit und Tinnitus (als *Gnaphalium comp.*[3] Glob. und Amp. von Wala; Verreibung[4] D6, D12, D20, D30, Globuli[2] C7 bis C200)
Denken	**Quarz:** Siliciumdioxid; farblos. Stein der Hellsicht und des klaren Gedankenflusses. Homöopathisch zur Abwehrsteigerung; erhöht seelische Belastbarkeit sowie körperliche und geistige Leistungs-

Alzheimerkranken diskutiert wird. In potenzierter Form wird das Gift aber zum Heilmittel für die geschwächte Leber und das müde Gedächtnis.

Für den Homöopathen zeigen sich im Topas Gemeinsamkeiten zu Lebermitteln wie Bärlapp, der wie Topas Aluminium enthält, und zu Phosphor, der für den Energiestoffwechsel der Leber eine wichtige Rolle spielt. So finden wir im Topas nicht nur einen Magneten für Gold, sondern ebenso einen für Licht, Bewusstheit und Ausgeglichenheit.

fähigkeit. Zur Stärkung der Sinne und der logischen Denkfähigkeit (*Neurodoron* Tabletten[4]; als Dilution und Globuli in verschiedenen D, C und Q Potenzen[2]; Verreibung[4] ab D4 bis D30; Dilution[4] D12, D30, D60); Bergkristall spag. Essenz[5]; als **Rosenquarz** zur Verarbeitung seelischer Traumata, die man am Herzen spürt; Herzstress, Cor nervosum, Rhythmusstörungen; Stein der Nächstenliebe (Globuli C und Q Potenzen[2]; Ampullen[3] D15, spag, Essenz[5])

Mystik — **Amethyst:** violette Quarzvarietät. Stein der karmischen Erinnerung. Fördert mediale Fähigkeiten und vertieft die Traumerinnerung. Begleitmittel bei Suchtproblemen; amethyo = nicht trunken sein; (Verreibung[1] D6, D10; Globuli[2] ab C7 und LM[1]; Ampullen[3] D15; spag. Essenz[5], Dilution ab D6[6]

Smaragd: tiefgrünes Aluminiumberylliumsilikat. Stein der mystischen Liebe und der Gralsritter. Hilft bei Minderwertigkeits- und Angstkomplexen. Verjüngt und schenkt Schönheit. Nach Paracelsus bei Regelbeschwerden; in kosmetische Salben einarbeiten zur Verbesserung der Ausstrahlung. Verreibung[1] D6, Dilution[1] D8, Ampullen[1] D20, Globuli[2] ab C7, LM ab LM2[2]; Spag. Essenz[5]

Wenn nicht anders angegeben, kann man die Edelsteine von folgenden Firmen über die Apotheke bestellen: 1 Apotheke an der Weleda (nur Direktbestellung möglich), 2 Remedia, 3 Wala, 4 Weleda, 5 Aurora Pharma, 6 Spagyra.

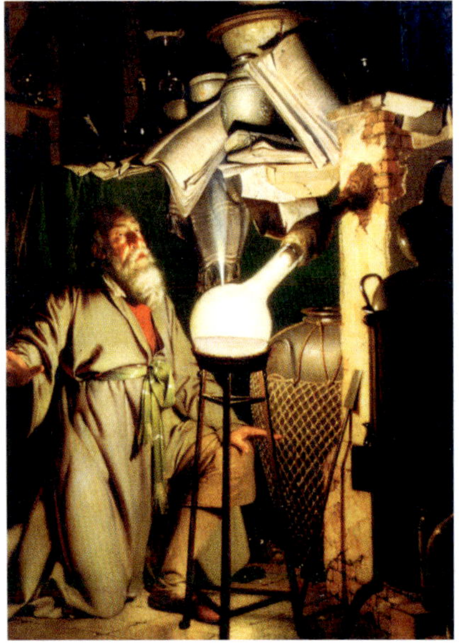

1669 entdeckte der Alchemist Henning Brand bei seiner Suche nach dem Stein der Weisen stattdessen elementaren Phosphor. (Joseph Wright of Derby, 18. Jahrhundert)

Lichtträger Phosphor

Das griechische Wort »phosphorus« heißt übersetzt soviel wie Lichtträger. Phosphor finden wir im menschlichen Organismus hauptsächlich in Nerven und Gehirn, in der genetischen Erbsubstanz sowie in Blut und Knochen. Ferner ist Phosphor für unseren Energie- und Leberstoffwechsel von Bedeutung. Ähnlich wie Kieselsäure spielt Phosphor also gleichermaßen im Physischen wie im Geistigen eine wesentliche Rolle. Einerseits befähigt Phosphor den Menschen, vollständig, bis in die Knochen hinein, von seinem Körper Besitz zu ergreifen. Andererseits verleiht er als Lichtträger den Wahrnehmungen und Gedanken des Menschen Bewusstheit. Erst durch Phosphor kann das Ich die Sinnes- und Gedankenkräfte lenken und kontrollieren, also ein waches Selbst- und Tagesbewusstsein erleben. In dieser Hinsicht bildet Phosphor eine wichtige Ergänzung zur Kieselsäure.

Geistesblitz durch Phosphor

Die Homöopathie verwendet bei mangelnder Selbstbewusstheit und einer schwachen Einbettung des Geistigen im Körper weißen Phosphor als Heilmittel.

Er ist eine äußerst giftige und reaktionsfreudige Substanz, die im Dunkeln leuchtet und sich unter Sauerstoffeinfluss selbstständig wie ein Blitz entzünden kann. Phosphor kommt in der Natur nur in gebundener und ungiftiger Form vor. Wir finden ihn in einigen Mineralien, aber auch in der Tier- und Pflanzenwelt in größeren Mengen, beispielsweise in Fisch, Eiern, Hefe, Weizenkeimlingen oder Hafer.

Ein Beispiel aus dem Mineralreich ist Vivianit, ein natürliches Blaueisenphosphat von zarter kristalliner Beschaffenheit. Als Eisenverbindung stärkt Vivianit den Körper, indem er Kreislauf und Abwehr anregt sowie der Lunge Kraft gibt (D6). Seine blaue Farbe und sein Phosphorgehalt leiten dagegen zu seinen Geist anregenden Kräften hin (D12). Er durchlichtet die Gedankenwelt. Im Blau des Vivianit kann der Geist die notwendige Ruhe finden, um einen Gedanken in seiner ganzen Klarheit zu erfassen – manchem geht dabei ein Kronleuchter auf.

Mit dem Präparat *Nervennahrung* von Wala, das unter anderem Vivianit enthält, lassen sich besonders bei lebensschwachen Kindern auf sanfte Weise die körperliche und geistige Entwicklung anregen. In ganz ähnlicher Weise wirkt natürlich auch Phosphor selbst.

Dickes Fell für stürmische Tage

Besonders blasse, empfindsame und rasch erschöpfte Menschen finden im Phosphor (Phosphorus D30) ein wichtiges Heilmittel. Der Phosphortyp reagiert äußerst sensibel auf Außenreize, beispielsweise atmosphärische Veränderungen wie Wetterwechsel, Gewitter oder Sturm. Er ist aber auch sensibel für Wasseradern, Stromfelder oder für Spannungen, die von Mitmenschen ausgehen. Solch empfindsame Naturen sind wahre Dünnhäuter, und manche haben sogar das »zweite Gesicht« und berichten vielleicht von Déjà-vu-Erlebnissen oder von Wahrträumen.

Das Problem des Phosphortyps ist nicht unbedingt seine Hellsichtigkeit, sondern dass er sich nur unzureichend gegen die Einflüsse aus der Umwelt abgrenzen kann. Daher leiden solche Menschen unter Angstattacken, Schlaflosigkeit, Schwindel oder Kopfschmerzen. Manche sagen auch, dass ihnen die Umwelt jede Kraft raubt, so dass sie sich blutleer fühlen, wie nach einem Urlaub in Transsilvanien. Oft sind sie mit ihren Gedanken woanders, sind unkonzentriert und unstetig in ihren Motivationen oder ihrer Arbeit. Es scheint, als ob ihr Geist nicht richtig im Körper verankert wäre. Solange sie jung sind, geben ihnen kurze Ruhepausen schnell ihre Kraft zurück. Je älter sie werden, desto mehr ist die Erschöpfung an Leib und Seele ein Dauerzustand.

Phosphor steigert in erster Linie die Konzentration und geistige Leistungsfähigkeit sowie die Wachheit. Vor allem aber bekommt man ein dickeres Fell und kann sich besser gegenüber Außeneinflüssen zur Wehr setzen. Die Beeinflussbarkeit

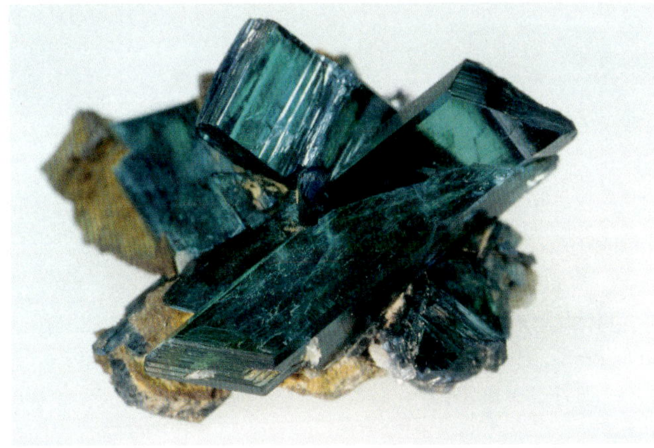

Das Blaueisen-phosphat Vivianit stärkt die Lunge und den Geist in schwierigen Zeiten.

nimmt ab und mit ihr die Angst, den Anforderungen der Umwelt nicht gewachsen zu sein. Die Medialität aber mindert Phosphor nicht. Ganz im Gegenteil. Erfahrungsgemäß werden Visionen nach Einnahme von Phosphorus manchmal sogar bewusster erlebt.

Kraft und Ausdauer durch Phosphor

Neben der geistigen Wirkung ist Phosphor auch ein bewährtes Kräftigungsmittel bei körperlichen Erschöpfungszuständen. Der Menschentyp, der eine Konstitutionsbehandlung mit Phosphorus bräuchte, meidet Anstrengungen meist von vorneherein. Phosphor (z. B. Phosphorus D6) wie auch die Phosphorsäure (z. B. Acidum phosphoricum D6) wirken anregend auf den Leberstoffwechsel, stimulieren die Abwehr und beleben den Kreislauf. Ferner werden Tiefpotenzen gebraucht, wenn man sich nach einer langwierigen Erkrankung nicht mehr richtig erholt. Der Lichtstoff belebt Körper und Geist wie kaum ein anderes Homöopathikum. Bei chronischen Erschöpfungszuständen etwa durch Überlastung oder nach Infekten sollte man auch an *Meteoreisen* Globuli von Wala denken, die unter anderem Phosphorus und Quarz enthalten (siehe Seite 121).

Während morgens eher geistanregende Phosphorverbindungen (z. B. Kalium phosphoricum D6) oder die allgemein tonisierende Phosphorsäure (z. B. Acidum phosphoricum D6) hilfreich sind, um das Licht der Erkenntnis anzuzünden, kommen abends eher die Hochpotenzen zum Einsatz. Die anthroposophische Heilmittelfirma Wala hat Phosphorus in eine Heilmittelkombination für den Schlaf getan: *Avena comp.* Globuli. Phosphorus ist nämlich nicht nur ein Konstitutionsmittel für empfindsame Dünnhäuter, sondern es hilft auch bei oberflächlichem Katzenschlaf. Phosphortypen finden nur schlecht in den regenerierenden Tiefschlaf, erwachen

Rezept: Seelenbalsam für ein ausgeglichenes Temperament

Die Mischung eignet sich vor allem für cholerische Menschen, denn sie harmonisiert die Stimmungslage, indem sie den Leberstoffwechsel anregt und entlastet. Das Rezept beschwingt den Geist und regt die Gedankenbildung an. Es fördert auch die Verdauung und die Verarbeitung seelischer Erlebnisse.

Topas imperial C7 Globuli (Remedia), morgens nüchtern 3 Globuli auf der Zunge zergehen lassen. Zusätzlich eine Mischung aus:

- Agrimonia eupatoria Urtinktur (Odermennig)
- Lycopodium D12 (Bärlapp)
- Phosphorus D12 (Phosphor)
- Potentilla anserina Urtinktur (Gänsefingerkraut)
- Stannum metallicum D12 (Zinn)

jeweils 20 ml

Über eine Apotheke von Spagyra bestellen und mischen lassen oder selber bestellen und mischen (www.spagyra.at). Dosis: 2- bis 3-mal täglich 15–20 Tropfen vor den Mahlzeiten.

nachts häufig und müssen dann vielleicht erst etwas essen, bevor sie wieder einschlafen können. Man könnte auch sagen, dass Tiefpotenzen (z. B. D6) das Sonnenmetall Gold ergänzen und die Wachheit fördern, wohingegen Hochpotenzen das Mondmetall Silber ergänzen und die nächtliche Regeneration verbessern.

Die reinigende Kraft des Schwefels

Wegen seiner leuchtenden gelben Farbe gehört auch der Schwefel (Sulfur) zu den sonnenhaften Mineralien. Während wir in Kieselsäure und Phosphor eher eine Verkörperung von Licht und Bewusstheit finden, stellt Schwefel vor allem das wärmende Prinzip der Sonne dar.

Im Organismus finden wir Schwefel als Bestandteil körpereigener Eiweißstoffe. Er durchflutet den Körper von innen nach außen mit Wärme. Schwefel ist aber nicht nur nützlich, sondern fällt in größeren Mengen auch als Abbauprodukt

»Wenn die Natur irgendwo im Körper einen Schmerz erzeugt, so will sie dort schädliche Stoffe anhäufen und ausleeren.« (Paracelsus)

körpereigener Eiweiße an. Ebenso enthält die Nahrung nicht verwertbaren Schwefel. Für die Entgiftung und Ausscheidung sorgen vor allem Leber, Galle und Darm.

Vergiftung, ein Phänomen unserer Zeit

Sind die Ausscheidungsorgane in ihrer Funktion geschwächt, häufen sich giftige Stoffwechselschlacken im Körper an. In erster Linie führt dies zu chronischen und juckenden Haut- oder Schleimhauterkrankungen. Darüber hinaus kann es zu Schlafstörungen, Erschöpfung, Verdauungsproblemen mit Durchfall oder Verstopfung und zu vermehrten Fäulnisprozessen im Darm mit übel riechenden Blähungen kommen. Das Immunsystem droht zusammenzubrechen.

In zweiter Linie kommt es bei einer mangelnden Entgiftung zu einer Wesensveränderung des Menschen. Dies können sein: Hypochondrie, Depression oder zunehmende Aggression. Im schlimmsten Fall entwickeln sich asoziale oder neurotische Charakterzüge. Diese Probleme sind in erster Linie hausgemacht. Falsche Lebensweise und Ernährung, z. B. wenig Bewegung und zuviel Fastfood, sind daran genauso schuld, wie die Pestizidbelastung unserer Nahrungsmittel oder die Verschmutzung der Atmosphäre. Vor allem aber sind es stark wirkende Medikamente, die unsere Entgiftungsorgane überlasten.

Keine Heilung ohne Entgiftung

Egal wie chronisch oder therapieresistent ein Leiden ist, eine Heilung oder Linderung ist oftmals erst dann möglich, wenn man die körpereigene Entgiftung unterstützt, indem man die natürlichen Ausleitungswege des Körpers öffnet (z. B. Harn, Mens, Schweiß, Stuhl). Es ist von daher ein Kunstfehler, die Krankheitsäußerungen zu unterdrücken. Genau dies verursachen aber Antibiotika- oder Cortisonpräparate. Zweifellos ist der Einsatz dieser Mittel in vielen Fällen berechtigt, doch sollte die Anwendung generell umsichtiger gehandhabt und gleichzeitig eine Entgiftungstherapie vorgenommen werden. Die Schulmedizin kennt aber eine solche Therapie nicht, beziehungsweise lehnt sie als unnötig ab. Eine Folge der Unterdrückung ist das Auftreten völlig neuer Erkrankungen, die sich oft als sehr therapieresistent erweisen. Zu diesen Leiden gehören z. B. Pilzerkrankungen von Haut und Schleimhaut nach Antibiotika (siehe Rezept). Wenn es um das Thema Entgiftung geht, ist homöopathischer Schwefel das wichtigste Heilmittel.

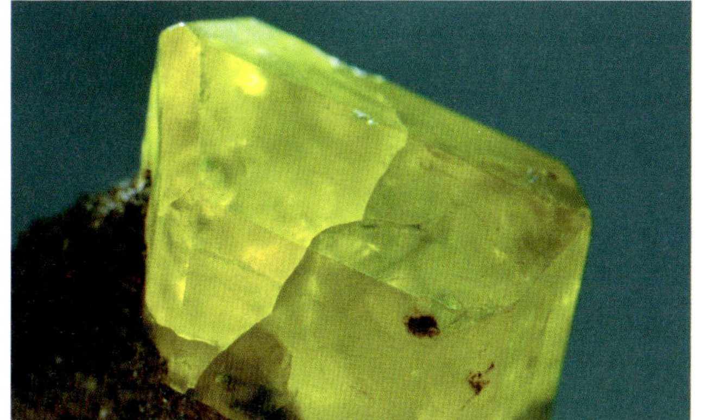
Kristalliner Schwefel.

Rezept: Die reinigende Kraft der Sonne

Als Folge einer falschen Lebensweise (z. B. Fastfood) oder einer Antibiotikabehandlung kommt es häufig zu langwierigen Verdauungsproblemen, z. B. Darmpilz. Patienten klagen über Blähungen, Sodbrennen oder Unverträglichkeiten von Nahrungsmitteln. Die Mischung besteht ausschließlich aus sulfurischen Naturheilmitteln (siehe Text), wovon die meisten gelb sind. Das Rezept eignet sich generell zur Darmsanierung bei Dysbiose.

- Alpinia officinarum D1 (Galgant)
- Berberis vulgaris D4 (Berberitze)
- Carbo vegetabilis D6 (pflanzliche Kohle)
- Gentiana lutea Urtinktur (Gelber Enzian)
- Sulfur D12 (Schwefel)

jeweils 20 ml

Über eine Apotheke von Spagyra bestellen und mischen lassen oder selber bestellen und mischen (www.spagyra.at). Dosis: 2- bis 3-mal täglich 15 bis 25 Tropfen.

Bei Blähungen zusätzlich: Vier-Winde-Tee aus den Früchten von Anis, Fenchel, Koriander und Kümmel; von der Mischung zwei Teelöffel auf eine große Tasse, heiß überbrühen, etwa 8 bis 10 Minuten ziehen lassen; 2- bis 3-mal täglich eine Tasse. Die Zutaten bekommt man in der Apotheke oder im Kräuterladen.

Bei Störungen der Darmperistaltik (Durchfall, Verstopfung) zusätzlich Digestodoron Tabletten oder Tropfen von Weleda mehrmals täglich einnehmen.

Schon Paracelsus schrieb über die heilende Kraft des Schwefels: »... so ist auch jeder Sulfur ein unsichtbares Feuer, das auch die Krankheit verzehrt. Daher ist das Element Feuer bei allen Krankheiten ein großes Arcanum.«

Paracelsus spricht von vielerlei Sulfur und meint damit nicht nur den mineralischen Schwefel. Das unsichtbare Feuer, womit die heilende Kraft der Sonne gemeint ist, finden wir auch in der Pflanzenwelt. Dazu gehören vor allem scharf schmeckende Pflanzen wie Bärlauch, Knoblauch oder Schöllkraut sowie aromatische Wurzeln wie Engelwurz oder Meisterwurz. Zu den »sulfurischen« Kräutern zählen außerdem alle dornigen und stacheligen Pflanzen wie Berberitze sowie solche mit Brennhaaren wie die Brennnessel.

Das gemeinsame der genannten Pflanzen ist ihre reinigende und stoffwechselaktivierende Wirkung. Als Ausleitungsmittel mobilisieren sie Giftstoffe aus ihren Depots und treiben sie über die Ausscheidungsorgane von innen nach außen aus dem Körper hinaus. Homöopathischer Schwefel wirkt in ganz ähnlicher Weise; dies gilt auch für alle Schwefelverbindungen (siehe Tabelle Seite 140).

Sulfur (D6 oder D12) aktiviert den Stoffwechsel, entgiftet den Körper nachhaltig und treibt den unterdrückten Krankheitsreiz nach außen. Bei akuten Erkrankungen verhindert Sulfur, dass diese in ein chronisches Stadium übergehen. Als Reaktionsmittel bei chronischen Krankheiten (z. B. C30 oder LM6) aktiviert er die körpereigenen Abwehrprozesse und führt jene in ein reaktionsfähiges Stadium über; auf diese Weise kann die Krankheit mit Mitteln, die dem jeweiligen Symptombild entsprechen, ausgeheilt werden. Ein Leitspruch zum Umgang mit Sulfur ist daher: Gebe Sulfur im Beginn der Behandlung von chronischen Leiden und am Ende von akuten Erkrankungen.

Die entgiftende Wirkung erstreckt sich unter anderem auf Schwermetalle wie Blei und Quecksilber. Angesichts der Amalgamdiskussion und der immer noch problematischen Bleivergiftung des Menschen ist dies von größter Bedeutung.

Hierzu ein Fallbeispiel: Eine Frau konsultiert uns wegen eines unerfüllten Kinderwunsches. Im Laufe der Befragung stellt sich heraus, dass sie unter einer massiven Quecksilberbelastung durch Amalgam litt. Sichtbar war dies durch eine bläuliche Zahnfleischverfärbung (Metallsaum). Wir verordneten ihr eine Ausleitungskur mit Sulfur D6 (Schwefel) und Allium sativum D4 (Knoblauch), beides mehrmals täg-

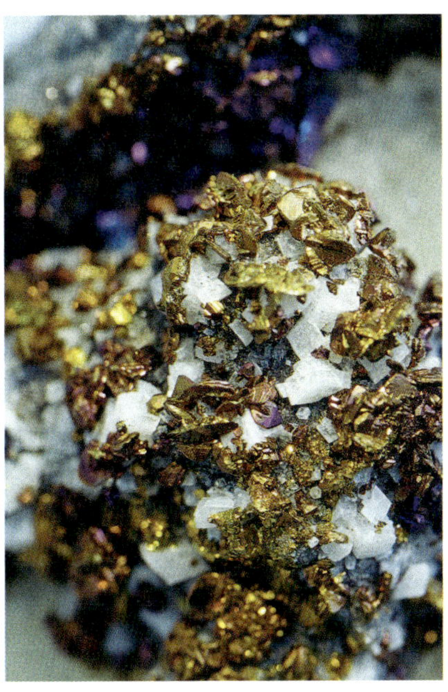

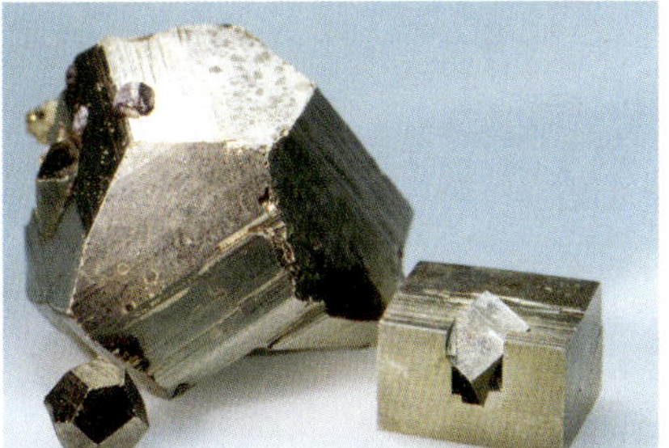

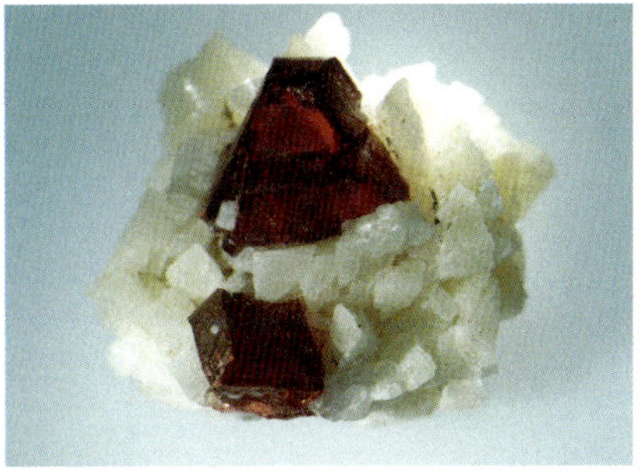

Chalkopyrit (oben links) zur Stärkung des Immunsystems enthält neben Schwefel auch Kupfer und Eisen.

Pyrit (oben rechts), ein Eisensulfid, stärkt die Lungenfunktion.

Zinnober (Mitte), ein Quecksilbersulfid, ist eines der wichtigsten Mittel bei Entzündungen der HNO Organe.

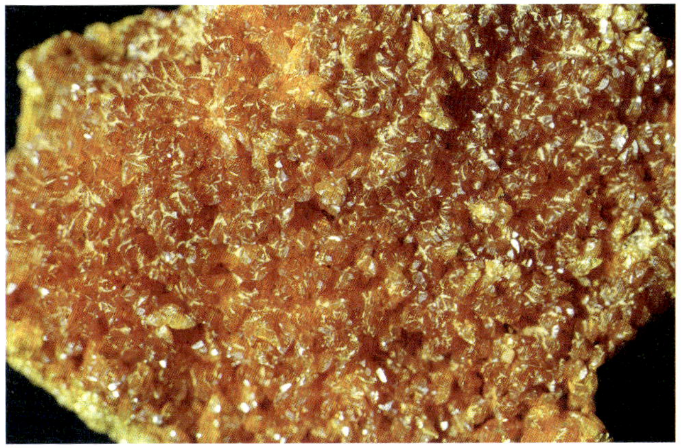

Auripigment (unten) besteht aus Schwefel und Arsen. In der Homöopathie wird es zur Entgiftung und als Reaktionsmittel verwendet.

Die Heilkräfte der Schwefelverbindungen

Auripigment

Arsensulfid: drastisches Entgiftungsmittel bei chronischen Stoffwechsel- und Hautleiden. Zur Behandlung von Immunopathien und Allergien. Juckende und brennende Symptome. Sulfur und Arsen gelten prinzipiell als Ergänzungsmittel. Ab D12 bis D30.

Antimonit

Antimonsulfid: chronische Haut- und Schleimhautentzündungen, z. B. Magen-Darm-Geschwüre (Verreibung D6, D10) oder Schuppenflechte (Salbe), Folgen von Depressionen, Sorgen und Existenzängsten (D30).

Argentit

Silbersulfid: Begleitmittel bei Steinbildung, Verhärtung drüsiger Organe (z. B. Brustknoten) und bei chronischen Unterleibsentzündungen. Arteriosklerose. Trituration D4/6 oder Ampullen D6.

Chalkopyrit

Kupfereisensulfid: Größere Stücke (ca. 1 kg) im Raum aufgestellt, schirmen negative Strahlungen und Elektrosmog ab, z. B. Wasseradern, Computer. Homöopathisch regt Chalkopyrit die Immunabwehr an (Eisen) und ist ein Begleitmittel bei Nahrungsmittelallergien mit Durchfall und Krämpfen (Kupfer). Entgiftet nach Antibiotikagebrauch (Sulfur). D6 nur lieferbar über die Apotheke an der Weleda.

lich. Die Verfärbung verschwand nach wenigen Wochen. Kurze Zeit darauf wurde die Patientin schwanger und wurde Mutter eines gesunden Jungen.

Sulfur reinigt aber nicht nur den Körper sondern auch den Geist. Von Giftstoffen befreit, kann sich der Mensch besser entfalten. Typische Anwendungsgebiete für Sulfur in höheren Potenzen sind z. B. nörgelnde Besserwisser, Faulpelze und Stinktiere, die gerne auf Kosten anderer leben. Sulfur macht solche Menschen wieder sozial verträglicher.

Eine andere Frau, der wir wegen einer chronischen Infektion mit Candida albicans Sulfur verabreichten, beschrieb die Wirkung mit den Worten: »Das Mittel

Chalkosin
Kupfersulfid: Kupfer entspannt und beruhigt, während der Schwefel entgiftet. Als Verreibung (D6) bei chronischen Darmleiden (z. B. Darmpilz) mit Krämpfen und Erschöpfung. Bei Angst-, Depressions- und Unruhezuständen (D10) – die Verreibung liefert die Apotheke an der Weleda. Als *Thyreoidea comp.* (Globuli, Ampullen von Wala) bei Schilddrüsenüberfunktion.

Pyrit
Eisensulfid: wirkt anregend bei Leistungsschwäche, mangelnder Willenskraft, Unsicherheit und Stottern (D12 und höher von Spagyra). Stärkt Immunabwehr und Lunge (D6 Globuli von Spagyra), z. B. bei Entzündungen, Raucherschäden und bei Ozonwetterlage. Wala liefert hierfür das Mittel *Bronchi/Plantago* (Globuli, Ampullen).

Sulfur selenosum
Selenhaltiger Schwefel: Gegenmittel bei Schwermetallvergiftung und bei Folgen einer Antibiotikatherapie; ergänzt Argentit. Der Jungbrunnen unter den schwefelhaltigen Mineralien; hilft bei vorzeitigen Alterungserscheinungen, chronischer Erschöpfung. Als Verreibung D4 oder D6 von Weleda.

Zinnober = Cinnabaris
Quecksilbersulfid: akute und chronische Entzündungen der oberen Luftwege und der Nasennebenhöhlen (ab D6 von Spagyra). Pyrit/Zinnober Tabletten von Weleda bei Mandelentzündung; *Agropyron comp.* Globuli von Wala bei Schnupfen und Entzündungen der HNO Organe.

treibt einem regelrecht den Teufel aus. Endlich fühle ich mich wieder als Mensch unter Menschen.«

Im Sulfur finden wir ein Heilmittel, das im wahrsten Sinne des Wortes als Beelzebub den Teufel austreiben kann, denn bekanntlich riecht der Teufel besonders intensiv nach Schwefel.

So bewahrheitet sich ein weiteres Mal der homöopathische Lehrsatz: »Ähnliches heilt Ähnliches.« Denn Schwefel stinkt, und auch der Menschentyp, für den Sulfur ein Heilmittel ist, leidet zuweilen unter unangenehm riechenden Ausdünstungen, oder es »stinkt« ihm auf der geistig-seelischen Ebene.

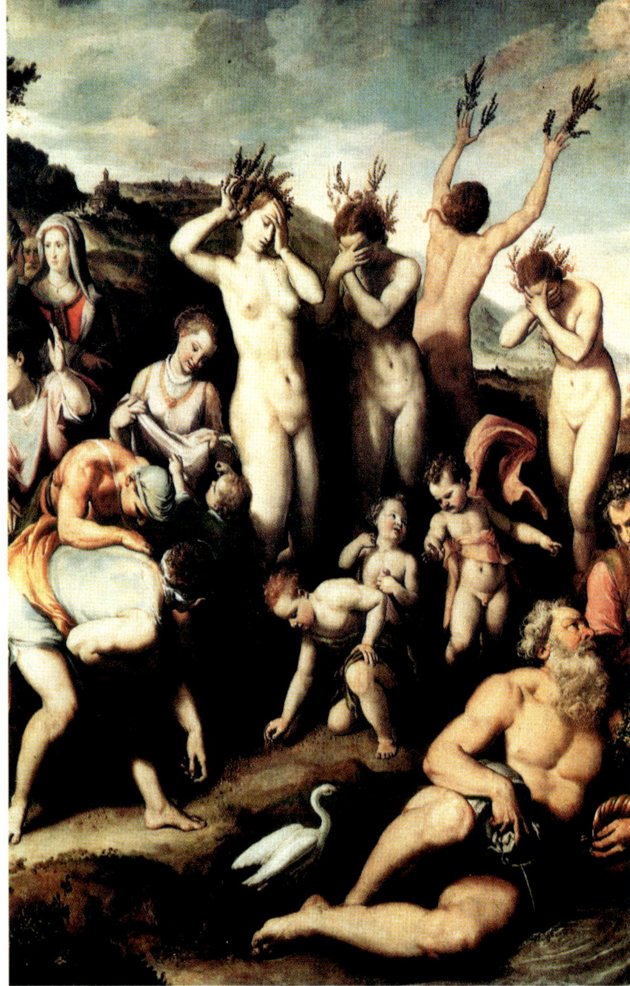

Die Schwestern des Phaethon trauern um ihren Bruder und ihre Tränen verwandeln sich in Bernstein. (Santi di Tino, 1536)

Bernstein – Das Gold des Nordens

Als vor rund 50 Millionen Jahren ein tropischer und sumpfiger Mischwald das Gebiet der heutigen Nord- und Ostsee bedeckte, entstand der gelb bis braunrot leuchtende Bernstein (Succinum). Eigentlich ist er gar kein Stein, sondern ein fossiles Harz, das aus Verletzungen und Vermodern verschiedener Bäume, z. B. Bernsteinkiefer, entstand.

In der Antike sah man seine Entstehung allerdings etwas mystischer: Als Phaeton, der Sohn des Helios, den Wagen seines Vaters nahm und damit Unfug trieb und schließlich zur Strafe im Tartarus landete, waren seine Schwestern untröstlich über den herben Verlust. Aus Trauer um ihren Bruder verwandelten sie sich in

Pappeln, und ihre Tränen wurden zu Bernstein, einem der begehrtesten Edelsteine der Sonne.

Zu Heilzwecken und als magisches Schutzamulett wird Bernstein schon seit über 30 000 Jahren benutzt. Plinius (1. Jh. n. Chr.) erwähnt in seinen Schriften, dass Bernstein mit Gold gleichwertig und sogar wertvoller sei als ein Menschenleben.

Auf »Bernsteinstraßen« fand schon vor Jahrtausenden ein reger Handel von Nord nach Süd statt, der die ganze damals bekannte Welt umspannte, denn jeder wollte das »Gold des Nordens« besitzen. Aber was fasziniert die Menschen bis heute so am Bernstein?

Die magischen Eigenschaften des Bernsteins

Eine seiner Eigenschaften, die mit Sicherheit schon den Steinzeitmenschen beeindruckte, ist die Möglichkeit, ihn durch Reibung elektrostatisch aufzuladen. Die Griechen nannten ihn deswegen »Elektron«, und die Sammelgebiete im hohen Norden hießen »Elektriden«. Vor allem wegen dieses Merkmals gebrauchte man ihn als schutzmagischen Schmuck.

Eine weitere Eigenschaft ist die Leichtigkeit des Sonnensteins; er ist kaum schwerer als Wasser.

Ebenfalls verwunderlich ist seine Herkunft. Ganz anders als sonst bei »Steinen«, kommt der Bernstein nicht aus dem Schoß von Mutter Erde. Man findet ihn gewöhnlich als angeschwemmtes Strandgut. Aus dem Wasser aber wird alles Leben geboren, und alles, was es dem Menschen als Geschenk brachte, wurde von unseren Vorfahren besonders verehrt.

Ein weiterer faszinierender Aspekt ist die leuchtende Transparenz vieler Bernsteinstücke mit ihren schillernden Regenbogenfarben. Beim Kauf ist allerdings Vorsicht geboten.

Undurchsichtige Stücke wurden schon in der Antike »klargekocht«. Dazu erhitzt man Fett bis zum Brodeln. Legt man nun Bernsteinstücke hinein, steigen Blasen auf, und nach einiger Zeit wird das Harz klar. Eine andere Methode, Bernstein zu behandeln, ist die, Abfall aus der Schmuckherstellung mit Paraffin weichzukochen und unter hohem Druck zu pressen. Man nennt das Ergebnis »Echt-Bernstein«. Unbehandelte Rohlinge, auch polierte, werden als »Natur-Bernstein« bezeichnet und sind in jedem Fall zu bevorzugen. Sogenannte Kopale, die erst vor rund einer Million

Jahre entstanden, haben übrigens keine der wesentlichen Eigenschaften des echten Bernsteins, werden aber oft als solcher gehandelt. Zu diesen Eigenschaften gehört die Brennbarkeit des Bernsteins. Zündet man ihn an, entsteht eine helle Flamme mit aromatischem Duft. Das Harz war deshalb, zusammen mit anderen Räucherstoffen wie Wacholder, Hauptbestandteil ritueller Räucherungen zu Ehren der Sonnengötter.

Das Merkwürdigste aber sind für den damaligen Menschen wohl die Einschlüsse (Inclusen) im Bernstein gewesen. Für unzählige Insekten, Blüten oder Gräser ist das Harz bis heute zum Grab geworden. Sogar ein Skorpion wurde einmal als Einschluss gefunden. Vielleicht liegt hierin das Geheimnis, warum man Bernstein oft als Grabbeigabe gebrauchte.

Stein der Quintessenz

Interessant ist ein Vergleich der Eigenschaften des Bernsteins mit der antiken Vier-Elementen-Lehre. Sie diente bis in die Neuzeit zur Erklärung des Weltgefüges.

Elektrostatische Aufladung, Leichtigkeit und Durchsichtigkeit des Sonnensteins sind das Wirken des Elements Luft, in der Transparenz sowie dem Fundort finden wir das Element Wasser, in der Brennbarkeit das Element Feuer, und das Element Erde ist der fossile Charakter. Was aber die Eigenschaften aller Elemente in sich trägt, kommt der Quintessenz sehr nahe. Sie ist die kosmische Schöpferkraft hinter allen Erscheinungen, das unbenennbare Fünfte, von denen selbst die Elementarkräfte nur ein Teil sind, und der Bernstein ist ihr Spiegel. Deswegen gehört das »Elektron« zu den größten Schätzen, die uns die Natur bietet.

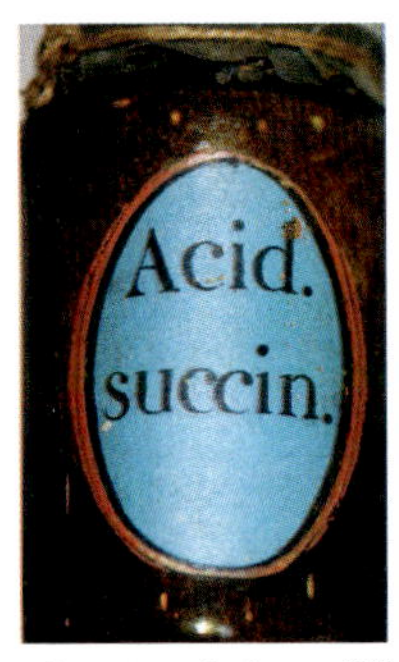

Altes Apothekergefäß für Bernsteinsäure, die als nervenstärkendes Mittel früher häufig verwendet wurde.

Heilmittel gegen Kälte und Angst

Bernstein besteht aus Kohlen-, Wasser- und Sauerstoff, Zellsäften sowie Schwefel und ist in Alkohol löslich.

Wegen seiner Inhaltsstoffe ist er eine ideale Ergänzung zu Kohlepräparaten (z. B. Carbo vegetabilis D12). Wie Kohle ist Bernstein erloschenes Feuer, das in homöopathischer Form (Succinum D6 oder D12 von Spagyra) die Wärmeprozesse im Menschen anregt. Der Sonnenstein dient vor allem zur Entgiftung des Körpers bei Schwächezuständen und chronischen Er-

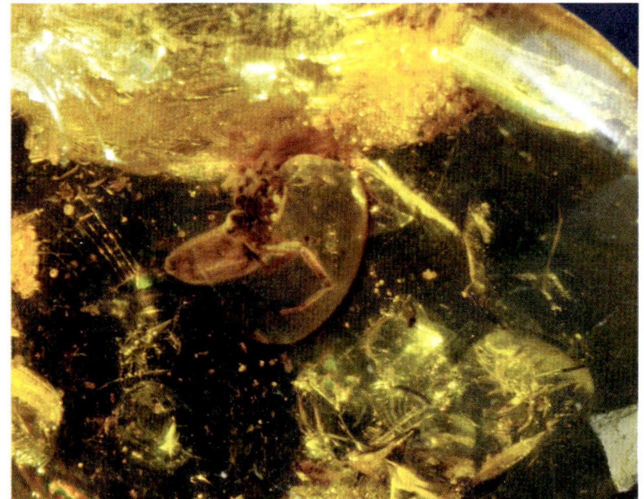

Bernstein durchlichtet die Seele bei Trauer und Angst.

krankungen. Zu den Krankheitsbildern gehören beispielsweise Kreislaufschwäche, chronische Lungenerkrankungen wie Asthma, Keuchhusten oder Bronchitis, juckende Hauterkrankungen wie Schuppenflechte (Psoriasis) und Krebsleiden.

Auch bei chronischen Augenleiden hilft Bernstein. Besonders bei Glaukom (grüner Star) wird Bernstein innerlich (D6) und äußerlich verwendet (*Stannum/ Succinum* Augentropfen von Weleda).

Die Einschlüsse und die goldene Farbe des Bernsteins weisen noch auf weitere Verwendungen hin.

Schon Plinius sah im »Elektron« ein wirksames Mittel gegen Wahnsinn und Angst. Menschen, für die der Sonnenstein ein Heilmittel ist, fühlen sich wie eine in Bernstein eingeschlossene Mücke, bewegungsunfähig und dem Schicksal hilflos ausgeliefert. In der Tat hat sich Succinum D30 (Spagyra) als Mittel bei Hysterie, Depression und vor allem Platzangst bewährt (siehe Rezept Seite 146).

Das goldgelbe Harz ist auch ein ausgezeichnetes Heilmittel für traurige Menschen, die Schicksalsschläge nicht verarbeiten können. Besonders ältere Menschen schätzen ihn als Schmuck. Es ist ihr gesunder Instinkt, der sie dazu anhält, denn Bernstein hilft ihnen bei der seelischen Verarbeitung von Lebensängsten.

Ammonit – Sonnenstein und Götterrad

Auch der Ammonit ist eigentlich kein Stein, sondern ein fossiler Überrest urweltlicher, schalentragender Tintenfische.

Schon in prähistorischer Zeit schätzte man Ammonite. Unsere Ahnen verehrten die spiralförmigen Fossilien als Verkörperung der Erdgöttin in ihrer Schlangen-

Rezept: Sonnensegen gegen Ängste

Bernstein und weitere ausgewählte Heilmittel der Sonne helfen bei Angst- und Beklemmungszuständen sowie bei Folgen von Schicksalsschlägen und Einsamkeit. Das Rezept besteht aus Naturheilmitteln, die traditionell auch gegen Behexung und Dämonen gebraucht wurden. Sie geben einem das Gefühl, von höheren Mächten beschützt zu sein.

- Angelica archangelica D6 (Erzengelwurz = Angstwurz)
- Aurum metallicum D12 (Gold)
- Hypericum perforatum Urtinktur (Johanniskraut)
- Olibanum D6 (Weihrauch)
- Succinum D12 (Bernstein)

jeweils 20 ml

Über eine Apotheke von Spagyra bestellen und mischen lassen oder selber bestellen und mischen (www.spagyra.at). Dosis: Morgens und mittags je 15 bis 20 Tropfen.

Bei Einschlafstörungen zusätzlich: *Avena comp.* Globuli von Wala; vor dem Schlafengehen 10 Stück auf der Zunge zergehen lassen, evtl. bei nächtlichem Erwachen wiederholen.

gestalt. Ewige Erneuerung und Fruchtbarkeit, die die Schlange versinnbildlicht, waren der Grund, Verstorbenen Ammonite auf ihre Reise zu neuem Leben mitzugeben.

Um an der Kraft der Göttin teilzuhaben, wurden die Fossilien auch als Amulette getragen. Schwarze Ammonite verzierte man dazu gerne mit Schlangenköpfen. Auf diese Weise sollten die magischen Eigenschaften verstärkt und der fruchtbare sowie heilende Aspekt der Göttin hervorgehoben werden.

Viele tragen noch heute Ammonite als Glücksbringer – sie bescheren dem Aberglauben zufolge Reichtum und schützen vor Krankheiten. Als Fassung eignet sich für solche Talismane am besten das Sonnenmetall Gold. Als Energiemittel kann man Ammonit auch innerlich nehmen; Remedia liefert Globuli ab C10 bis C200.

Durch Einlagerung von Pyrit (Eisensulfid) glänzen manche der Fossilien schon von sich aus wie Gold. Sie wurden Sonnensteine oder Götterräder genannt, weil man glaubte, dass sie von der Sonne erschaffen wurden, als sie ihr Antlitz in Stein brannte.

Der römische Geschichtsschreiber Plinius schrieb über die goldfarbenen Sonnenräder, dass sie weissagende Träume erzeugen würden. Der Name Ammonit deutet auf eine Verbindung zum ägyptischen Orakelgott Amun hin. In seinem heiligen

Tempel in Siwa, in der Wüste Lybiens, wurden die strahlenden Ammonite aufbewahrt und kultisch verehrt.

Eine Betrachtung der Spirale ist in der Tat erleuchtend. Als Urform des Lebens und Symbol der Sonne findet man sie auf prähistorischen Felszeichnungen und Kultgegenständen. Schauen wir zum Sternenhimmel, sehen wir sie in den Spiralarm-Galaxien.

Wenden wir den Blick zu den kleinsten Bausteinen des Lebens, der DNS, werden wir ebenfalls fündig. Ob in den Wirbeln strömenden Wassers, in den Linien unserer Fingerkuppen oder in der Struktur vieler Blüten, z. B. von Immergrün oder Sonnenblume, überall lässt sich die Lebensspirale entdecken.

Ähnliche Formen finden sich also in ganz unterschiedlichen Naturreichen wieder. Solche Gemeinsamkeiten lassen erahnen, welche Kraft sich hinter den Erscheinungen verborgen hält.

Erinnern wir uns an die Worte von Hermes Trismegistos: »Wie oben so unten, wie unten so oben.« Der Ammonit, als Abglanz der Sonne, ist ein besonders gut geeignetes Medium, um diesen Gedanken in seiner ganzen Tiefe zu begreifen.

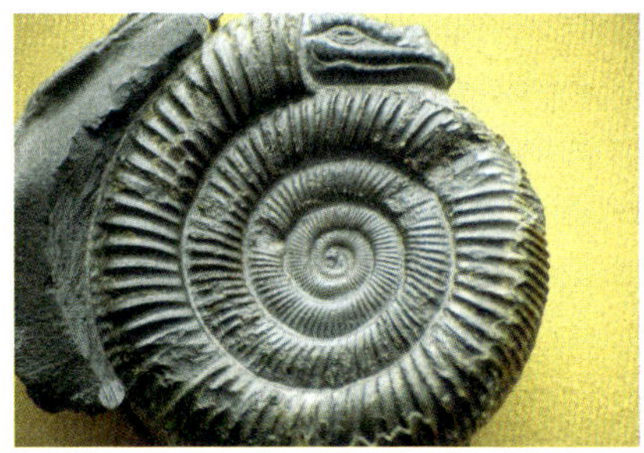

Dunkle Ammonite galten als Verkörperung der schwarzen Erdgöttin in ihrer Schlangengestalt.

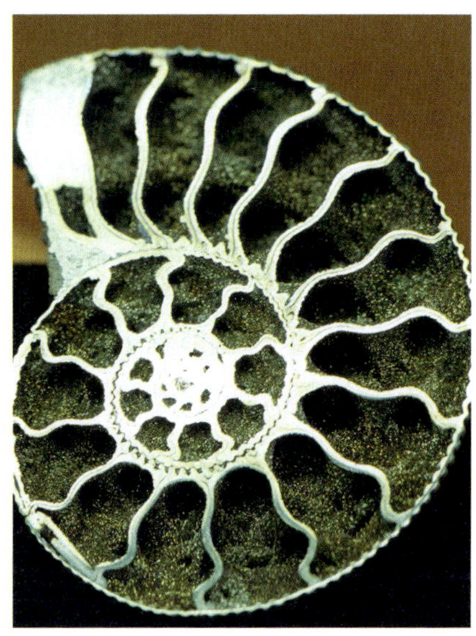

Die Sonne erschuf die goldglänzenden Ammonite, indem sie ihr Antlitz in Stein brannte.

Sonnenmetall Gold

Äpfel und Schmuck aus edlem Gold verliehen den germanischen Göttern Unsterblichkeit und Zauberkräfte. Zwerge schmiedeten den Mächtigen goldene Waffen, die sie unbesiegbar machten. Sogar die Tränen der Götter waren aus Gold.

Aber nicht nur im hohen Norden, sondern überall auf der Welt galt das leuchtende Metall als ein Attribut göttlicher Allmacht, man denke nur an die goldenen Sonnenpfeile des Apollon oder an die Opfergaben der drei Magier aus dem Morgenland an die Lichtgeburt Jesus.

Das Gold der Erde gehört den Göttern. Es ist ihr heiliges Geschenk an uns Menschen. Davon zeugt auch sein Name: »Aurum metallicum« heißt »Metall des Lichts« (Aur – Licht). Wie kein anderer Stoff verkörpert es die lebensspendende und strahlende Kraft der Sonne.

König der Metalle

Als sich der Mensch der Himmelskräfte bewusst wurde, entdeckte er auch, dass die Natur ihr Spiegelbild darstellt. Egal ob Mensch, Tier, Pflanze oder Mineral – nichts kann entstehen ohne den Einfluss der sieben kosmischen Grundkräfte. Das Wirken des Kosmos ist gleichbedeutend mit dem Wirken der Götter. Es ist ihr Geist, den wir in der Materie wieder finden. Ihre reinste Verkörperung finden wir in den Planetenmetallen, die von allen Heilmitteln die meiste Kraft haben. Von den Metallen wiederum ist Gold das bedeutendste; es heißt deswegen auch »König der Metalle« (rex metallorum). In seinen Eigenschaften ist es wahrhaft majestätisch.

So wie die Sonne alle Planeten an Licht übertrifft und deren Kräfte in sich vereint, so unvergleichlich ist der Glanz des Sonnenmetalls; von allen Metallen reflektiert es im natürlichen Zustand das Licht am stärksten.

Zwar kommen alle Planetenmetalle in der Natur auch in reiner gediegener Form vor, meistens aber findet man sie in Verbindung mit anderen Stoffen. Anders jedoch das Gold: Es kommt praktisch nur gediegen vor. In seinem Glanz will es alleine sein und duldet deshalb keine Vereinigung mit anderen Stoffen. Wie ein König herrscht es über alle anderen.

Auch seine Beständigkeit ist einmalig. Während archäologische Funde aus anderen Metallen längst vom Zahn der Zeit gezeichnet sind, ist selbst Jahrtausende alter Goldschmuck so strahlend wie zum Zeitpunkt seiner Herstellung. Ist es da verwunderlich, dass Gold auch Zauberkräfte haben soll?

»Die Sonne hat das Gold gezeugt und wirkt in ihm.«
(Paracelsus)

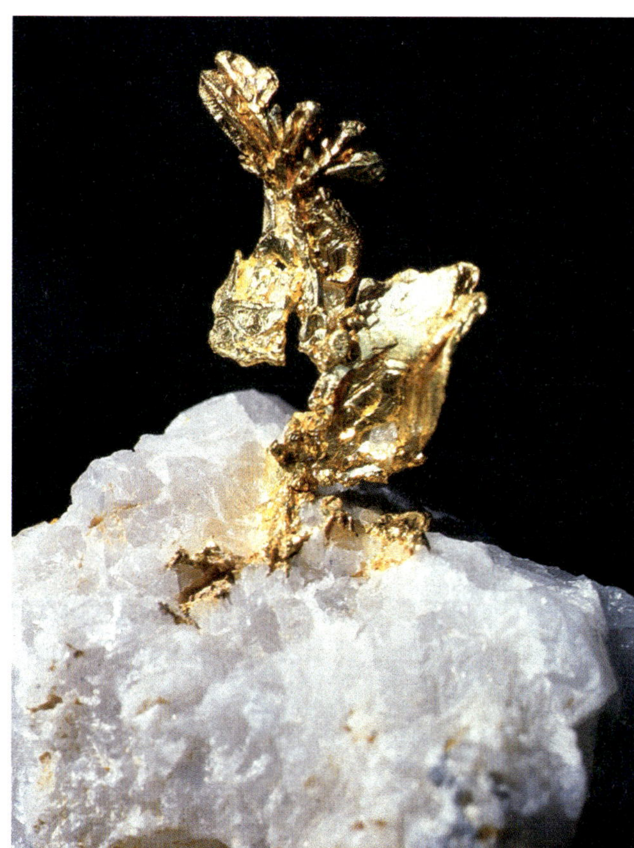

Gediegenes Gold auf Quarz; das gemeinsame Auftreten in der Natur zeigt den möglichen Synergismus bei einer kombinierten Verwendung.

Zauberkräfte in Gold

Früher glaubte man, dass die Sonne mit ihren Strahlen die Erde befruchtet und dass das Gold ihr Same sei, der von ihr zurückblieb. Antike Kräuterkundige, auch Wurzelgräber genannt, bestreuten deshalb nach dem Sammeln von Heilpflanzen die Erde mit Goldstaub, um die Fruchtbarkeitsgeister gütig zu stimmen.

Alles unterhalb der Erde gehörte bei den Griechen dem Gott der Unterwelt, Hades. Nahm man ihm etwas von seinen Schätzen, dann konnte nur ein so wertvolles Opfer wie Gold seinen Zorn verhindern, denn das Sonnenmetall fand man zu jener Zeit meist in Flüssen und nicht unter der Erde. Auch die Druiden benutzten das

Lichtmetall. Sie schnitten die heilige Mistel mit einer goldenen Sichel, denn nur so erhielt sie ihre magische Kraft.

Noch im 16. Jahrhundert war man davon überzeugt, dass alles, was mit Gold in Berührung kommt, den Heilzauber der Sonne in sich trägt. So schrieb Thurneysser, ein berühmter Schüler des Paracelsus, über das Sammeln von Eisenkraut, Odermennig oder Kreuzblättrigem Enzian: »Verbeen, Agrimonia, Modelgeer, Karfreitag graben hilft Dich sehr, dass Dir die Frauen werden hold, doch brauch kein Eisen, grabs mit Gold.« Als magischer Schmuck ist natürlich auch der Ehering aus Gold. Am Ringfinger, dem Sonnenfinger, getragen, symbolisiert er den Segen der Götter. Zudem ist das Lichtmetall bis heute das beliebteste Amulett gegen die Kräfte der Finsternis.

Gold als Lebenselixier

Gold gehört zu den seltenen Stoffen dieser Erde, obwohl es nahezu überall in Spuren vorkommt. Wir finden es in den meisten Gesteinen, im Meerwasser, in der Atmosphäre, in Pflanzen und Tieren, aber meist in so geringen Mengen, dass wir es mit bloßem Auge nicht wahrnehmen können.

Seine weite Verbreitung im feinstofflichen Bereich und seine Verbundenheit mit den Göttern macht nach hermetischer Auffassung das Lichtmetall zu einem stofflichen Träger des Geistartigen in der Natur.

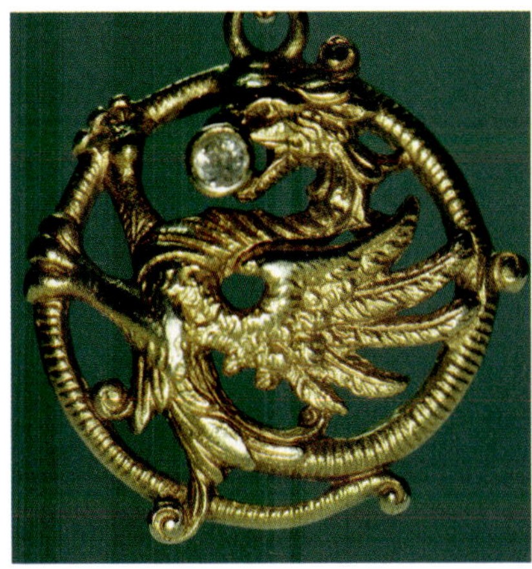

Goldener Greif mit Diamant.

»Das Gold befeuert den Lebensgeist, kräftigt Herz und Geblüt und verleiht Größe und Stärke.« (Paracelsus)

Rezept: »Danziger Goldwasser«

Das Originalrezept aus dem 16. Jahrhundert entstammt der Likörfabrik »Der Lachs zu Danzig«, die 1598 von einem niederländischen Einwanderer Ambrozy Vermollen gegründet wurde. Das Lebenselixier besteht aus Gold und aus Gewürzen, die den Planetenkräften von Sonne und Venus zugeordnet werden. Die Zutaten fördern die Verdauung und regen die Lebensgeister an. In einer ansprechenden Flasche abgefüllt, ist es ein königliches Geschenk.

Je ein Teelöffel Kardamom, Koriander und Sternanis, zusammen mit einer Handvoll Rosenblüten, einer Stange Zimt, fünf Gewürznelken, einigen Wacholderbeeren, einer Prise Macis sowie einigen Zitronen und Pomeranzenschalen, in 0,7 Liter Doppelkorn mit 170 g braunem Zucker ansetzen.

Das Gemisch stellt man sechs bis acht Wochen in die Sonne, täglich schütteln, anschließend abfiltrieren und umfüllen. Wer die Möglichkeit hat, kann das Ganze auch destillieren, wodurch sich der geistartige Charakter der Mischung verstärkt.

Anschließend etwas Blattgold hinzufügen, das bei Zusatz von Speisestärke sogar schwebt. In diesen geringen Mengen ist Gold ungiftig. Nur der Geist des Sonnenmetalls geht in den Gewürzlikör über. Anstelle von Blattgold kann man auch 20 ml Aurum colloidale D4 (Spagyra) verwenden. Hierdurch färbt sich der Likör zwar leicht rötlich. Der ästhetische Reiz geht dem Rezept aber doch etwas verloren.

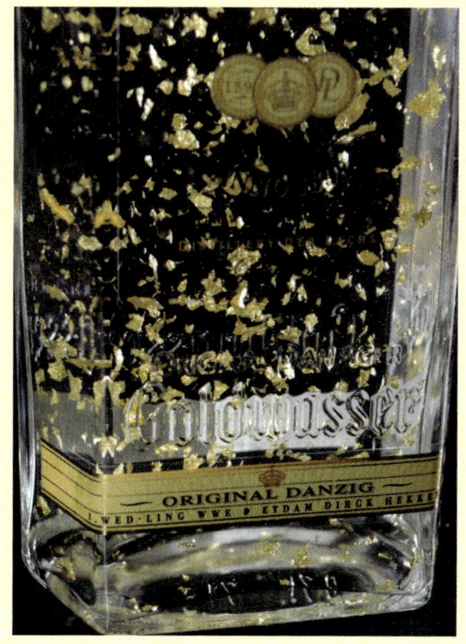

Danziger Goldwasser.

Gold kommt deswegen auch im menschlichen Organismus vor; besonders goldhaltig sind Leber, Gehirn und Milz. Es fördert die Anreicherung der Blutzellen mit Sauerstoff und koordiniert die Leistungen von Nervensystem und Abwehr.

Diese Eigenschaften entsprechen der hohen Wärmeleitfähigkeit von Gold, die bei keinem Planetenmetall größer ist.

Wegen seiner anregenden Wirkung gebraucht man Gold schon lange als Heilmittel. So verwendete der arabische Arzt Ibn Sina, auch Avicenna genannt, im Mittelalter das Sonnenmetall bei Herzschwäche und Melancholie. Paracelsus gebrauchte es als Lebenselixier und soll mit einer alchimistischen Goldzubereitung sogar Lepra und Syphilis geheilt haben.

Erst in neuerer Zeit entdeckte man die immunologische Wirkung von Gold bei Erkrankungen wie Rheuma oder Asthma. Es stimuliert die Hypophyse (erhöht die ACTH-Ausschüttung) und regt die Nebenniere an, wo es die Bildung von körpereigenem entzündungswidrigem Kortisol fördert. Ebenso hemmt es die Blutgerinnung und die Antikörperbildung.

Leider sind die Nebenwirkungen nach einem längeren Gebrauch nicht sehr angenehm, angefangen von Verdauungsstörungen, Haut- und Schleimhautblutungen, Fieber, Immunstörungen, Neuralgien, Leberschäden, bis hin zum Zerfall der Persönlichkeit. Gold ist also in größeren Mengen auch giftig.

Nur Alchemie und Homöopathie kennen Verfahren, die aus Gold eine wahrhaft heilende Arznei machen, die wie keine andere den Lebensfunken im Menschen erhält. Ihre besonderen Herstellungsmethoden lösen die giftigen stofflichen Eigenschaften von Gold auf und setzen die geistartigen heilenden Kräfte frei.

So eine Methode ist beispielsweise die Herstellung der »präparierten Metalle«, auch »Metallspiegel« genannt, durch die Firma Weleda. Dabei wird das Metall erhitzt, also in einen flüchtigen Zustand übergeführt und anschließend an einer kalten Oberfläche abgeschreckt; es entsteht so ein Niederschlag als Spiegel. Das Metall erhält dabei etwas von seiner kosmischen Natur zurück und ist energiereicher als gewöhnlich. Die Tabelle zum Abschluss des Kapitels gibt Auskunft über einige bewährte Goldpräparate, die nach diesen oder ähnlichen Gesichtspunkten hergestellt sind.

Wegen der stimulierenden Wirkung enthalten natürlich auch verschiedene Lebenselixiere Gold. Berühmt wurde das »Danziger Goldwasser« (siehe Rezept). Man

»Eine so große Kraft ist im Golde, dass es alles Kranke wieder herstellt.« (Paracelsus)

verwendet hierfür Blattgold, zusammen mit pflanzlichen Zutaten, die alle weitgehend der Sonne unterstehen. Wegen der geringen Menge an Gold ist der Likör völlig ungiftig und ähnlich zu betrachten wie ein alchimistisches Präparat.

Aber auch moderne Elixiere stehen dem in nichts nach. Die Heilmittelfirma Soluna liefert solch ein Wundermittel, das *Solunat 2* (früher *Aquavit* = Lebenswasser). Es enthält neben speziell zubereitetem Blattgold zahlreiche sonnenhafte Pflanzen wie Engelwurz, Johanniskraut, Rosmarin oder Zimt. Bei Erschöpfungen, Morgenmüdigkeit und mangelnder Rekonvaleszenz eignen sich als Stärkungsmittel mehrmals täglich je 5 bis 10 Tropfen auf Zucker oder auf ein Likörglas Wein. Auch zum kurmäßigen Gebrauch ist das Mittel geeignet. Morgenstund hat so endlich wieder Gold im Mund.

Lichtmetall der Selbsterkenntnis

Wenn wir nach einem Mittel suchen, das uns bei dem Bestreben nach Selbsterkenntnis hilft, dann kommt vor allem Gold in Frage. Es gibt uns nicht nur körperliche Stärke, sondern auch die nötige Orientierung für die Reise aus der Dunkelheit zum Licht.

Seelenreise zum wahren Selbst

Die Idee vom Gold als Mittel zur Selbsterkenntnis finden wir im Mythos vom Heiligen Gral besonders stark ausgeprägt.

Am Hof von König Artus erschienen den Rittern der Tafelrunde einst Engel mit einem verschleierten Kelch, dem Gral. Er war ganz aus Gold, verziert mit Smaragd. Die Götterboten verschwanden wieder und hinterließen völlig verzückte Ritter. Sie waren sich sofort einig, nach diesem wundervollen Kelch zu suchen, um ihn ohne Schleier in seiner ganzen Pracht zu sehen. Allerdings sollte dies jeder für sich versuchen.

Die Ritter begaben sich also jeder allein an eine andere Stelle des dunklen Waldes, der sie umgab. Kein Pfad sollte ihnen das Ziel der Reise zeigen. Nur so konnten sie ihrem Anspruch gerecht werden, ein einzigartiges Abenteuer zu erleben. Bestehen konnte dieses Abenteuer aber nur derjenige, der wie Sir Galahad unbeirrt der Stimme seines Herzens gehorchte, allen anderen blieb der Gral versagt.

Wie jeder Einweihungsweg beginnt auch derjenige der Gralssuche in der Dunkelheit. Der zündende Funke ist eine Vision von der Wahrheit. Die Suche ist der individuelle Weg zum Licht. Den Gral zu finden, ist gleichbedeutend mit der Erkenntnis des wahren Selbst.

Der goldene Kelch symbolisiert die göttliche Liebe oder »das Licht der Natur«, wie es Paracelsus ausdrückte. Der Smaragd verweist darauf, dass nur die mystische Liebe zum Göttlichen den richtigen Weg finden lässt.

Symbolisch ist der Gral eine Einweihung in die Einmaligkeit der Schöpfung. Der Mythologe Joseph Campbell sieht in ihm eine Quelle, aus der die kosmischen Energien in die zeitliche Welt strömen. In der christlichen Version ist er der Kelch,

Rezept: Goldtropfen für die Selbsterkenntnis

Gold lässt einen die Stimme des Herzens hören. Gern tritt es zusammen mit Quarz auf, der die Sinne und das Urteilsvermögen stärkt. Smaragd öffnet die Seele für die Liebe des Universums. Lorbeer gibt die nötige Hellsicht. Schlangengift ist ein Geburtshelfer für einen neuen Lebensabschnitt. Erzengelwurz schützt die Seele auf ihrer Reise.

- Angelica archangelica D6 (Erzengelwurz)
- Aurum metallicum D12 (Gold)
- Laurus nobilis D2 (Lorbeer)
- Naja D12 (Kobra)
- Quarz D12 (Bergkristall)

jeweils 20 ml

Über eine Apotheke von Spagyra bestellen und mischen lassen oder selber bestellen und mischen (www.spagyra.at). Dosis: 2- bis 3-mal täglich 15–20 Tropfen.

Zusätzlich: Smaragd als spagyrische Essenz (Aurora Pharma) oder als Verreibung D6 (Apotheke an der Weleda). Die Mittel in einem Likörglas mit etwas Rotwein oder Wasser einnehmen, 20 Tropfen von der Mischung und einige Tropfen von der Essenz, bzw. eine Messerspitze vom Pulver; 1- bis 2-mal täglich und bei Bedarf eine Dosis.

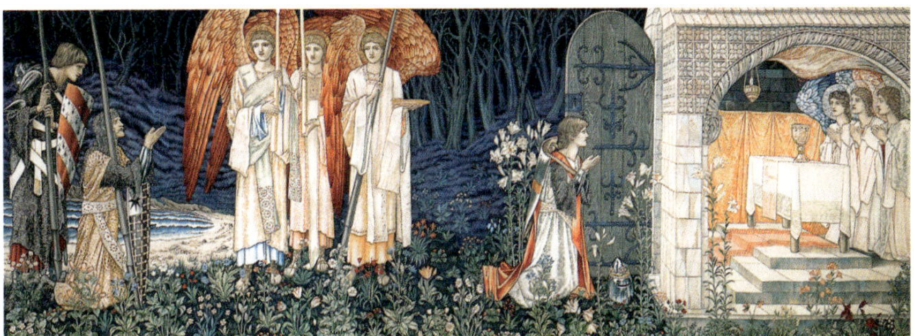

Der Mythos vom Goldenen Gral entspricht der Suche nach dem wahren Selbst. Die Madonnenlilien, die den Ritter Sir Galahad umgeben, symbolisieren die Reinheit des Geistes. (Gobelin von William Morris, um 1890)

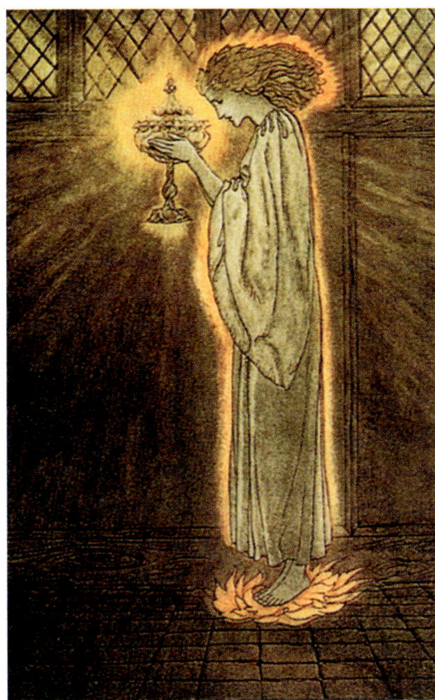

Der Gral. (Zeichnung von Arthur Rackham, 19. Jahrhundert)

aus dem beim letzten Abendmahl die Jünger das Blut Christi tranken; stellvertretend für Blut als Lebenssaft lernen wir noch den Wein kennen, das rituelle Getränk des Abendlandes schlechthin. Der Trank aus dem Gral ist die Erkenntnis der Wahrheit, die jeder in seinem Herzen trägt.

Gold als Mittel des Seelenfriedens

Jeder von uns ist ein Ritter auf der Suche nach dem Gral in einer Zeit ständiger Veränderung. Was gestern noch als Ultima Ratio galt, wird heute nur noch milde belächelt. Nichts hat Bestand, alles soll sich so schnell wie möglich wandeln. Die Folgen sind Hektik und Maßlosigkeit in allen Lebensbereichen. Ein Beispiel dafür ist die Technomusik, deren Rhythmus schneller ist als unser Herzschlag. Für Müßiggang und innere Stille, die für die Selbstfindung unbedingt notwendig sind, bleibt heutzutage nur noch wenig Zeit.

Folgende kleine Geschichte, die Osho einst gerne erzählte, soll dies unterstreichen: Ein alter Indianer fuhr zum ersten Mal in seinem Leben mit einem Wagen.

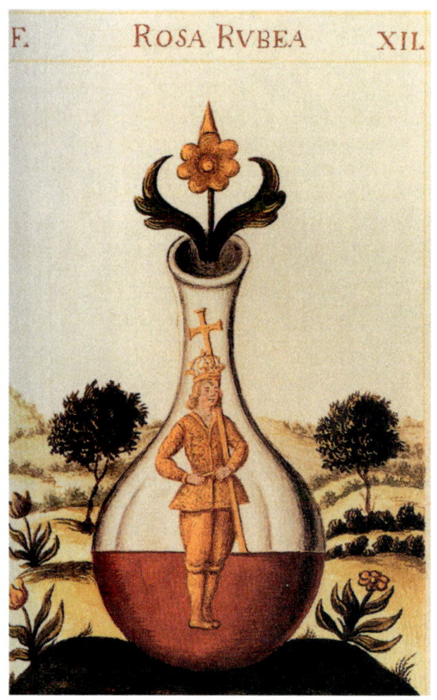

»Die rote Rose.« Kolloidales Gold hat die rote Farbe des Sonnenkönigs, wie es auf dem alchimistischen Bild dargestellt wird. (Donum Dei, 17. Jahrhundert)

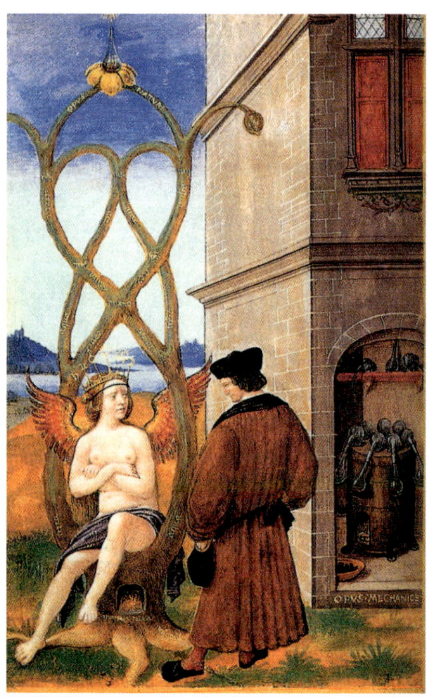

Auf der Suche nach Gold lässt sich der Alchemist von Geistwesen beraten. (»Die Natur und der Alchemist«; John Perréal, 1516)

Rezept: Trank der Gelassenheit

Wenn man dem täglichen Stress nicht gewachsen ist, das Herz nicht zu seinem Rhythmus findet oder Angst oder Hektik die Lebensplanung bestimmen, macht uns folgendes Rezept gelassener und zentrierter. Die Mischung besteht neben Gold aus blau- und rosablühenden Kräutern, die das Herz beruhigen und kräftigen.

- Aurum metallicum D12 (Gold)
- Cor D6 (Herz)
- Leonurus cardiaca Urtinktur (Herzgespann)
- Lycopus europaeus Dil. D2 (Wolfstrapp)
- Melissa officinalis Urtinktur (Melisse)

jeweils 20 ml

In der Apotheke mischen lassen; Zutaten von Spagyra. Dosis: Je nach Reaktion 2- bis 3-mal täglich 15–20 Tropfen im Mund zergehen lassen.

Ergänzung: *Aurum/Lavandula comp.*, Creme (Weleda); bei Bedarf mehrmals täglich in der Herzgegend einreiben.

Nach einigen Kilometern wurde er unruhig und forderte den Fahrer auf anzuhalten, um auszusteigen. Er setzte sich an den Straßenrand und fing an zu beten. Schließlich wurde der Fahrer ungeduldig und forderte den alten Mann auf, wieder einzusteigen. Dieser antwortete aber nur: »Ich muss erst warten, bis meine Seele nachkommt.«

Aber Warten entspricht nicht unserem Zeitgeist. Das Modewort heißt Stress. So wundert es nicht, dass psychosomatische Erkrankungen, Allergien und Herzleiden ständig zunehmen. Sie sind ein Hilferuf der Seele nach Ruhe.

Das beste Antistressmittel finden wir im Gold. Vor allem Tiefpotenzen (D6, D12) haben die Kraft, den Menschen gelassener und besonnener zu machen (siehe Rezept). Gold stärkt die innere Mitte und schenkt der Seele den lang ersehnten Frieden, wenn eine hektische Lebensweise Beklemmungsgefühle am Herzen auslöst, das Herz unregelmäßig schlägt oder Ängste das Leben beherrschen. Wenn einem die Hektik über den Kopf wächst, sollte man es mit dem Goldpräparat *Neurodoron* probieren (Tabletten von Weleda, siehe auch Seite 122). Es macht nicht nur munter, sondern es entfacht verloren geglaubte Initiativkraft und Willensstärke, um dem Leben eine neue Richtung zu geben.

Mit Gold kuriert man aber keineswegs nur an Symptomen herum. Das Lichtmetall verändert vielmehr das Bewusstsein. In der inneren Ruhe, die es bewirkt, kann man endlich wieder die Stimme seines Herzens hören. Sie sagt einem, was im Leben wirklich wichtig ist. Sie zeigt einem auch das rechte Maß aller Dinge. Vor allem aber gibt Gold einem den Mut, der inneren Stimme beherzt zu folgen. Es macht aus hilflos suchenden Menschen wieder Kinder der Sonne.

Heilmittel bei Schwermut und Einsamkeit

Gold eignet sich nicht nur für den rastlos Suchenden, dessen Sonnenkraft wir mit Tiefpotenzen wieder auffüllen.

Das Sonnenmetall legiert sich eher selten von allein mit anderen Stoffen, auch ist es das schwerste unter den Planetenmetallen. Analog dazu ist der andere Goldtyp, der eher Hochpotenzen (z. B. Aurum D30) braucht, einsam und schwermütig. Seine Welt ist voller Feinde. Sinnigerweise finden sich solche Menschen häufig unter den Reichen und Mächtigen, aber man hat den Eindruck, als sei ihr vieles Gold verflucht und ihre Macht nur eine schwere Bürde. Misstrauisch wie ein Drache hüten sie ihre Schätze in Schließfächern und sorgen eifersüchtig dafür, dass ihnen niemand den ersten Platz streitig macht.

Aber auch für weniger Betuchte eignen sich Hochpotenzen von Gold, denn für Charakterfehler wie Egoismus, Geiz, Hochmut, Neid und Folgen von Einsamkeit braucht es kein dickes Bankkonto. Auch das cholerische Temperament des Goldtypen und der typische Bluthochdruck finden sich in jeder sozialen Schicht.

Wird der Goldtyp aus seiner selbst gewählten Isolation gerissen, reagiert er unwirsch wie ein Löwe, den man in seiner Mittagsruhe stört. Will er ein Ziel erreichen, nimmt er wenig Rücksicht auf Schwächere. Gelingt ihm dies nicht, kann er gewalttätig werden oder sein Zorn richtet sich gegen sich selbst. Daher setzt man Gold auch bei Alkoholsucht und Selbstmordgefahr ein. Wie kein anderes Mittel öffnet das Sonnenmetall das Bewusstsein für das Licht am Ende eines dunklen Tunnels und spendet neue Hoffnung. Doch je erschöpfter und verzagter der Mensch, umso tiefer sollte die Potenz gewählt werden, um die Sonnenkräfte wieder aufzufüllen (z. B. *Aurum/Apis regina comp.*, Globuli von Wala). Jähzornige, selbstsüchtige und egozentrische Persönlichkeiten erhalten dagegen eher seltene Gaben der Hochpotenzen (z. B. Aurum metallicum D30), um die überschießenden Sonnenkräfte zu regulieren.

Für das geübte Auge ist der schwerblütige Goldtyp wegen seiner Depression, seinen Anfällen von Jähzorn, der Körperfülle und dem ständig roten Kopf aber

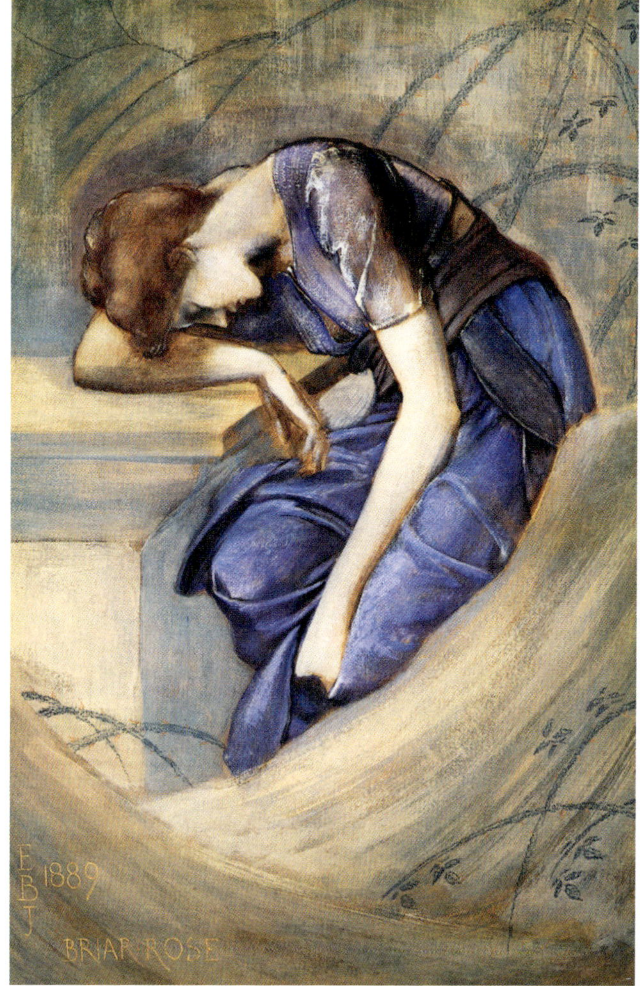

Gold erhellt den Geist bei Einsamkeit und Melancholie und stärkt den Energiekörper bei Erschöpfungs-depression. (Sir Edward Burne-Jones, 1889)

schnell zu erkennen. Der hagere Goldtyp, der eher Tiefpotenzen braucht, ist dagegen ängstlich, blass, blutleer, erschöpft und nervös. Bluthochdruck, Sklerose und die Neigung zu Schlaganfall, im Gegensatz zu psychosomatischen Herzbeschwerden, Herzschwäche und niedrigem Blutdruck sind weitere Unterscheidungsmerkmale.

Mit Dagobert Duck und seinem Neffen Donald wurde den zwei Goldtypen ein Denkmal gesetzt, wie es treffender nicht sein könnte. Donald, der Aurum in Tiefpotenzen braucht, ist der ewige Hektiker und Träumer, dem das Gold zwischen den Händen zerrinnt. Onkel Dagobert, der Realist und Egoist, bekommt dagegen anstatt eines täglichen Goldbades eine Hochpotenz. Aurum metallicum D30 hat schon so manchem Geizhals die Augen für die Nöte anderer geöffnet. Auch die ewige Angst,

*»Sol – öffne die Augen und Du siehst das Licht.
Luna – schließe die Augen und das Licht ist bei Dir.«
(Marino Lazzeroni)*

im Leben zu kurz zu kommen, oder die Phobie Onkel Dagoberts vor Panzerknackern würde sich mit einer Hochpotenz eventuell schlagartig auflösen. Im gleichen Maße verringern sich die materialistische Lebenseinstellung und der Machthunger solcher Menschentypen. Durch Gold in Hochpotenzen bekommt das Leben wieder einen höheren Sinn.

Im Rhythmus von Sonne und Mond

Unabhängig von allen Beschwerden lässt sich mit Gold ein neues Verhältnis zum Licht gewinnen. Auch macht es einen flexibler. Gold fügt sich nämlich geschmeidig in jede Form, die man ihm gibt. Aus einer Unze (28,3 g) lässt sich beispielsweise ein Faden von über 30 Kilometern Länge ziehen. Als Blattgold kann es so dünn sein, dass durchscheinendes Licht bläulich schimmert.

Als Heilmittel verhilft es zu einer besseren Anpassung an die alltäglichen Gegebenheiten. Dies entspricht den rhythmischen Phänomenen wie Tag und Nacht oder Wachen und Schlafen, denen jeder unterliegt.

Um sich diese Rhythmen bewusst zu machen und um eventuelle Folgen aus einer disharmonischen Lebensweise zu kurieren, verwenden wir aber nicht nur Gold, sondern auch das Mondmetall Silber. Die Kombination der zwei Planetenmetalle hat eine große Tradition.

Elektrum – Heiliges Metall ägyptischer Mysterienstätten

Ein Beispiel hierfür sind die Kultstätten Ägyptens, in denen Priester Auserwählte in die Mysterien des Lebens einweihten. Verschwenderisch gebrauchte man in den Tempeln das Sonnenmetall.

Meist verwendete man Gold nicht in reiner Form. In Heliopolis, der heiligen Stadt der Sonne, gebrauchte man als Verzierung eine Legierung namens »Elektrum«. Sie besteht aus vier Teilen Silber und einem Teil Gold.

Als magisches Abbild kosmischen Lichts symbolisiert das Elektrum die Vereinigung von Sonne und Mond. Diese Verbindung der zwei Lichtmetalle finden wir auch in der Natur, denn immer enthält Gold auch Spuren von Silber.

Mond und Sonne, die »zwei Lichter« am Firmament, sind unzertrennlich. In der Mythologie finden wir sie als Geliebte, Geschwister oder Mutter und Sohn, meist sind sie alles auf einmal. Beide bringen der Welt Licht und Bewusstheit.

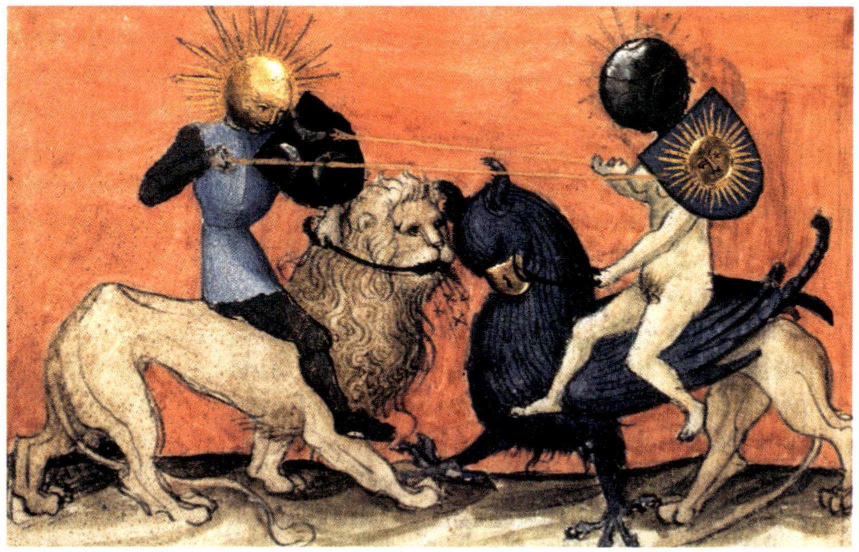

Sonne und Mond bilden die Polarität unseres Bewusstseins. Nur gemeinsam bringen sie dem Menschen das Licht der Erkenntnis. (Aurora consurgens, 14. Jahrhundert)

Lichtrhythmus durch Gold und Silber

Leider wird »Elektrum« nicht als Heilmittel angeboten. Jedoch kann man sich auch behelfen, indem man die beiden Lichtmetalle Gold und Silber in homöopathischer Form anwendet. Hierfür eignen sich beispielsweise mittlere Potenzen (D12), denn diese wirken mehr ausgleichend und regulativ im Menschen.

Vor allem wenn man durch Dauerstress, Schichtarbeit oder in der Menopause, die natürlichen Rhythmen verloren hat, kann eine Kur mit den beiden Lichtmetallen wohltuend wirken. So wie Sonne und Mond alle irdischen Rhythmen bestimmen, lassen sich mit Hilfe von Gold und Silber verlorene Rhythmen wiederfinden (vergleiche auch »Rhythmische Sonnen- und Mondkur«, Seite 224).

Das Mondmetall Silber geleitet in die Nacht, intensiviert das Traumerleben und fördert die Regeneration. Silberarzneien vertiefen den Schlaf und helfen der Seele, das Erlebte in der Nacht zu verarbeiten. Nicht selten verbessert Silber sogar die Traumerinnerung. Denn Silber ist ein »Metall der Erinnerung«. Eben wegen des »Erinnerungsvermögens« gebraucht man lichtempfindliche Silberverbindungen in der Fotografie. Mit Silber beschichtet man außerdem Spiegelglas, weswegen es im übertragenen Sinne auch das Reflexionsvermögen stärkt: »Das Gedächtnis reproduziert die Dinge, wie der Mond das Sonnenlicht spiegelt oder der Silberspiegel getreu die Umwelt wiedergibt.« (Alla Selawry: Metall-Funktionstypen in Psychologie und Medizin). Aus diesem Grund werden Silberarzneien in der Anthroposophischen Medizin auch als Begleitmittel zur Traumabewältigung gebraucht (z. B. *Argentum/Rohrzucker* Globuli von Wala). Für eine Gold-Silber-Kur eignen sich mittlere Potenzen des Metallspiegels am besten (z. B. *Argentum metallicum praeparatum* D12 Verreibung von Weleda; abends eine Messerspitze im Mund zergehen lassen).

Den lichten Gegenpol bildet die morgendliche Einnahme einer Goldzubereitung (z. B. *Aurum metallicum praeparatum* D12 Verreibung von Weleda). Das Sonnenmetall öffnet die Augen für das Licht der äußeren Welt. Auf der seelischen Ebene entfacht das Sonnenmetall Gold das Licht des Bewusstseins, stärkt die Ich-Kräfte und fördert die Konzentration. Mit Hilfe von Goldarzneien bleibt man leichter bei sich selbst, lässt sich durch äußere Stressreize im Alltag nicht mehr so sehr aus der Ruhe bringen. Wir erinnern uns: Eine Wesensart des Sonnenmetalls ist, dass Gold sich eher selten legiert, es bleibt lieber bei sich und hilft daher auch uns dabei, unsere Kräfte zu zentrieren.

Pflanzliches Gold für die Seele

In Metallen wirken die reinsten Planetenkräfte. Doch besonders gut verdaulich sind sie ja nicht gerade – oder würden Sie vielleicht einen rostigen Eisennagel, einen Silberlöffel oder einen Goldring verdauen können? Um die Planetenmetalle leichter verwertbar zu machen, hat die anthroposophische Heilmittelfirma Weleda ein besonderes Verfahren entwickelt, durch das der Geist der Metalle in die Pflanzen übergeht: Die »Vegetabilisierung«.

Dazu werden Heilpflanzen, in denen sich die Planetenkraft intensiver verkörpert als in anderen Gewächsen, mit flüssigen Verdünnungen der entsprechenden Planetenmetalle gedüngt. Ein Beispiel findet sich im Johanniskraut. Im Heilpflanzengarten der Weleda wird das Johanniskraut mit einer flüssigen Goldzubereitung gedüngt und am Ende der Wachstumsperiode verkompostiert. Dieser auf der feinstofflichen Ebene subtil »vergoldete« Kompost wird der nächsten Johanniskraut-Generation zugesetzt und auch diese wird wieder verkompostiert. Erst die dritte Generation wird zur Arznei verarbeitet und diese heißt dann *Hypericum Auro cultum*, (erhältlich als flüssige Verdünnung, auch alkoholfrei, oder in Form von Ampullen; rezeptpflichtig!). Leider ist diese spezielle, mit dem Geist des Sonnenmetalls verstärkte Johanniskraut-Arznei heute nur noch mit Rezept erhältlich, weil die Behandlung der Hauptindikation »mittelschwere Depressionen« inzwischen Ärzten vorbe-

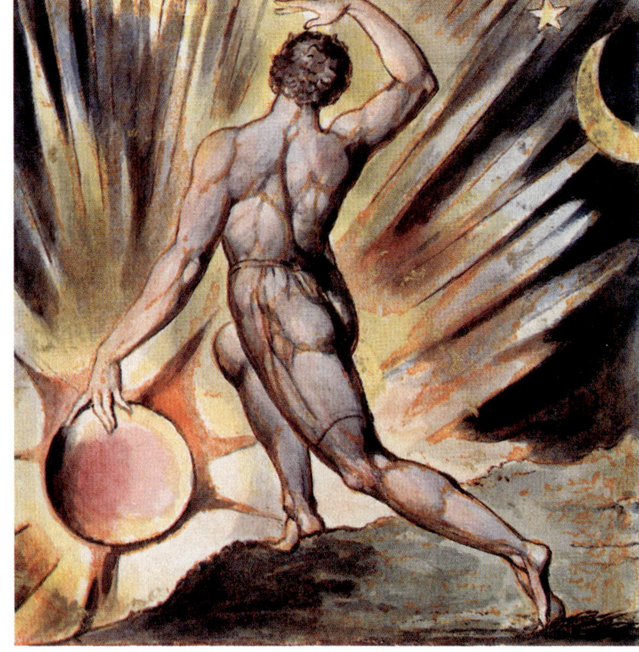

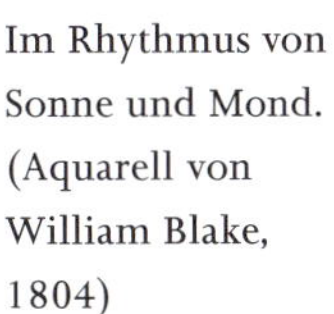

Im Rhythmus von Sonne und Mond. (Aquarell von William Blake, 1804)

halten ist. Doch im Grunde genommen lässt sich dieses Verfahren auch im eigenen Garten umsetzen, indem man dem Gießwasser für das Johanniskraut (oder auch für andere Sonnenheilpflanzen) eine flüssige Verdünnung von Gold zusetzt (z. B. *Aurum metallicum praeparatum* Dil. D10 von Weleda). Man muss die so gedüngten Pflanzen nicht zwingend verkompostieren, denn die sonnenhaften Heileigenschaften verstärken sich bereits durch den Goldzusatz zum Gießwasser.

Eine weitere Idee, wie man den Geist des Goldes mit der Pflanze verbinden könnte, wäre folgende: Fragen Sie einmal in einer Goldschmiede nach dem Löschwasser, das bei der Goldverarbeitung anfällt. Dieses Löschwasser könnte man einerseits zur Düngung oder andererseits zum Ansatz von Heilpflanzentinkturen gebrau-

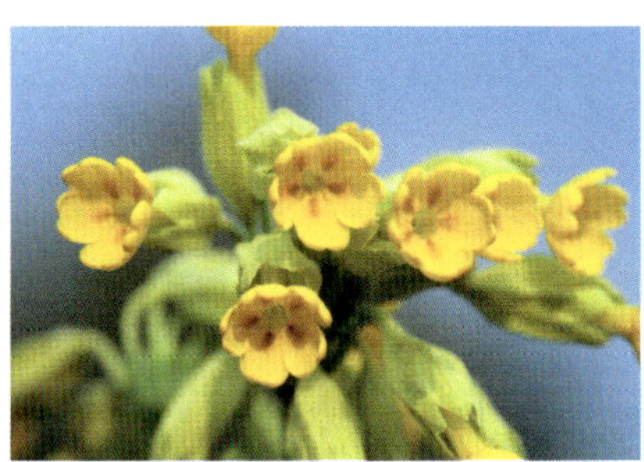

Die echte Schlüsselblume wird in der Firma Weleda mit Gold gedüngt.

chen, indem man die Pflanze in einem Gemisch aus 50 % reinem Alkohol und 50 % Goldlöschwasser ansetzt. In den Worten unserer Großmütter gesprochen: Probieren geht über Studieren! Der Phantasie sind also keine Grenzen gesetzt.

Als Träger der Goldidee verwendet die Firma Weleda noch eine weitere Sonnenheilpflanze: Die Schlüsselblume (*Primula Auro culta*). Als Frühlingsbotin verkörpert

Bewährte Goldpräparate

Arnica/Aurum I, Globuli oder Ampullen (Wala): Nachbehandlung von Schlaganfall und Herzinfarkt bei Neigung zu Angstzuständen und Depressionen (Sonnenmangel).

Arnica/Aurum II, Globuli oder Ampullen (Wala): Nachbehandlung von Schlaganfall und Herzinfarkt bei Neigung zu Bluthochdruck und Erregungszuständen (Sonnenüberschuss).

Aurum comp., Globuli oder Injektionslösung oder Salbe (Wala): Innerlich zur Durchlichtung des Geistes, insbesondere bei Entwicklungsverzögerungen und Verhaltensstörungen im Kindesalter; äußerlich zur Pflege verhärteter Narben.

Aurum/Apis regina comp., Globuli oder Injektionslösung (Wala): Sonnendoping für die Seele bei Neigung zu depressiven Verstimmungszuständen (siehe Seite 216).

Aurumheel N (Heel) Tropfen: psychosomatische Herzstörungen; Hypotonie; Nikotinherz; seelische Herzvergiftung und innere Unruhe.

Aurum/Lavandula comp., Creme (Weleda): zur Einreibung in der Herzgegend bei funktionellen und psychosomatischen Herzbeschwerden wie etwa Herzangst.

Crataegus comp., Tropfen (Weleda): zur Harmonisierung rhythmischer Prozesse im Körper; bewährt bei psychosomatischen Herzbeschwerden und Neigung zu unregelmäßigem Herzschlag (Rhythmusstörungen, Extrasystolen etc.).

sie ganz und gar die Hoffnung und ist Trägerin des aufsteigenden Lichts. Die milde Kraft der Frühlingssonne wirkt durch diese Heilpflanze, die durch Golddüngung wiederum in ihrem sonnenhaften Wesen verstärkt wird. Das Hauptanwendungsgebiet dieser alchimistischen Sonnenmedizin ist vor allem die Herzvitalisierung.

Hypericum Auro cultum, Tropfen oder Injektionslösung (Weleda; rezeptpflichtig): Einleitung der Goldtherapie bei Neigung zu leichten bis mittelschweren Depressionen; eher für dunkelhaarige oder dunkelhäutige Typen geeignet.

Olibanum comp. (Weleda); Tropfen: bei depressiven Verstimmungszuständen, auch infolge von Lebenskrisen oder Schicksalsschlägen.

Neurodoron Tabletten (Weleda): bewährt bei Erschöpfungsdepression oder depressiven Verstimmungs- und Erschöpfungszuständen nach Nachtwachen oder durch Dauerstress, Burn-out-Syndrom.

Primula Auro culta, Tropfen oder Injektionslösung (Weleda): schenkt die Kraft des Frühlings; vitalisiert die Herzfunktion; zu Beginn und zur Begleitung einer Goldtherapie; eher für hellhäutige Typen geeignet.

Solunat 2 (ehemals *Aquavit* von Soluna), goldhaltiges Lebenselixier: regt den Kreislauf und die Verdauung an, macht wach und spendet neue Lebenskraft.

Solunat 5 (ehemals *Cordiak* von Soluna): Begleitmittel bei psychogenen wie auch körperlichen Herzleiden; kurmäßig zur vitalisierenden »Herzpflege« bei familiärer Belastung.

Solunat 12 (ehemals *Ophthalmik* von Soluna): Begleitbehandlung chronisch-entzündlicher Augenleiden (z. B. Gerstenkorn) sowie Sehstörungen (auch bei Glaukom).

Solunat 17 (ehemals *Sanguisol* von Soluna): Destillat aus Sonnenheilpflanzen mit stimmungsaufhellender Wirkung; auch bei psychosomatischen Herzbeschwerden.

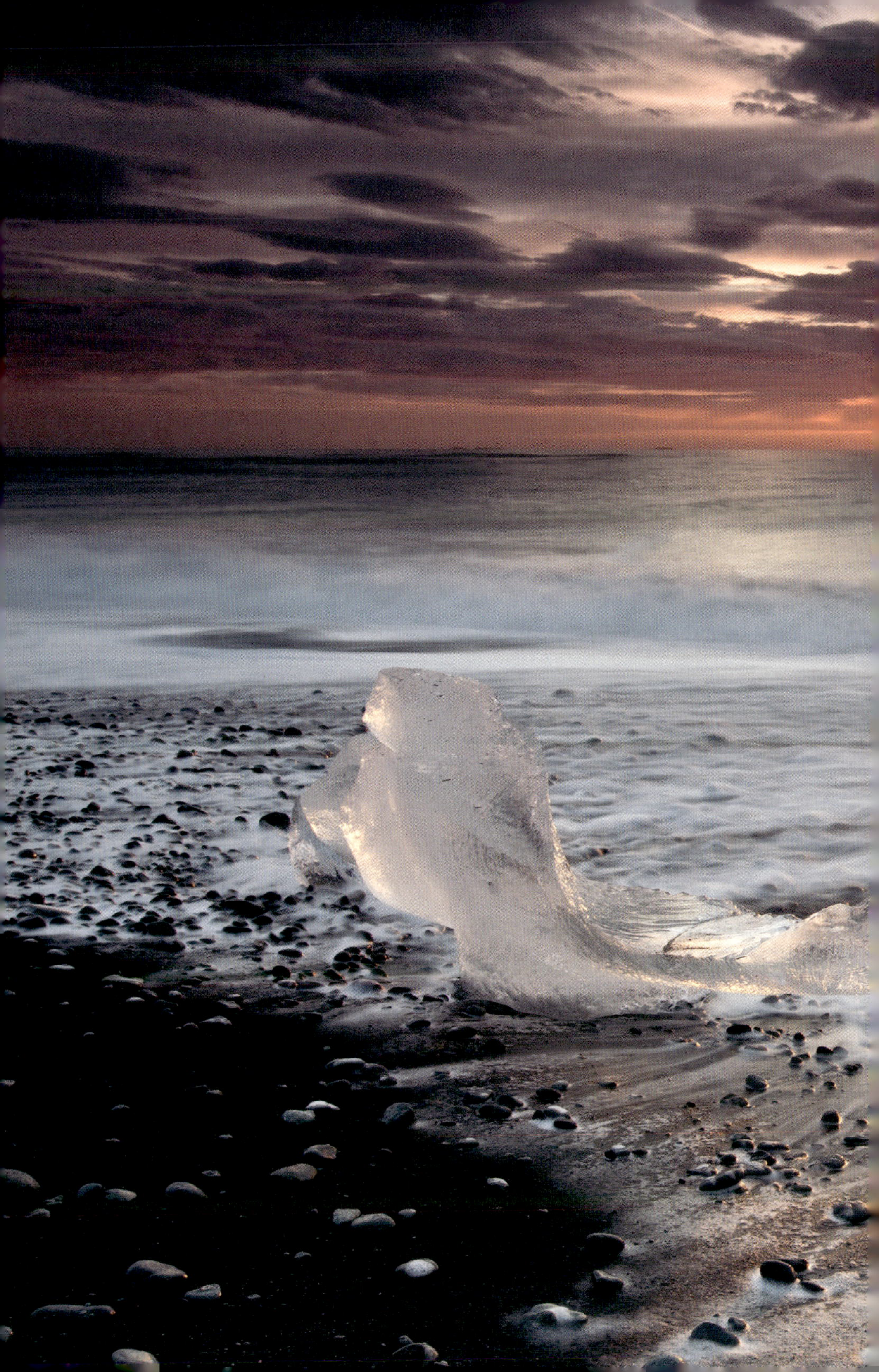

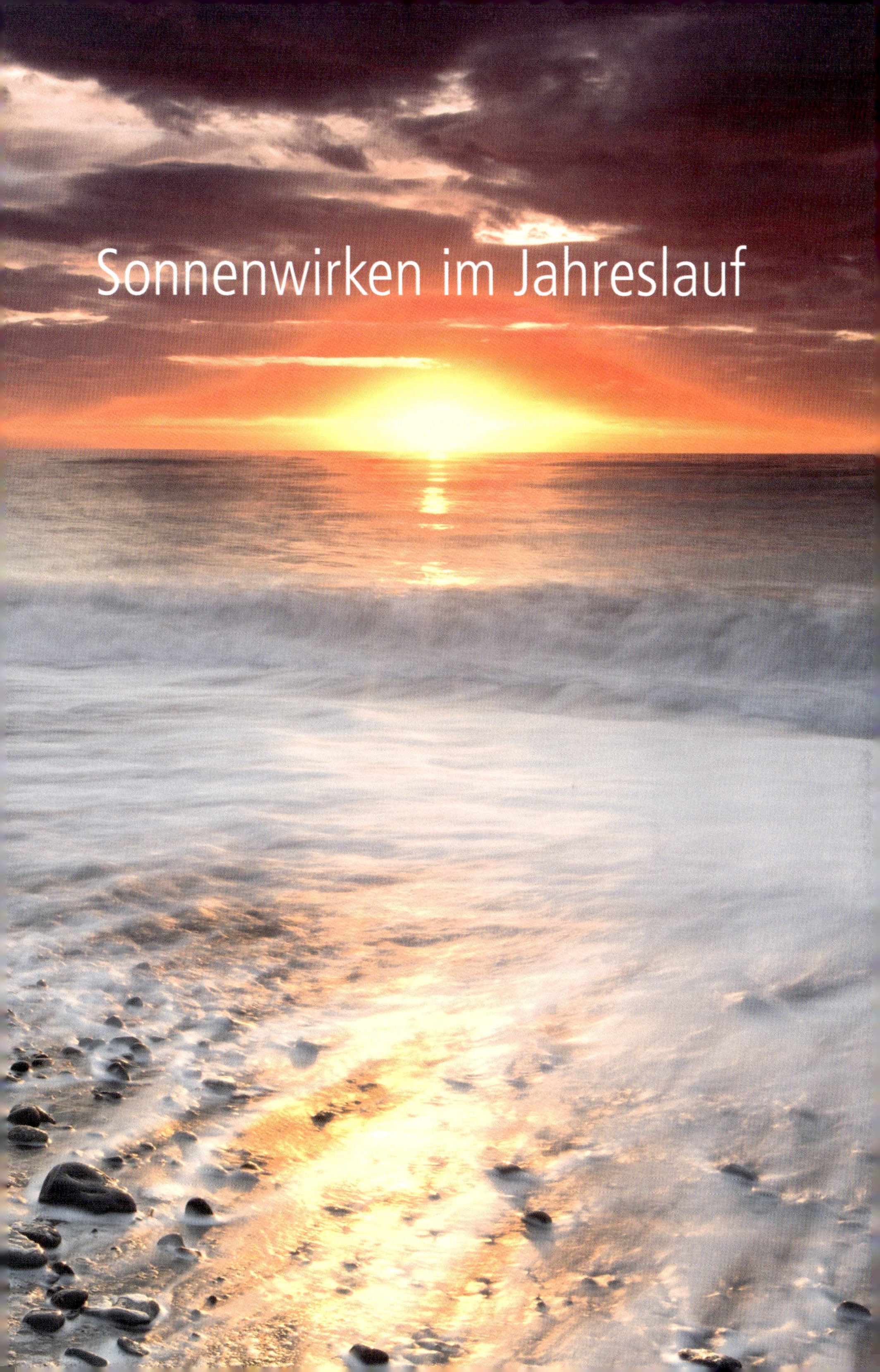
Sonnenwirken im Jahreslauf

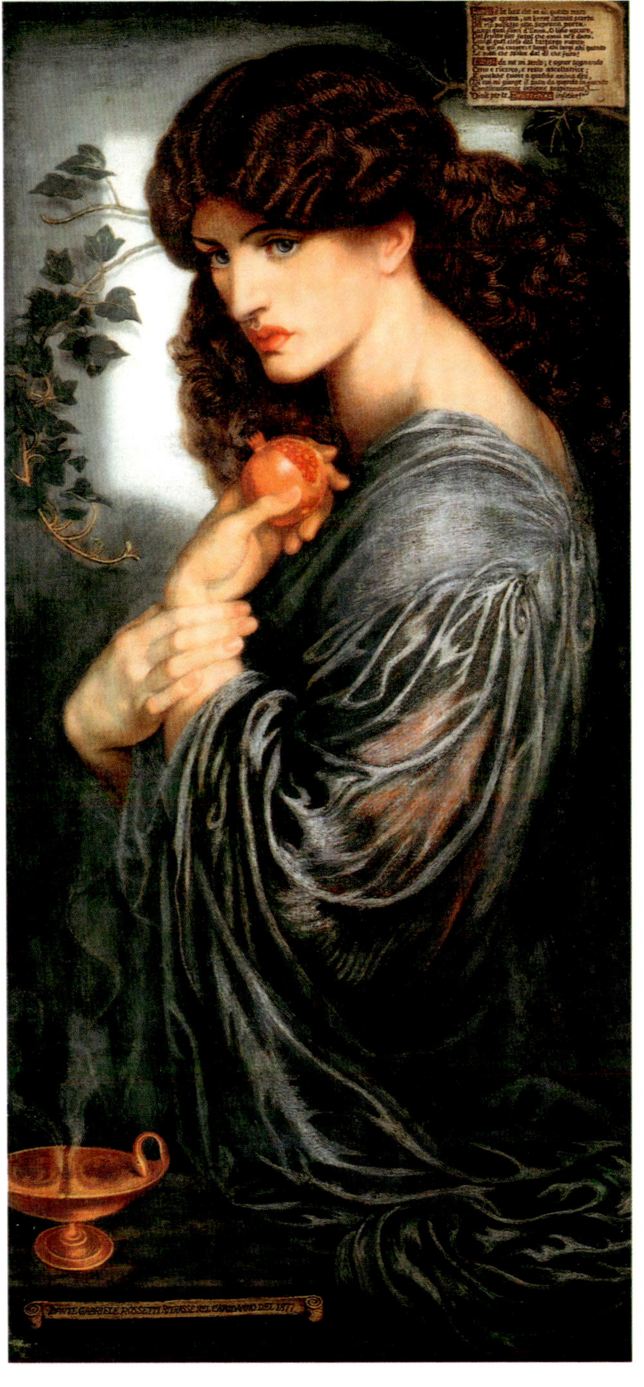

Persephone in der Unterwelt: Als das Kornmädchen von ihrem Gemahl in die Unterwelt entführt wurde, aß sie sieben Kerne eines Granatapfels (Symbolzahl der Venus), der Symbolpflanze der Fruchtbarkeit und der ewigen Jugend. Auf dem Bild von Rosetti sind gleich drei hormonartig wirkende Heilpflanzen dargestellt: Granatapfelkerne enthalten reines Östron; der Rauch könnte vom östrogenartigen Salbei stammen, und im Hintergrund sieht man Efeu, der wegen seines Jodgehaltes auch das »pflanzliche Thyroxin« genannt wird. (Proserpina, Dante Gabriel Rossetti, 1884)

Die Jahreszeiten im Licht der Sonne

Leben heißt Bewegung. Erstarrung bedeutet Tod. Da die Sonne – und mit ihr die Natur – niemals stillsteht, ist das Leben unbesiegbar und der Tod nur ein Trugbild. Der Tod ist nur ein vorübergehender Wandlungszustand. Wenn sich die Fruchtbarkeitsgeister im Herbst unter die Erde zurückziehen, stirbt die Natur nicht. Sie erholt sich nur von der sengenden Sommersonne, um im Frühjahr neu zu erblühen.

Licht und Wärme gehören zum Leben wie Dunkelheit und Kälte – oder wie der Dichter Christian Morgenstern es ausgedrückt hat: All Licht will Schatten. Wie alles Lebendige sind diese Polaritäten nicht starr, sondern sie gehen fließend ineinander über oder wechseln sich rhythmisch ab. Der zyklische Wandel ist bedingt durch das Wirken der Sonne. Sie gibt den Takt vor für das ewige Werden und Vergehen, für den stetigen Wechsel zwischen Nach-außen-Gehen und Rückzug, zwischen Bewegung und Ruhe, zwischen Ein- und Ausatmen.

Indem wir der Sonne durch das Jahr folgen, fühlen wir am Puls der Natur, lernen ihre verschiedenen Gesichter kennen wie auch das Brauchtum zu den Jahresfesten und die damit verknüpften Pflanzenkulte zu Ehren der Sonne.

Ein Leben im Rhythmus der Sonne lässt uns vor allem staunen, denn »Nichts bleibet stehen einen Tag, wie es den anderen gewesen ist, sondern alle Tage ist eine veränderte Natur da. Dadurch begegnet auch allen denen eine Veränderung, die mit ihr in Berührung stehen.« (Paracelsus zitiert nach Lucien Braun)

Die Entstehung der Jahreszeiten

Ein Mythos erzählt, wie einst die Jahreszeiten entstanden sind: Hades, der Gott der Unterwelt, hatte sich in das Kornmädchen Persephone verliebt. Er hielt sogleich bei ihrem Vater Zeus um ihre Hand an, doch dieser konnte und wollte nicht einfach zustimmen. Also entführte Hades seine Angebetete kurzerhand in die Unterwelt. Es dauerte nicht lang, da suchte die Getreidegöttin Demeter nach ihrer Tochter. In ihrer Verzweiflung verbot sie den Blumen zu blühen, den Bäumen zu fruchten und überhaupt sollten die Pflanzen erst wieder austreiben, wenn ihre Tochter Persephone zu ihr zurückgekehrt sei. Das erfuhr bald auch der allessehende Helios. Um den ewigen Winter auf Erden und somit das Unheil abzuwenden, verriet er den Aufenthaltsort der Persephone. Sogleich sandte Zeus, auch um Demeters Zorn zu besänftigen, den Götterboten Hermes in die Unterwelt. Doch inzwischen hatte Persephone im Garten des Hades sieben Granatapfelkerne gegessen. (In Granatapfelkernen findet sich

»Nichts ist in Ruhe, alles bewegt sich, alles ist in Schwingung.« (Kybalion)

reichlich Östron, ein schwach wirksames Östrogen, das mit den in den Eierstöcken gebildeten weiblichen Geschlechtshormonen identisch ist.) Ein ungeschriebenes Gesetz besagt, dass derjenige in der Unterwelt verweilen muss, der von der Totenspeise gekostet hat. Daher sah sich Hermes gezwungen, nun einen Kompromiss auszuhandeln: Fortan musste Persephone einige Monate im Jahr bei ihrem Gemahl in der Unterwelt verbringen, und mit ihr zogen sich auch die Vegetationsgeister von der Erde zurück. Die übrige Zeit weilte das Kornmädchen bei ihrer Mutter Demeter auf der Erde, und in dieser Zeit blühte, spross und fruchtete die Natur.

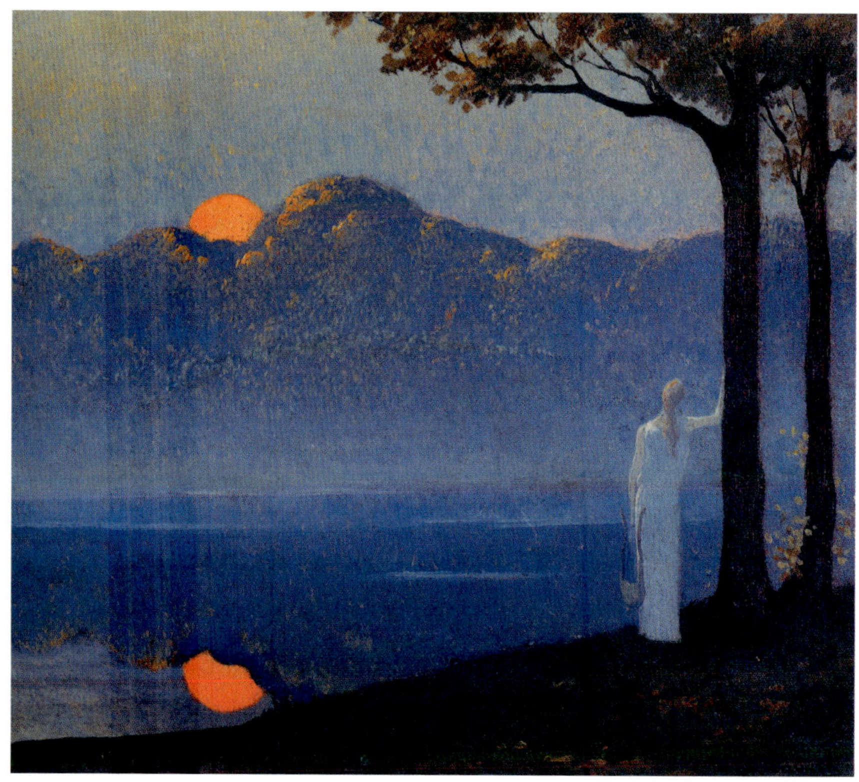

»Muse bei Sonnenaufgang.« (Alphonse Osbert, 1918)

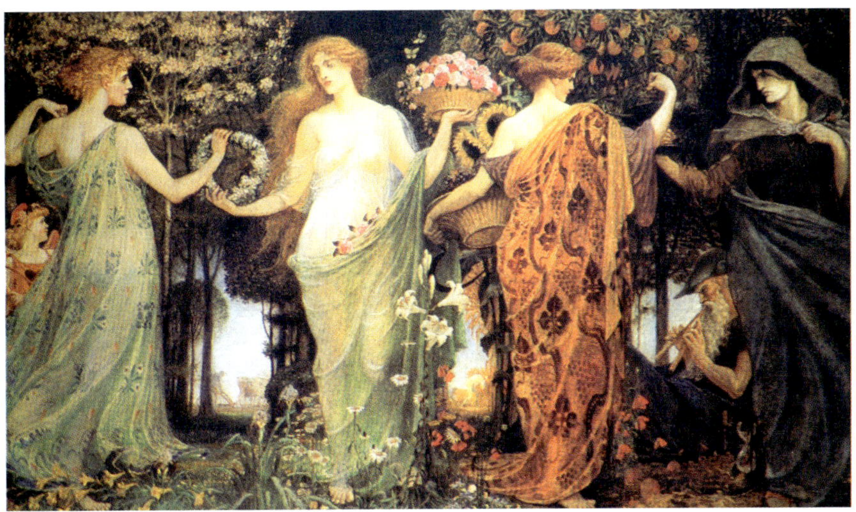

»Die vier Jahreszeiten.« (Walter Crane, 1905)

Der Jahreskreis

Die Tagundnachtgleichen im Frühjahr und Herbst teilen das Jahr in eine lichte und eine dunkle Hälfte. Zusammen mit den Sonnenwenden im Sommer und Winter bilden sie vier magische Eckpunkte im Jahreskreis.

Diese Vierteilung entspricht aber nicht nur den Jahreszeiten und den damit verbundenen Festtagen zu Ehren der Sonne, sondern auch den Lebensphasen des Menschen, den Tageszeiten, den Himmelsrichtungen und nicht zuletzt auch den vier Elementen.

Die vier goldgeflügelten Pferde, die den Sonnenwagen des Helios ziehen, sind dafür genauso ein Symbol wie die vier Evangelisten, dargestellt durch Löwe, Stier, Adler und Mensch, oder die vier Gesichter des Sonnengottes Amun-Re.

Welcher Teil des Jahreskreises der wichtigste ist, darüber braucht man nicht streiten, denn keiner kann ohne den anderen sein. Doch scheint der Sonnenaufgang und mit ihm der jugendliche Frühling die Menschen von je her besonders zu faszinieren, da beide den Sieg des Lichts über die Dunkelheit verkünden. Der Osten ist die Geburtsstätte der Sonne, und mit ihrem Frühlingserwachen beginnt auch unsere Reise durch den Jahreskreis.

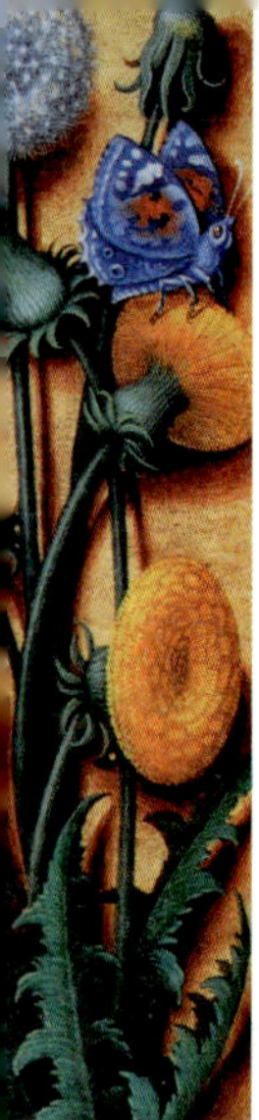

Frühling – Das Erwachen der Sonne

Ein spürbares Aufatmen geht durch die Natur, wenn sich im Frühling das Licht endlich wieder über der Welt erhebt, um den Winter zu vertreiben. Mit der aufsteigenden Sonne erwacht auch die Natur zu neuem Leben. Sie folgt dem Aufruf der ersten warmen Sonnenstrahlen, kleidet sich in zartes Grün und schmückt sich mit farbenfrohen Blüten. Seit Menschengedenken begrüßt man die Wiederkehr der Fruchtbarkeitsspenderin Sonne mit Freudenfesten. Feierliche Umzüge, Pflanzenbrauchtum und Feuerkulte eröffnen heute noch das Sonnenhalbjahr.

Das Leben erwecken

Eines der ersten Frühlingsfeste ist die Palmweihe. In katholischen Gegenden strömen die Menschen am Palmsonntag mit einer hohen Stange in die Kirche, auf deren Spitze ein prachtvoll verzierter Kräuterbuschen befestigt ist. Bunte Schmuckbänder signalisieren die Freude über die mit der Sonne erwachende Vegetation. An den Buschen hängen auch Brezeln – das magische Backwerk in Form einer liegenden Acht symbolisiert die Unendlichkeit. Je drei immergrüne Zweige von Buchs und Wacholder sowie Eichenzweige mit altem Laub repräsentieren das Immerwährende oder auch die Unbesiegbarkeit der Sonne. Je drei goldene Hasel- oder silbrig schimmernde Weidenzweige, die ersten Baumblüten im Jahr, stehen für die Wiedergeburt des Lichts und somit für die Erneuerung der Natur.

Das Fest wurzelt im heidnischen Brauch des Lebensweckens: Ursprünglich sollte ein symbolischer Schlag mit der Pflanzenrute die Lebensgeister im Menschen wecken. Nachdem dadurch alle mit dem Vegetationsgeist Berührung hatten, stellten die Priester diese Lebensruten auf die Felder, um deren befruchtende Sonnenkraft auf die Erde zu übertragen.

Das Auferstehungsfest der Sonne

Das Hauptfest zu Ehren der Frühlingssonne ist Ostern. Vor langer Zeit brachten die Germanen ihrer Lichtgöttin Ostara zum Aprilmond Tieropfer dar, die sie anschließend bei rauschhaften Festlagen verspeisten. Das Fruchtbarkeitstier der Göttin war der Hase, ihr Lieblingsopfer war das Ei; letzteres haben wir bereits bei der Schlange als Ursymbol der Fruchtbarkeit kennen gelernt. Uns sind die alten Rituale erhalten geblieben: Schließlich bemalen wir heutzutage immer noch Ostereier, essen Osterhasen und Lammbraten.

Ostern stammt von dem althochdeutschen Wort »ostar« ab, das die Himmelsrichtung Osten bezeichnet. Ab Frühlingsbeginn steigt die Sonne wieder von ihrem östlichen Punkt am Horizont auf; dies ist ein entscheidender Wendepunkt für das irdische Leben, denn erst dann kehren die Vegetationsgeister auf die Erde zurück.

Das christliche Auferstehungsfest findet an dem Sonntag statt, der dem Vollmond nach der Tagundnachtgleiche (20./21. März) folgt. Erst der zunehmende Mond treibt die Säfte in die Pflanzen und belebt sie somit ebenfalls. Er spiegelt die Sonne wider und holt ihr Licht in die Nacht.

Seit Jahrtausenden ist das Lichtfest Ostern mit einem Feuerkult verknüpft. Noch heute entzündet man im Alpengebiet weithin sichtbare Osterfeuer. Ursprünglich sollten die irdischen Feuer den Feuerball am Himmel, unsere Sonne, in ihrem Kampf gegen den sich aufbäumenden »alten« Winter anfeuern.

Durch Feuerweihen oder Fackelläufe überbrachte man die läuternde Kraft der Sonnenstrahlen an die Äcker und Felder. Hinter dem Brauchtum verbirgt sich ein uralter Sonnenzauber, der die Dämonen des Winters und der Unfruchtbarkeit vertreiben soll.

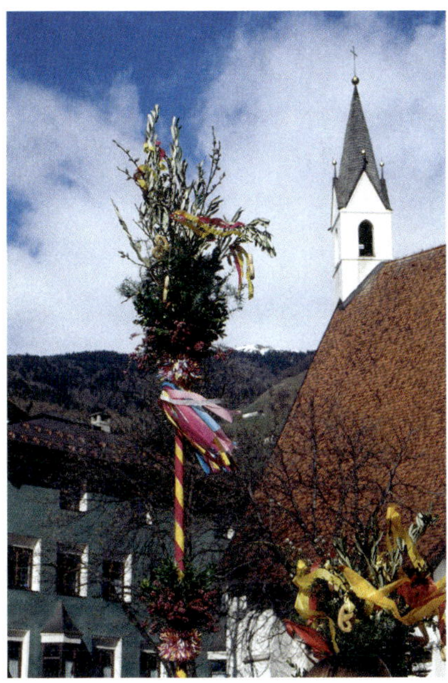

Kirchliche Palmweihe in Sterzing. Mit Kräuterbuschen begrüßte man schon in vorchristlicher Zeit die mit der Sonne wiederkehrende Vegetation.

Frühlingskraft durch Wildkräuter

Der Kampf zwischen dem jungen Frühling und dem alten Winter ist zu Ostern noch lange nicht vorbei! Immer neue Kälteeinbrüche fordern auch unter uns ihre Opfer – denken wir nur an die häufigen Grippewellen dieser Jahreszeit. Bereits das erste Grün im Jahr birgt die Kraft des läuternden Sonnenfeuers in sich. Die Kräuter, die

Rezept: Die Zaubersuppe des Miraculix
Zur Begrüßung der erwachenden Sonne bereitet man traditionell am Gründonnerstag eine Suppe aus neunerlei Wildkräutern. Wer dieser Tradition folgt, bleibt dem Aberglauben zufolge das ganze Jahr über gesund. Unter den verwendeten Frühlingskräutern finden sich kräftige Blutreiniger wie Bärlauch, Brennnessel oder Löwenzahn.

Sie treiben den Winterstaub aus dem Körper, liefern reichlich Vitamine und neue Lebensenergie. Diese Frühjahrskur reinigt allerdings nicht nur Blut und Gemüt, sondern sie schmeckt auch vorzüglich. So oft wie möglich sollte man sich diese Kraftspeise gönnen, denn sie ist ein Jungbrunnen.

Folgende Frühlingskräuter verleihen der Suppe Heilkraft und Würze:
Bärlauch (junge Blätter): blutreinigendes Wildkraut; mobilisiert Metalle aus ihren Depots und wirkt stärker antibiotisch und pilzfeindlich als der verwandte Knoblauch.
Brennnessel (junge Blätter): Eisenlieferantin, regt die Blutbildung an und füllt den Eisenspiegel auf. Blutreinigerin, leitet u. a. Harnsäure aus. Enthält kleine Mengen Histamin und eignet sich daher zur Desensibilisierung bei Allergien (z. B. *Ceres Urtica Urtinktur*).
Brunnenkresse (Kraut): Blutreinigerin; leitet Bakterientoxine, Antibiotika und Metalle aus.
Gänseblümchen (Blüten): alte Hautheilpflanze, bewährt sind Teekuren bei Akne oder Neurodermitis. Die enthaltenen Saponine heilen Lippenherpes (z. B. *Ceres Bellis Urtinktur*).

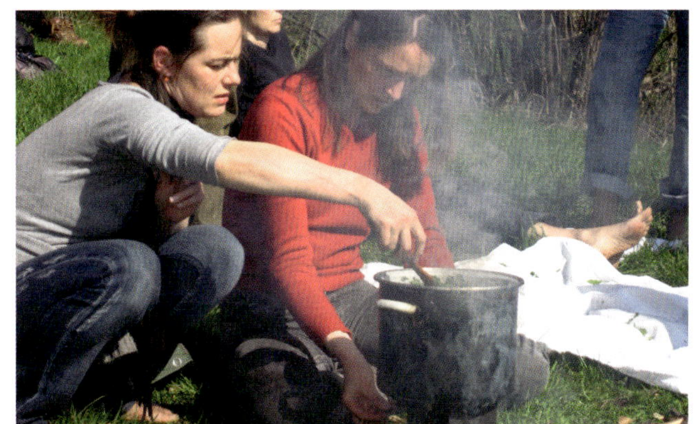
In freier Natur schmeckt eine Wildkräutersuppe besonders gut.

Gundelrebe (Kraut): Blutreinigerin; Kardinalpflanze bei Bleivergiftung. Beiname: »Herr des Eiters«, reinigt das Blut von Bakterientoxinen und heilt eitrige Leiden aller Art (z. B. Akne).
Löwenzahn (junge Blätter): reinigt Blut, Lymphe, Darm, Bauchspeicheldrüse und regt den Gallenfluss an. Spezifikum bei Pestizidbelastung, chronische Lymphleiden und Erkrankungen der weiblichen Brust.
Schafgarbe (junge Blätter): Blutreinigerin, Wundheilkraut und pflanzliches Breitbandantibiotikum; heilt bakterielle Entzündungen (Hals, Harnblase, Wunden), hemmt Pilzwachstum und regeneriert die Schleimhäute (Darm, Harnblase und Scheide) nach Antibiotika.
Spitzwegerich (Blätter): »Arztblatt der Germanen«; alte Wund- und Lungenheilpflanze. Wirkt antibakteriell und entzündungswidrig; volksmedizinisches Zugpflaster. Der aufgelegte Blattbrei lindert Juckreiz und Schwellung nach Insektenstichen.
Vogelmiere (Kraut): blutreinigender Wildsalat und antivirale Heilpflanze.

So wird's gemacht: Pro Person benötigt man ein bis zwei Handvoll der frischen Kräuter, wobei Bärlauch, Brennnessel, Brunnenkresse und Gundelrebe den größten Anteil bilden und Gänseblümchen wie auch Vogelmiere sich mehr zum Garnieren eignen. Die Kräuter sorgfältig verlesen, gründlich waschen und fein zerschneiden. Die Kräuter etwa 5 Minuten lang in Gemüsebrühe köcheln (pro Person ca. 200 ml) und anschließend eventuell pürieren. Zum Schluss mit Kräutersalz, Pfeffer, Muskatnuss und Crème fraîche abschmecken und mit gerösteten Brotwürfeln sowie mit Gänseblümchenblüten garnieren.

jetzt wachsen, sind unglaublich zäh. Weder Frost noch Schnee können ihnen schaden. Frühlingskräuter (siehe Rezept) reinigen den Körper von Grund auf, machen widerstandsfähig und sind wahre Jungbrunnen.

Löwenzahn – Sonnenblüte mit Raubtierzähnen

Der Löwenzahn (Taraxacum officinale) gehört mit zum ersten Grün, das austreibt. Seinen Namen verdankt er den spitz gezähnten Blättern, die an ein Raubtiergebiss erinnern. Sie schmecken leicht bitter und zeigen dadurch ihre Verdauung fördernden Heilkräfte an. Viele sammeln die jungen Blätter als Hasenfutter. Doch einen Teil des Ernteguts sollte man lieber selbst verzehren: Die jungen Blätter ergeben einen Frühlingssalat, dessen Vitamingehalt die meisten gekauften Salate weit übertrifft. Löwenzahn reichert nämlich viele Carotinoide an, die wir zuvor schon als Lichtwirkstoffe kennengelernt haben.

Eine besondere Delikatesse sind die in Öl angebratenen und mit Kräutersalz abgeschmeckten Blütenknospen – diese Sonnenspeise hellt zuverlässig die Stimmung von Gourmets auf!

Seine wahre Lichtnatur offenbart der Löwenzahn aber erst, wenn er seine gelben Blüten öffnet und die Wiesen erstrahlen lässt, als ob tausend kleine Sonnen darin glühen würden. Eben diese sonnenähnlichen Korbblüten machen ihn zur Sonnenheilpflanze.

Andererseits erkennt man in dem Blütengelb der Signaturenlehre zufolge auch die Heilpflanze für Leber und Galle. Löwenzahn wirkt galletreibend und kann mitunter sogar Gallensteine ins Rollen bringen. Vorsichtig dosiert, kann man mit den Extrakten jedoch der Steinbildung vorbeugen und Gallengries lösen (z. B. Kur mit *Metaheptachol* N von Meta Fackler).

Im Grunde genommen finden sich alle Elemente im Löwenzahn: Das Element Feuer zeigt sich in den sonnengelben Korbblüten wie auch im bitteren Geschmack. Das Element Luft erkennt man im hohlen Stängel und in den geschirmten Samen. Das Element Wasser findet sich im Milchsaft, der die Lymphheilpflanze anzeigt. Dem Element Erde gehören Wurzeln sowie niedrig wachsende Kräuter an. Wenn aber alle vier Elemente in ähnlicher Intensität in einem Gewächs wirken, dann handelt es sich um ein Arcanum (= wahre Arznei).

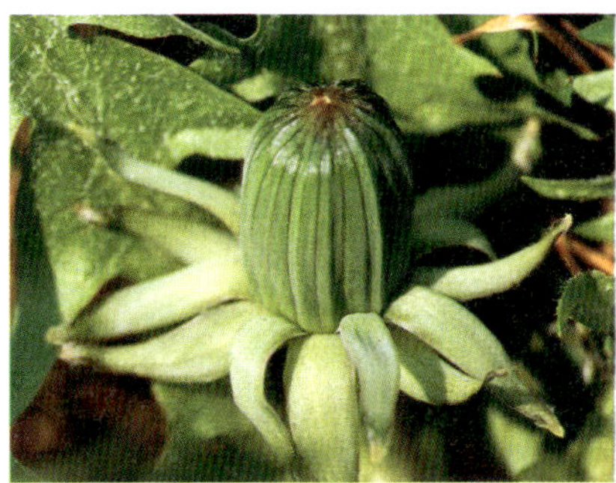

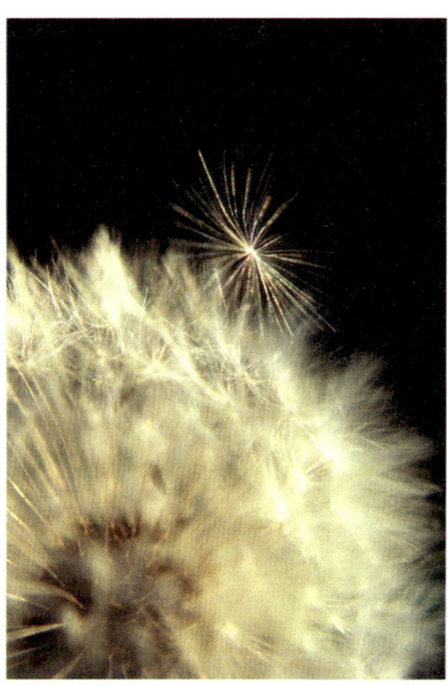

Gebratene Knospen von Löwenzahn schmecken besonders gut.

Löwenzahnsamen: Eine Kur mit der »Pusteblume« befreit uns von der Erdenschwere des Winters.

Aus Löwenzahnblüten lässt sich ein köstlicher Blütensirup anfertigen.

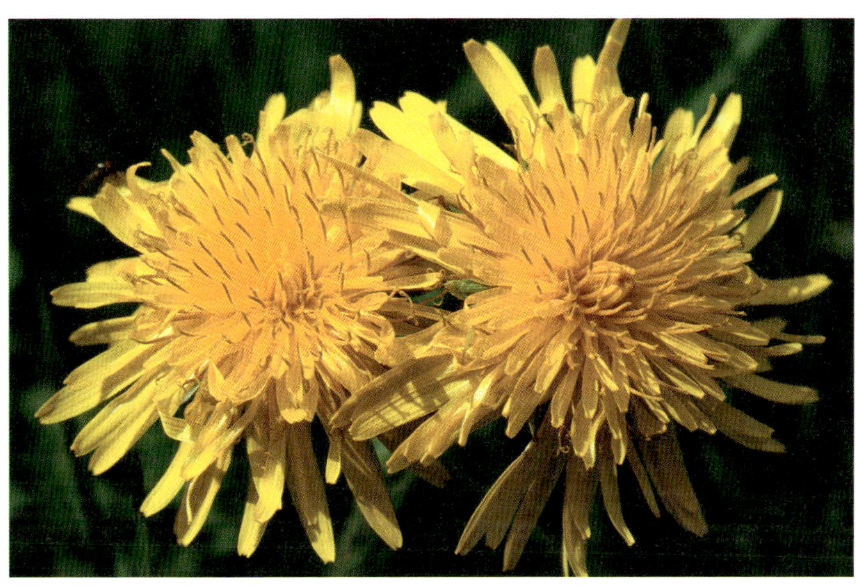

»Sonne von Süden fiel auf den Felsen, und dem Grund entspross der grüne Lauch.« (Edda)

Mit Löwenzahnkuren kann man den Stoffwechsel aktivieren, Harn und Galle treiben, Blut und Lymphe reinigen und vieles mehr. In der Volksmedizin gilt sein Milchsaft seit langem als Vorbeugungsmittel gegen Krebs, und in der Naturheilkunde gebraucht man die Extrakte ebenso als Begleitmittel bei Krebserkrankungen (z. B. *Lymphdiaral Basistropfen* oder *Lymphdiaral Injektopas* von Pascoe). Weil der Löwenzahn eine große Toleranz gegenüber Umweltproblemstoffen wie etwa Pestiziden zeigt und sich selbst von gedüngten Wiesen nicht vertreiben lässt, gilt er als Kardinalpflanze bei toxischer Belastung und lindert bei längerem Gebrauch auch Allergien (z. B. *Proal spag.* Tropfen von Pekana).

Nicht zuletzt vermag er sogar eine häufige Zivilisationskrankheit günstig zu beeinflussen: die Fettsucht. Tiere, denen man Löwenzahnextrakte zugefüttert hatte, haben daraufhin bis zu 30 Prozent ihres Gewichts verloren! Daher sollte der Löwenzahn in keiner Frühjahrskur fehlen.

Als »Unkraut« beweist er Anpassungsfähigkeit und Vitalität. Als Sonnenheilpflanze vertreibt er die Frühjahrsmüdigkeit, durchlichtet den Stoffwechsel, und auf der seelischen Ebene vermittelt er Leichtigkeit und Wandlungsfähigkeit (z. B. Konstitutionskur mit *Ceres Taraxacum Urtinktur*).

Bärlauch – Bärenstark durch wilden Lauch

Wenn im Frühling die ersten warmen und befruchtenden Sonnenstrahlen auf die Erde treffen, dann spart die Natur noch mit der Bildung sonnenhafter Blüten. Das läuternde Sonnenfeuer offenbart sich aber auch im kräftigen Geschmack oder in der entgiftenden Wirkung vieler Frühlingspflanzen.

Schon die heilkundigen Druiden reinigten und stärkten sich an den ersten Wildkräutern. Besonders begehrt war der Bärlauch (Allium ursinum), der als Heil- und Nahrungspflanze auf eine lange Tradition zurückblickt. In der Edda heißt es: »Sonne von Süden fiel auf den Felsen, und dem Grund entspross der grüne Lauch.« Der Bär war das Kraft- und Seelentier der Germanen. Seine Stärke bezog er durch den Genuss dieser Pflanze.

Die nordischen Völker kannten die Kraftpflanze auch als »Speerlauch«, weil ihr Genuss die von Kampfwunden ausgehende Blutvergiftung verhinderte. Verantwortlich für diese Wirkung sind schwefelhaltige Öle (Senfölglykoside), die, ähnlich wie ein Antibiotikum, das Wachstum von Bakterien im Blut wie auch Darmpilze

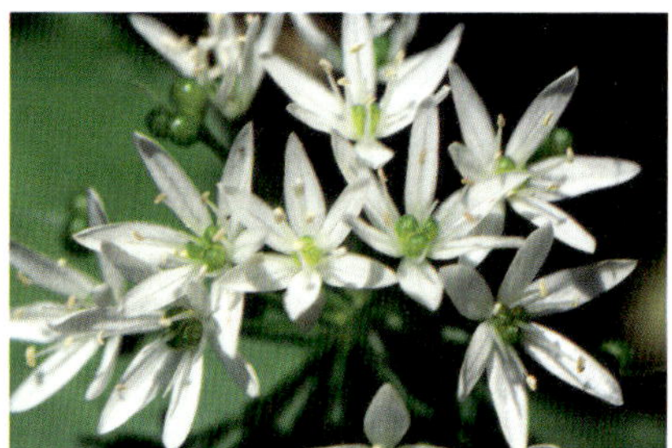

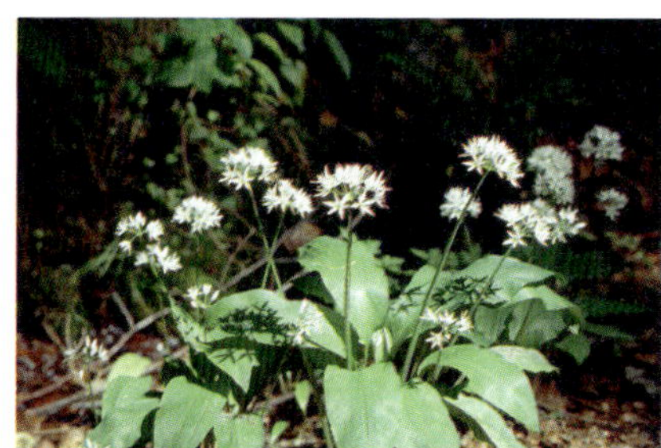

Oben links:In der Bärlauchblüte zeigt sich eine mondhafte Signatur mit Bezug zum Nervensystem, während der scharfe Geschmack auf das feurige Element und auf die Beziehung zu Sonne und Mars hindeutet.

Oben rechts: Bevor sich das Blätterdach im Wald schließt, ist der Waldboden oft lückenlos von Bärlauch bedeckt.

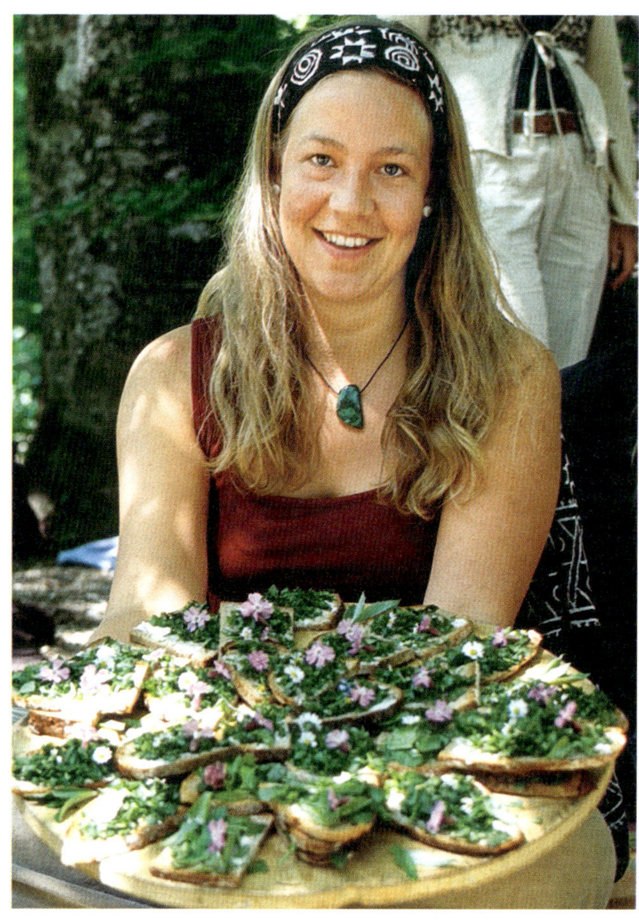

Rechts: Mit frischem Bärlauch und Blüten belegtes Brot reinigt den Körper auf schmackhafte Weise von den Schlacken des Winters.

Rezept: Bärlauch-Pesto

Ein Bärlauch-Pesto kann man leicht selber machen. Es eignet sich als darmpilzfeindlicher und blutreinigender Brotaufstrich im Frühling oder als grüne Soße für Pasta.

Mehrere Handvoll junge Bärlauchblätter ernten, sorgfältig verlesen und gründlich waschen. Nun das Sammelgut in einem Küchentuch trocken schleudern. Bei der Verarbeitung ist es besonders wichtig, dass die Blätter absolut trocken sind, da das Pesto sonst rasch zu gären beginnt. Die Blätter fein zerschnitten in ein sauberes Marmeladenglas geben, bis dieses locker bis oben hin gefüllt ist. Dann das Ganze mit Sonnenblumen- oder Olivenöl übergießen, je zwei bis drei Esslöffel zerkleinerte Nüsse (z. B. Haselnüsse oder Pinienkerne) sowie geriebenen Parmesan (oder auch heimischen Hartkäse) unterrühren und mit ein bis zwei Teelöffeln Kräutersalz abschmecken. Alles gründlich verrühren, eventuell noch etwas Öl nachgießen – fertig!

Achtung: Es besteht Verwechslungsgefahr mit den Blättern von Aronstab, Herbstzeitlosen und Maiglöckchen. Daher sollte man nur dann sammeln, wenn man ganz sicher ist, dass es sich wirklich um Bärlauch handelt.

hemmen. Das mit dem Knoblauch verwandte Liliengewächs stärkt nicht nur die Abwehrkräfte, wirkt Darmpilzen entgegen, schützt vor Arteriosklerose und erhöht somit die Lebenserwartung. In Suppen, Salaten oder auf Brot machen seine Blätter bärenstark und mobilisieren Metalle (z. B. Amalgam) aus den Depots. Daher sollte man den Bärlauch zusätzlich durch Naturheilmittel ergänzen, welche die Ausscheidung von Umweltproblemstoffen wie etwa Quecksilber über die Nieren fördern (z. B. *Nierentonikum* von Wala).

Astrologisch ordnet man den weißblühenden und scharfen Bärlauch eher Mond und Mars zu, die reinigende und lebensverlängernde Wirkung bezieht er jedoch von der Sonne.

Die Lichtblumen der Ostara

Mit der Tagundnachtgleiche kehrt die Lichtgöttin Ostara auf die Erde zurück. In der germanischen Götterwelt repräsentiert sie den strahlenden Morgen und das aufsteigende Licht. In ein goldenes Gewand gehüllt, durchschreitet die Frühlingsgöttin ihr Reich und hinterlässt überall sichtbare Spuren. Wo sie die Erde berührt, entfalten

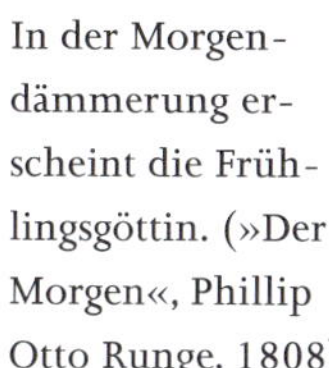
In der Morgendämmerung erscheint die Frühlingsgöttin. (»Der Morgen«, Phillip Otto Runge, 1808)

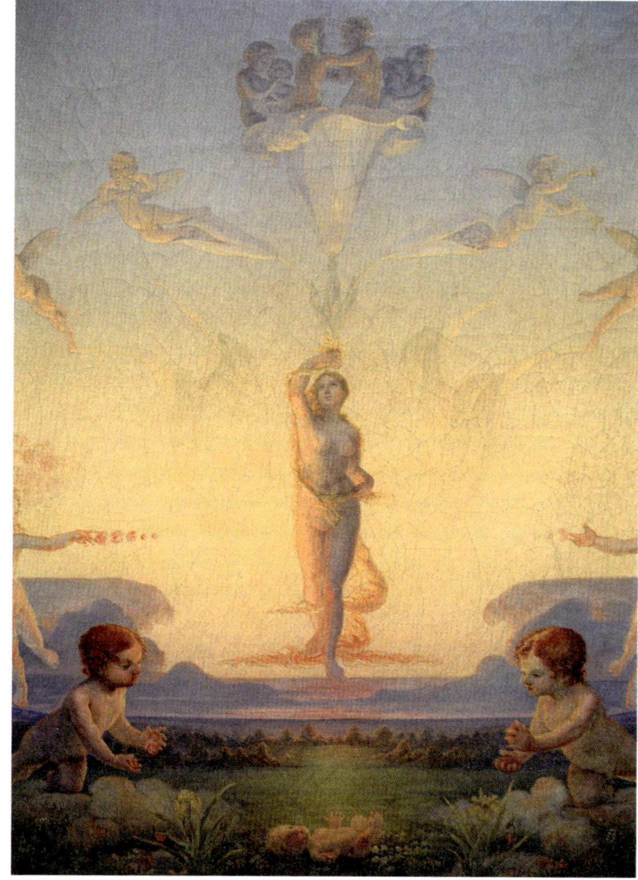

sich Blüten. Ihre heiligen Lichtblumen verwöhnen nicht nur die Augen, sie spenden auch Seelenbalsam, und in Zaubertränke getan, beflügeln sie sogar den Geist.

Druiden begehrten einige der ersten Blumen des Jahres aus einem besonderen Grund: Aus ihnen bereiteten sie den »Trank der Begeisterung« (siehe Seite 186). Mit diesem Zaubertrank wollten die pflanzenkundigen Magier den Geist für die Frühlingssonne öffnen und eine innere Flamme entfachen. Überlieferungen zufolge zogen sie um den Ostermond herum aus, um fünf Lichtblüten zu sammeln. Begeben wir uns also ebenfalls auf einen Frühlingsspaziergang und suchen nach Abbildern der Sonne in der Pflanzenwelt.

Gänseblümchen – Die Lichtkünderin

Bei einer Wanderung durch die sich verjüngende Natur begegnen uns viele bezaubernde Frühlingsblüten. Eine unter ihnen erinnert viele von uns an ausgelassene

»Von den Pflanzen (...) sind diejenigen solarisch, welche sich nach der Sonne kehren (...) und die bei Sonnenuntergang die Blätter einziehen, bei Sonnenaufgang aber sie wieder entfalten.« (Agrippa von Nettesheim)

Augenblicke in der Kindheit: das Gänseblümchen (Bellis perennis). Mit ihm bekränzen sich die Kinder heute noch im Spiel. Manche orakeln sogar mit den Blüten:»Er liebt mich, er liebt mich nicht, ...« lautet der Zauberspruch.

Im Frühjahr bevölkern die freundlichen Korbblüten die Wiesen wie eine Schar verspielter Elfen. »Wenn Du mit einem Fuß auf sieben Gänseblümchen treten kannst, dann ist es Frühling«, besagt eine englische Volksweisheit. Statt auf der Elfenblume herumzutreten, sollte man lieber vor ihr auf die Knie gehen und drei Blüten mit dem Mund abbeißen. So taten es einst die weisen Frauen. Dem alten Glauben zufolge schützt dies das ganze Jahr über vor allerlei Krankheiten.

Rezept: Frühjahrskur für die Haut

Die volksmedizinische Basismischung für Hautleiden aller Art besteht aus Erdrauchkraut, Stiefmütterchen und Walnussblättern. Die Stoffwechsel aktivierende Brennnessel, das freundliche Gänseblümchen und die Blut reinigende Gundelrebe ergänzen diese Rezeptur. Bei längerer Anwendung und eventuell auch als Waschung gebraucht, entlasten diese Kräuter den Hautstoffwechsel und regen die Hautregeneration an.

- Brennnesselblätter 20 g
- Erdrauchkraut 30 g
- Gänseblümchenblüten 20 g
- Gundelrebenkraut 20 g
- Stiefmütterchenkraut 40 g
- Walnussblätter 20 g

Die getrockneten Kräuter mischen, zwei Teelöffel mit ca. 200 ml kochendem Wasser überbrühen, etwa 8–10 Minuten ziehen lassen, abseihen, am besten ungesüßt trinken, ca. ½ Liter täglich für mindestens sechs bis acht Wochen.

Ergänzend wirken Kuren mit Provitamin A (siehe Seite 77ff.) regenerierend auf das Hautorgan. Dazu braucht man im Grunde genommen nur reichlich gelbe Nahrungsmittel in den Speiseplan integrieren, z. B. Karotte, Kürbis, Mango, Sanddorn.

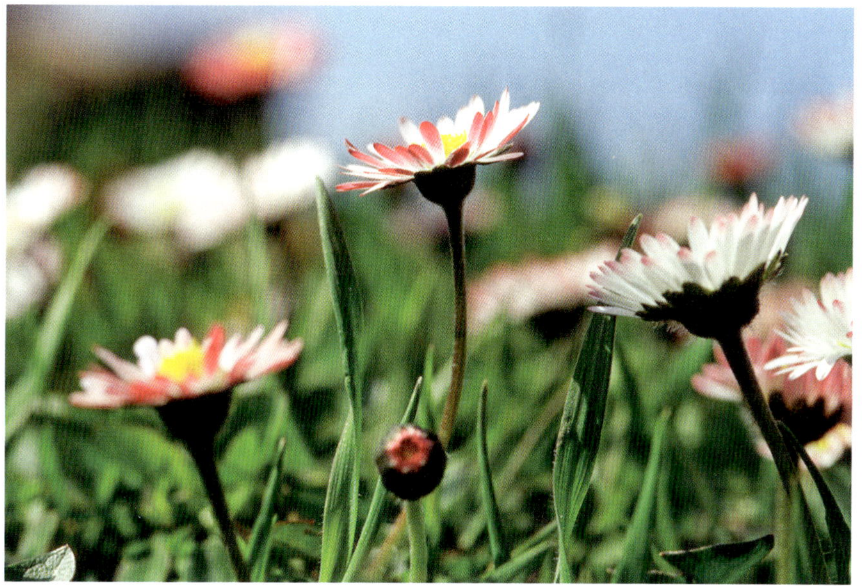

Aus Gänseblümchen wanden bereits die alten Germanen Kränze zu Ehren der Lichtgöttin Ostara.

Weil das Gänseblümchen schon sehr früh im Jahr blüht und die Rückkehr der Sonne ankündigt, war es in vorchristlicher Zeit der Frühlingsgöttin Ostara geweiht. Vermutlich erkannten die Druiden ebenfalls seine Lichtnatur und sammelten die Blüten für ihren »Trank der Begeisterung«. Das »Sonnenauge«, so nannten die Alchimisten diese Blume, öffnet jedenfalls den Blick für das wiederkehrende Licht.

Bellis, die Schöne, ist eine Prinzessin unter den Sonnenpflanzen: Der gelbe Blütenboden gleicht einer Sonnenscheibe, und perlmuttartig schimmernde weißrosa Zungenblüten bilden um diese herum einen Strahlenkranz. Die Körbchenblüte dreht sich im Tageslauf mit der Sonne von Ost nach West, öffnet und schließt sich in deren Rhythmus. Sie ist also ganz dem Licht zugewandt. Darüber hinaus zählt sie zu den Wetterorakelblumen: Wenn die Blüten morgens geschlossen bleiben oder sich tagsüber schließen, muss man mit Regen rechnen.

Im übertragenen Sinn schirmen seine Blüten auch uns vor schädlichen Außeneinflüssen ab und umgeben uns mit einem Schutzmantel aus Licht (siehe Rezept Seite 189). Für unsichere Menschen, die unter dem Mauerblümchen-Syndrom leiden, ist sie eine Helferpflanze, die den Selbstschutz stärkt und die eigene Ausstrahlung verbessert.

Wie andere Sonnenanbeter ist auch das Gänseblümchen ein Vielheiler. Weil es fast das ganze Jahr hindurch blüht, spendet es Vitalität und ist auch ein hervorragendes Durchhaltemittel. Wer seelisch und körperlich schnell erschöpft ist, sollte sich mit ihm anfreunden. Mit Gänseblümchen bringt man Licht in viele Rezepturen für Stoffwechsel und Immunsystem.

Das »Tausendschön« schmückt nicht nur Wildkräutersalate oder Sonnentees, es schenkt auch natürliche Schönheit von innen heraus. Wer sich in der eigenen Haut nicht wohl fühlt, zu Hautausschlägen oder in Stressphasen zu Fieberbläschen (Lippenherpes) neigt, findet mit ihm wieder zum eigenen Glanz. Besonders hilfreich ist Bellis bei chronischen Hautleiden wie etwa Akne oder Neurodermitis (z. B. *Ceres Bellis Urtinktur*).

Bellis enthält unter anderem Saponine. Innerlich wie äußerlich regen die Zubereitungen aus den sonnigen Blüten daher den Hautstoffwechsel an. Auch die antivirale Wirkung dürfte auf die Saponine zurückgehen. Nach einem langen Winter ist das Gänseblümchen jedenfalls ein Lichtblick für Körper, Seele und Geist.

Huflattich – Sonne für die Lunge

Entlang von Uferböschungen und feuchten Wegrändern strahlen uns bereits Ende Februar oder Anfang März die Blüten des Huflattichs wie kleine Sonnen an. Sein botanischer Name Tussilago farfara bedeutet so viel wie »Hustenvertreiber«.

Schon der griechische Arzt Hippokrates (4. Jahrhundert v. Chr.), der als Vater der modernen Medizin gilt, gebrauchte Huflattich als Lungenheilpflanze. Wie bei der verwandten Sonnenblume zeigen bereits die großen lappigen Blätter die Lungenwirkung an. Getrocknet dienten sie früher zur Räucherung sowie als heilsamer Tabakersatz bei Asthma. Die Volksheilkunde kennt heute noch kaum ein besseres Mittel gegen Bronchitis, als den mit Spitzwegerich-Sirup gesüßten Huflattichblättertee. Erst in neuerer Zeit ist der »Hustenlattich« in Verruf geraten, weil man so genannte Pyrrolizidin-Alkaloide in ihm gefunden hat. Diese haben sich im Tierversuch als leberschädigend, krebserregend und erbgutschädigend erwiesen. Bei solchen Versuchen werden die Tiere allerdings mit ausgesprochen großen Mengen gefüttert, die sie sonst verschmähen würden (vergleiche Wolfgang Forth und Reinhard Klimmek: »Toxisch oder Kanzerogen«). Wir schlagen daher vor, tierschändende Wissenschaftler eine Zeitlang in einem Fastfood-Restaurant auf einseitige Zwangskost zu setzen – wie lange sie das wohl überleben? Bekanntlich macht allein die Dosis, ob ein Ding Gift ist oder Arznei!

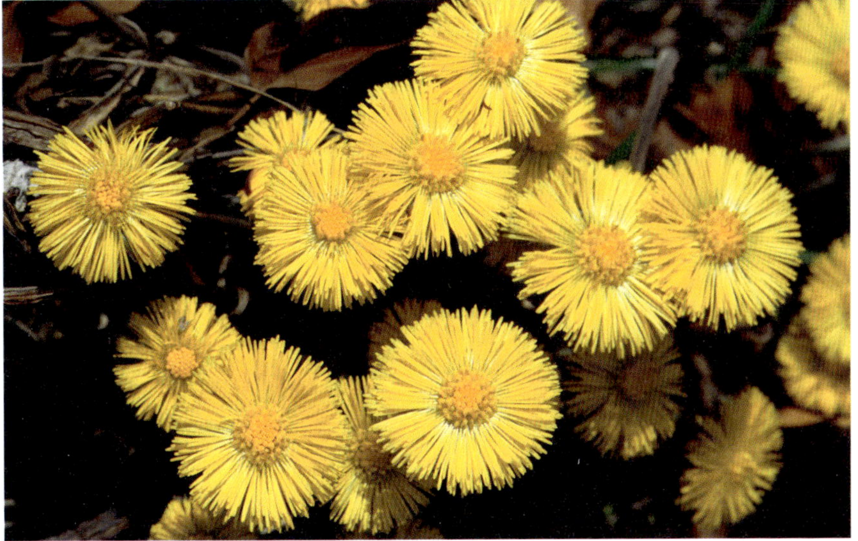

Im Volksmund heißt der Huflattich »Sommertürlein«.

Dennoch sollte man die wissenschaftliche Erkenntnis beachten: Schwangere und Stillende sollten lieber andere Lungenheilpflanzen gebrauchen, und alle anderen sollten die Einnahme von Huflattichtee auf vier bis sechs Wochen pro Jahr begrenzen, denn so lautet derzeit die allgemeingültige Empfehlung.

Für die Druiden war der sonnengelbe Hustenlattich möglicherweise eine der fünf Lichtblumen für ihren »Trank der Begeisterung«. In alten Kräuterbüchern trägt er den vielversprechenden Beinamen »Sommertürlein«, weil seine Blüte das Sommerhalbjahr einläutet.

Immergrün – Blume der Inspiration

Schon Ende März verwandelt das kleine Immergrün (Vinca minor) den Waldboden in ein himmelblaues Blütenmeer. Früher hieß das Gewächs »pervinca«. Der Name bezieht sich darauf, dass die immergrüne Pflanze wie die Sonne unsterblich ist und den zerstörerischen Kräften des Winters entgeht. Einst wand man aus den Ausläufern Kränze und legte diese als Symbol der Unsterblichkeit in die Gräber. Der Kranz wie auch das Immergrün verkörpern den Sieg (latein. vincere = siegen) über den ewigen Wechsel zwischen Werden und Vergehen.

Tritt man näher heran, dann erscheinen die Blüten wie kleine Windräder, die aussehen, als ob sie sich gleich zu drehen beginnen könnten. In ihnen erkennen wir die Lichtspirale oder den gewundenen Pfad zum Bewusstsein wieder.

Rezept: Lernteemischung
Helmkraut, Immergrünblätter, Lavendelblüten, Rosmarin und Ysop zu gleichen Teilen mischen, ein bis zwei Teelöffel der Mischung mit 200 ml kochendem Wasser überbrühen, etwa 5 bis 8 Minuten ziehen lassen, abseihen und im trinkwarmen Zustand mit etwas echtem Bienenhonig süßen. Bei Bedarf 1 bis 3 Tassen täglich während des Lernens trinken. Ergänzend kann man die Konzentrationsfähigkeit mit Goldarzneien (z. B. *Neurodoron* Tabletten von Weleda) und mit einer Aromamischung steigern (siehe Seite 92).

Rezept: Trank der Begeisterung
Wer seinen Geist für die Frühlingssonne öffnen will, sollte es einmal den Druiden gleichtun und sich an einem sonnigen Tag um den April-Vollmond herum auf die Suche nach fünf Lichtblumen begeben.

Je eine kleine Handvoll frische Blüten von Gänseblümchen, Immergrün, Schlüsselblume, Veilchen und Vergissmeinnicht in einen Topf geben und mit 0,7 Liter Honigmet übergießen. Das Ganze auf kleiner Flamme erhitzen, kurz aufköcheln, sogleich vom Herd nehmen und zugedeckt erkalten lassen. Zum Schluss abfiltrieren (z. B. durch ein Leintuch) und in die gesäuberte Flasche zurückfüllen. Kühl aufbewahrt hält sich der Zaubertrank ein bis zwei Wochen lang. Zwei oder drei Likörgläschen am Tag beflügeln den Geist und klären den Blick für die schönen Dinge des Lebens.

Unter den blaublühenden Pflanzen finden sich einige, welche die Wahrnehmungsfähigkeit steigern. Blaue Blumen gelten auch seit langem als Heilmittel für das Sonnenorgan Auge. Manche öffnen sogar den Blick für das Wesentliche. Darüber hinaus zeigt das Blütenblau die Geist anregenden Kräfte an, und eben dies spiegelt sich in alten Bräuchen wider: Kindern gab man früher bei der Einschulung mit dem Kranzkraut einen symbolischen Schlag auf den Kopf und sprach dazu: »Geh zu und lern was.« Damit wollte man die Geist anregenden Kräfte der blauen Blume auf das Kind übertragen.

Versäumte man dies oder hatte das Kind aus anderen Gründen Lernprobleme, so hängte man ihm das Immergrün in einem Amulettsäckchen um den Hals, »damit es gescheit wird«.

Was für ein unsinniger Aberglaube, denken jetzt vielleicht die kritischen Leser. Ein Fünkchen Wahrheit steckt aber hinter jeder Volksweisheit. Beim sogenannten Aberglauben handelt es sich ja nur um den anderen, viel älteren Glauben, der nicht

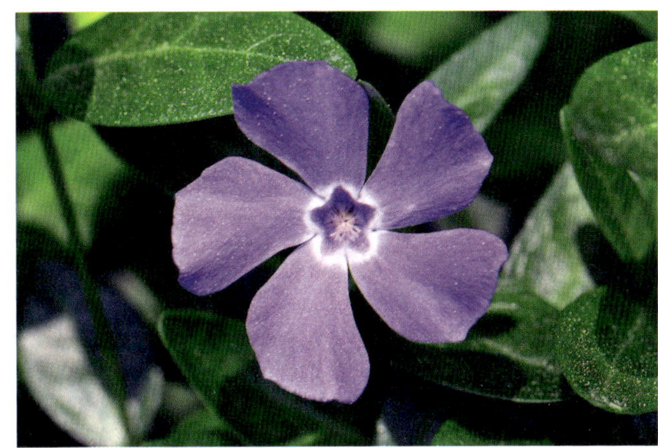

Das Immergrün ist eine Blume der Inspiration und beflügelt als solche den Geist.

selten im Wissensschatz der Kelten und Germanen wurzelt. Immergrün zählte nämlich zu den Zauberpflanzen und Orakelblumen der Druiden. Die Priester sollen damit ihre Gedankenkräfte gesteigert haben.

Wissenschaftler konnten inzwischen nachweisen, was Miraculix auch ohne Labor längst wusste: Immergrün verbessert die Hirndurchblutung. Verantwortlich ist der Wirkstoff Vincamin. Das Alkaloid erhöht die Sauerstoffaufnahme und die Verwertung von Glukose im Gehirn. Der reine Wirkstoff ist jedoch verschreibungspflichtig bis einschließlich D3. Weil es leicht giftig oder auch stark wirksam ist, erhält man das getrocknete Kraut leider nur noch als Räucherdroge oder eben in homöopathischer Verdünnung (z. B. Vinca minor Dilution D2 von DHU). Die kurmäßige Einnahme stärkt dennoch das Gedächtnis. Manchmal können schon wenige Tropfen den »Dämon der Einfallslosigkeit« vertreiben. Ein Trank der Begeisterung kommt ohne diese Blume der Inspiration jedenfalls nicht aus.

Vergissmeinnicht – Die blaue Schatzblume

In warmen Jahren und Gegenden blüht auch das Vergissmeinnicht schon bald nach der Tagundnachtgleiche. Manche halten es für die geheimnisvolle »Schatzblume«, um die sich eine Legende rankt:

Einst bekam ein Mann von einer wunderschönen Jungfrau (Ostara) eine blaue Blume geschenkt. Zufällig berührte er mit dieser Blume einen Felsen, der sich so-

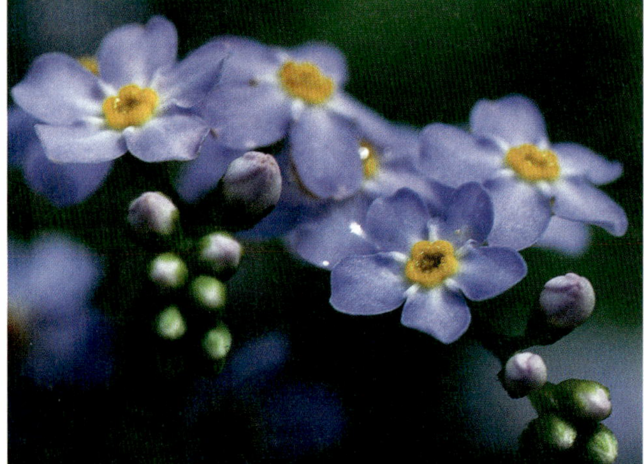

Vergissmeinnicht heißt in alten Kräuterbüchern »blauer Himmelsschlüssel«.

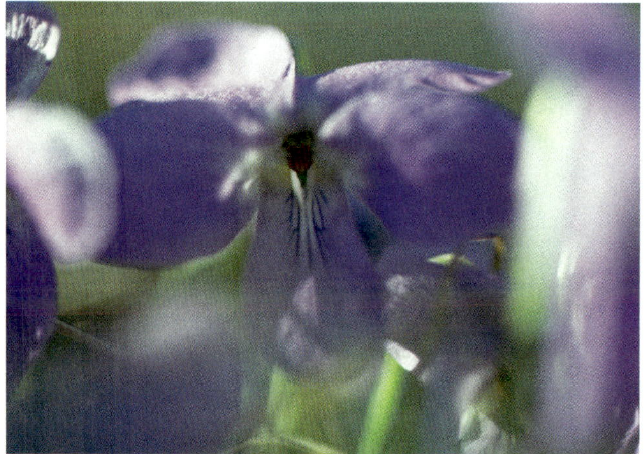

Auch das wohlriechende Veilchen gehört zu den Lichtblumen des Frühlings. Als Tee oder Tinktur wirkt es z. B. ausgleichend bei Stimmungsschwankungen.

gleich öffnete und ihm Eintritt in einen Berg gewährte. Der Weg führte ihn zu einem im Innern des Berges verborgenen Schatz. Die Jungfrau rief ihm noch zu: »Vergiss das Beste nicht!« Sogleich legte er die Blume aus der Hand, wählte die prächtigsten Stücke und ging. Da verschloss sich der Berg hinter ihm und der Eintritt war ihm fortan verwehrt, denn er hatte das Beste vergessen: die Schatzblume, die ihm die Felsentür immer wieder eröffnet hätte.

Im Volksmund heißt Vergissmeinnicht auch »blauer Himmelsschlüssel«. Der Schatz, zu dem es führt, ist allerdings eher spiritueller Art. Inzwischen häufen sich die Erfahrungsberichte von Menschen, die erfolgreich mit selbst gemachten Alkoholauszügen aus den blauen Blüten experimentiert haben. Vergissmeinnicht vertieft demnach das Traumerleben und die Traumerinnerung. Dazu kann man abends fünf

Rezept: Schutzmantel aus Lichtblumen

Wenn im Geist dunkle Wolken aufziehen, dann hüllt man sich am besten in einen Schutzmantel aus Lichtblumen. Frauenmantel unterstützt das Gänseblümchen in seiner einhüllenden Art.

Rose und Weißdorn übertragen durch ihre Dornen eine gewisse Wehrhaftigkeit und verhelfen somit zu besserer Abgrenzung. Schlüsselblumenblüten schließen den Geist für die Frühlingssonne auf.

- Frauenmantelkraut 50 g
- Gänseblümchenblüten 20 g
- Rosenblüten 20 g
- Schlüsselblumenblüten 20 g
- Weißdornblätter mit Blüten 40 g

Die getrockneten Pflanzenteile mischen, zwei Teelöffel pro Tasse à 200 ml heiß überbrühen, etwa 8 bis 10 Minuten ziehen lassen, abseihen und bei Bedarf im trinkwarmen Zustand mit etwas echtem Bienenhonig süßen, zwei bis sechs Wochen lang täglich 2 bis 3 Tassen trinken.

bis zehn Tropfen der Urtinktur in etwas Wasser einnehmen (Myosotis arvensis Urtinktur) und die Traumgötter um Antworten auf Lebensfragen bitten. Fokussiert man die Traumkräfte jeden Abend erneut mit diesem Ritual, dann öffnen sich bald die Pforten zum Unbewussten und es können im Traum innere Wahrheiten an die Oberfläche kommen. Tagsüber regt das Vergissmeinnicht dagegen mehr die Phantasie an und erleichtert Hellsichtigen das intuitive Arbeiten.

Bewundern wir seine Blüte aus der Nähe, so springt uns die kleine Sonne in der Blütenmitte förmlich ins Auge. Himmelblau und Sonnengelb vereinigen sich hier zu einem Abbild des Überirdischen. Blau beflügelt den Geist, öffnet die Augen und klärt den Blick. Gelb erleuchtet den Weg und lässt das aus der Finsternis geborene Licht erblicken. Und wer noch genauer hinsieht, der entdeckt sicher auch das Fünfeck im Blütenaufbau. Man findet es oft in Blüten wieder, die man traditionell als magischen Schutz verwendet.

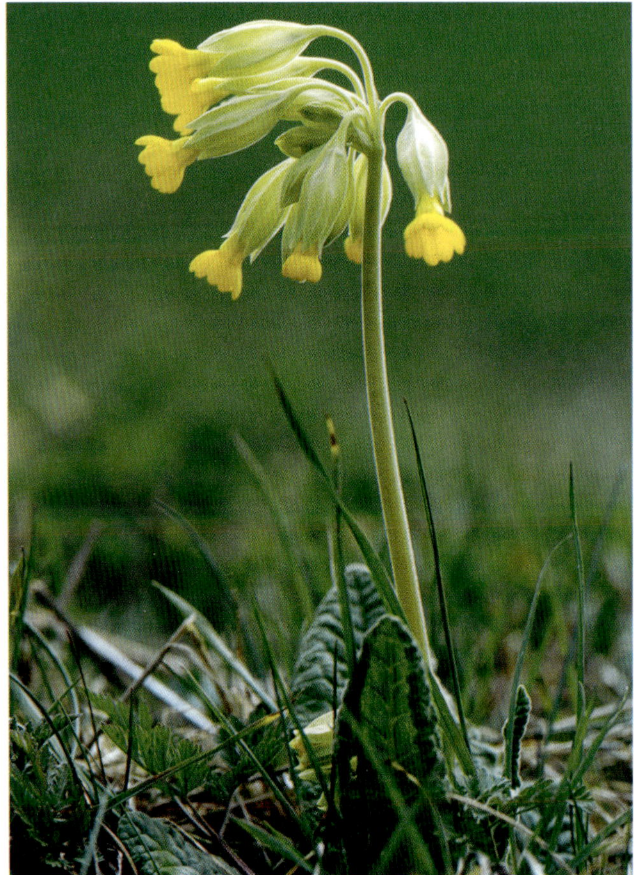

Schlüsselblumen schließen den Geist für das wiederkehrende Licht auf.

Schlüsselblume – Schlüssel zur Frühlingssonne

Einen wahren Schlüssel zur Frühlingssonne finden wir auch in den zarten Blüten der Schlüsselblume (Primula veris). Im Volksmund heißt sie »gelber Himmelsschlüssel«, weil ihre Blüten wie ein Schlüsselbund aussehen. Mit einem solchen Schlüssel soll die germanische Liebesgöttin Freya im Frühling die Herzen der Menschen geöffnet haben. Manche sehen in ihr ebenfalls die Wunderblume, mit welcher sich Tore öffnen lassen, hinter denen verborgene Schätze liegen.

Primula veris heißt »kleiner Erstling des Frühlings« und steht symbolisch für das Wiedererwachen der Natur. Sie blüht, wenn sich die Himmelsgöttin Ostara aus ihrem Winterschlaf erhebt. Ihr Beiname »Allerweltsheil« signalisiert größte Verehrung und weist auf die besonderen Heilkräfte dieser Frühlingsbotin hin.

Das Frühlingserwachen, das sich in der Lichtblume verkörpert, entspricht im Lebenskreis der Kindheit. Sie ist eine bewährte Heilpflanze beim Husten der Kinder, besonders wenn man sie mit anderen Frühblühern (z. B. Gundermann, Huflattich, Lungenkraut und Spitzwegerich) als Tee kombiniert. Dazu gebraucht man bevorzugt die aus Anbau stammenden Wurzeln (Primelwurzeln). Diese enthalten Saponine, die das Bronchialsekret verflüssigen und das Abhusten erleichtern.

In alten Kräuterbüchern steht noch geschrieben, der Himmelsschlüssel helfe auch »gegen blöd Haupt und verstopfte Nerven« (Tabernaemontanus). Gemeint sind Beschwerden infolge von Schlaganfall, wofür die Blüten einst als Heilmittel dienten. Heute erfreuen sich die Blüten in der Volksmedizin immer noch großer Beliebtheit als Kopfschmerztee.

Der anthroposophische Heilmittelhersteller Weleda bereitet aus den sonnengelben Blüten eine ganz besondere Arznei: *Primula Auro culta*. Dazu werden Schlüsselblumen mit flüssigen Goldverdünnungen gedüngt, anschließend geerntet und verkompostiert. Der Kompost wird der nächsten Generation zugesetzt, und diese wird wiederum verkompostiert. Erst die dritte Generation wird geerntet und zu einem »vegetabilisierten Metall« weiterverarbeitet. In dieser dritten Generation hat sich das Sonnenmetall Gold auf feinstofflicher Ebene mit der Sonnenpflanze Schlüsselblume vereint und deren Sonnenkräfte erhöht. Daher könnte man *Primula Auro culta* auch als »Frühlingssonne in der Flasche« bezeichnen. In der Anthroposophischen Heilkunde nutzt man diese alchimistische Schlüsselblumenarznei vor allem zur Steigerung der Herzvitalität wie auch zur Aufhellung der Stimmung.

Die sonnengelben Blüten dieser freundlichen Elfenpflanze erhellen natürlich auch den Geist und öffnen die Seele. Sie sind sicherlich die wichtigste Zutat im »Trank der Begeisterung«, denn in ihnen spiegelt sich das sanfte Licht der Frühlingssonne besonders deutlich wider.

Spiegel der Frühlingssonne

Küchenschelle – Lichtblick für die Seele

Im Reigen der Osterblumen darf die Küchenschelle (Pulsatilla pratensis) nicht fehlen. Auch diese Frühlingsbotin war im Ostarakult vertreten. Zusammen mit Gänseblümchen hat man sie früher zu Kränzen gewunden, um die Freude über das wiederkehrende Licht auszudrücken. Im Volksmund hieß sie auch »Eierblume« und durfte nicht über die Schwelle getragen werden. Dem Aberglauben zufolge hören sogar die Hühner mit dem Eierlegen auf, wenn die Küchenschelle ins Haus gelangt. Dahinter verbirgt sich vermutlich das geheime Wissen der Kräuterweiber, denen das giftige Hahnenfußgewächs einst als Abtreibungspflanze gedient hat. In den »Trank der Begeisterung« gehört diese Frühlingsblüte jedenfalls nicht – auch wenn sie noch so hübsch aussieht. Zudem stehen Küchenschellen unter Naturschutz.

Dafür ist Pulsatilla eine der wichtigsten Arzneipflanzen der Homöopathie und findet vor allem als Frauen- und Kindermittel Einsatz. Ihre Signaturen sprechen Bände!

Die Küchenschelle streckt ihre Blüte meist schon im März aus dem Schnee hervor. Ein dichter, silbrig schimmernder Flaum umhüllt Blätter und Blütenkelch wie ein wärmender Mantel. Im übertragenen Sinn eignet sich Pulsatilla als Konstitutionsmittel für leicht frierende Menschen, und sie zählt darüber hinaus zu den großen Erkältungsmitteln der Homöopathie. Insbesondere bei Neigung zu Mittelohrentzündungen wie auch bei Husten oder Blasenentzündung nach Durchnässung oder Sitzen auf kaltem Boden hilft Pulsatilla. Bei rein körperlichen Beschwerden wählt man eher die Tiefpotenzen (z. B. Pulsatilla D4 oder D6). Sofern gleich mehrere charakteristische Symptome zusammentreffen, beispielsweise Frostigkeit, Weinerlichkeit und Blasenentzündung nach Durchnässung, kann man ebenso gut eine Hochpotenz versuchen (z. B. Pulsatilla C30).

Menschen, für die eine Hochpotenz in Frage kommt, jammern viel. Ihr Seelenzustand gleicht dabei dem sprichwörtlichen Aprilwetter, das in Windeseile von heiterem Sonnenschein zu heftigen Regengüssen oder gar zu Schneestürmen wechselt. Sie leiden unter Stimmungsschwankungen und haben stets ein Tränchen im Knopfloch. Pulsatilla-Typen lassen genau wie die Küchenschellenblüten immer ein wenig den Kopf hängen.

Das Mittel eignet sich besonders für brave Kinder und sanftmütige Frauen, die meist blond und blauäugig sind. Mit der sanften Macht der Tränen regieren sie über ihre Umwelt. Pulsatilla-Frauen kann man kaum einen Wunsch abschlagen, weil sie so zart besaitet erscheinen. Sie verlangen Sympathie, Trost und Zuspruch und wecken in ihren Mitmenschen den Beschützerinstinkt. Bei Frauen verstärken sich die Gemütsschwankungen wie auch andere Beschwerden vor der Regel. Schon Tage vorher sind sie sensibel und brechen beim geringsten Anlass in Tränen aus. Zudem span-

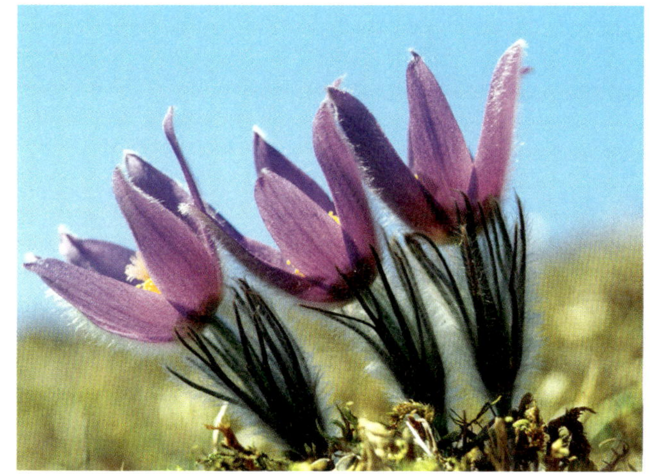

Die Küchenschelle ist ein wichtiges homöopathisches Heilmittel bei Stimmungsschwankungen.

nen die Brüste, das Gesicht ist aufgedunsen und der Bauch ist aufgetrieben. In solchen Fällen gleicht Pulsatilla die Stimmung auf hormonellem Weg aus (z. B. Pulsatilla D12).

So wie die ersten warmen Sonnenstrahlen die in der Erde ruhenden Samen zum Keimen bringen, steigert die mit der Frühlingssonne geborene Blüte die Fruchtbarkeit von Frauen. Vor allem bei Gelbkörpermangel erfüllt eine Konstitutionskur mit Pulsatilla nicht selten den lang ersehnten Kinderwunsch: Dazu nimmt man zunächst in drei aufeinander folgenden Monaten einmal pro Monat und zwar möglichst nüchtern am ersten Zyklustag eine Dosis à 5 Globuli Pulsatilla D200. Ab dem 15. Zyklustag folgt einmal täglich eine Gabe à 10 Globuli Pulsatilla D12 so lange bis die nächste Regelblutung eintritt. Dann beginnt man den Zyklus wieder mit Pulsatilla D200 und folgt nach 14 Tagen wieder mit Pulsatilla D12 (vergleiche Jaap Huibers: »Frau sein … Frau bleiben«).

Betrachtet man die Küchenschelle aus der Nähe, so entdeckt man gelbe Staubblätter, die wie Sonnenstrahlen aus der Tiefe ihrer violetten Blüte entspringen. Violett ist die Farbe der Mystik und des Übersinnlichen, in der Malerei auch Symbolfarbe der Melancholie und der Sehnsucht nach dem Göttlichen. Violett ist außerdem die dunkelste Farbe, blau die kälteste. Beide, also blaue wie auch violette Blüten wurden dem homöopathischen Ähnlichkeitsprinzip zufolge seit Jahrhunderten bei Melancholie gebraucht. Menschen, für die Pulsatilla eine Heilpflanze der Seele ist, neigen oftmals zu religiöser Schwermut.

Osterrezept: Lichtblick für Tränentiere

Die nachfolgende Rezeptur enthält neben den Blumen der Ostara auch das Sonnenmetall Gold und soll das aufsteigende Licht des Frühlings einfangen. Sie eignet sich für Menschen, die nah am Wasser gebaut haben, und sich mehr Nervenstärke sowie mehr Ausgeglichenheit wünschen.

- Aurum metallicum Dil. D10 (Gold)
- Bellis perennis Urtinktur (Gänseblümchen)
- Primula veris Urtinktur (Schlüsselblume)
- Pulsatilla pratensis Dil. D12 (Küchenschelle)
- Viola odorata Urtinktur (Veilchen, wohlriechendes)

jeweils 20 ml

Über eine Apotheke von Spagyra bestellen und mischen lassen oder die Einzelmittel direkt bei Spagyra bestellen (www.spagyra.at) und selber mischen.

Dosis: Zunächst 6–8 Wochen lang 2-mal täglich 15–20 Tropfen, danach bei Bedarf noch eine Zeit lang mit einmal täglich 15–20 Tropfen am Morgen fortfahren.

Adonisröschen – Die Blume des Frühlingsgottes Adonis

Ein eher seltener Frühlingsbote in unseren Breiten ist das Adonisröschen (Adonis vernalis). Mit viel Glück kann man das unter Naturschutz stehende Hahnenfußgewächs noch vereinzelt auf sonnigen Kalkböden finden. Kaum hat man Ende März oder Anfang April die ersten Blätter entdeckt, da legt die Pflanze schon ihre ganze Kraft in die Bildung goldgelber Blüten, die an herabgefallene Sonnenscheiben erinnern.

Ihren Namen verdankt die Pflanze dem Frühlingsgott Adonis, Sohn der Prinzessin Myrrha. Seine Mutter soll von solcher überirdischer strahlender Schönheit gewesen sein, dass sie die Eifersucht Aphrodites erregte. Sie verfluchte Myrrha zum Inzest mit ihrem Vater. Tatsächlich wurde sie schwanger, und als sie von dem Tabubruch erfuhr, wollte sie nicht mehr leben, und aus Gnade verwandelten die Götter sie in den Myrrhebaum. In Baumgestalt gebar sie schließlich ihren Sohn Adonis, der ihr an

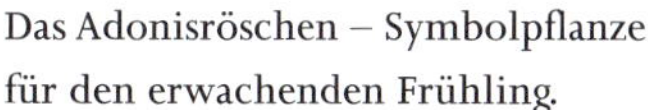
Das Adonisröschen – Symbolpflanze für den erwachenden Frühling.

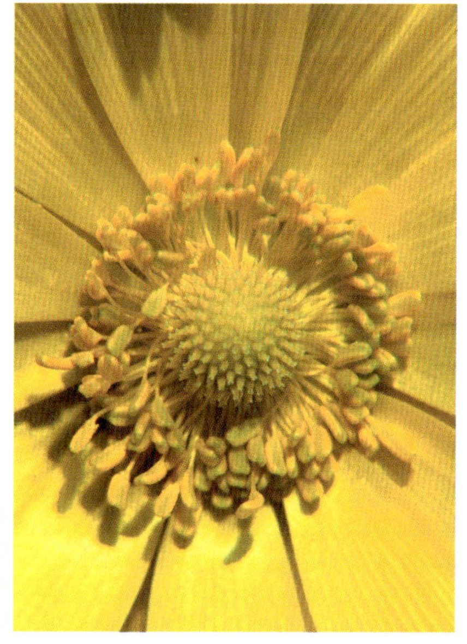

Schönheit in nichts nachstand, so dass sich nun die Göttinnen des Olymps um seine Gunst stritten. Die eifersüchtige Persephone wollte Adonis jedoch nicht mit der Liebesgöttin Aphrodite teilen. Darum verriet sie dem Kriegsgott Ares von dem Techtelmechtel zwischen ihrer Konkurrentin und Adonis. In Gestalt eines Ebers tötete Ares seinen Nebenbuhler, und als Toter musste er in das Reich Persephones gehen. Dies führte allerdings bei Aphrodite zu solcher Trauer und Verzweiflung, dass sich Zeus genötigt sah, Hermes in die Unterwelt zu senden und einen Kompromiss auszuhandeln. Ganz ähnlich wie das Schicksal von Persephone selbst, konnte daraufhin Adonis wenigstens die lichte Jahreszeit bei Aphrodite verbringen. Aus dem Blut des Adonis wuchs jedoch das Adonisröschen.

Hinter dem Namen verbirgt sich eine weitere Botschaft: Adonis leitet sich vom semitischen »Adonai« (= Herr) ab. Ursprünglich nannte man so auch Jesus, und in der kabbalistischen Magie steht Adonai für den Geist der Sonne.

Dieses pflanzliche Ebenbild der Sonne eignet sich besonders gut für ältere Menschen, deren Herz mit dem Frühlingserwachen nicht mehr recht mithalten kann. An ihrem Sonnenorgan, dem Herzen, spüren Menschen, für die das Adonisröschen ein Heilmittel ist, besorgniserregende Symptome wie etwa beschleunigten Herzschlag (Tachykardie) oder auch Herzrhythmusstörungen. Dabei sind die Herzbeschwerden meist von Ängsten und innerer Unruhe begleitet. Daher eignet sich das Adonisröschen auch zur Verarbeitung von seelischen Traumen, die man am Herzen spürt.

Rezept: Herztropfen für Frühjahrsmüde

Die Rezeptur soll die Herzkraft steigern und auf sanfte Weise die Stimmung aufhellen. Neben Gold und Adonisröschen enthält die Mischung noch die sonnenhafte Schlüsselblume, deren Anblick bereits das Herz erfreut. Die stacheligen Rosengewächse Weißdorn und Schlehe erleichtern auf emotionaler Ebene die Abgrenzung, damit man sich die Dinge nicht zu sehr zu Herzen nimmt. Auf körperlicher Ebene verbessern sie die Durchblutung des Herzmuskels.

- Adonis vernalis D4
- Aurum metallicum D10 (Gold)
- Crataegus Urtinktur (Weißdorn)
- Primula veris Urtinktur (Schlüsselblume)
- Prunus spinosa Urtinktur (Schlehe)

jeweils 20 ml

Über eine Apotheke von Spagyra bestellen und mischen lassen oder die Einzelmittel bestellen (www.spagyra.at) und selber mischen.

Dosis: Je nach Bedarf und Reaktion 2- bis 3-mal täglich 10 bis 20 Tropfen im Mund zergehen lassen oder in etwas Wasser einnehmen.

Das Adonisröschen enthält herzwirksame Glykoside, die einen ruhigeren und kräftigeren Herzschlag bewirken. Herzglykoside kommen zwar auch in anderen Pflanzen vor, z. B. im weißblühenden und betäubend duftenden Maiglöckchen oder im rosablühenden Fingerhut; in keiner Herzpflanze spiegelt sich aber die Sonne so intensiv wider wie im Frühlingsadonis. Die Adonisglykoside verlangsamen die Herzaktion, verbessern dadurch die Herzkraft und stabilisieren den Kreislauf. Weil sie leicht beruhigend wirken, wird Adonis unter anderem bei Schilddrüsenüberfunktion mit nervösen Herzbeschwerden gebraucht wie auch zur Herzkraftsteigerung nach Infekten, wenn etwa nach einer Grippe oder nach einer Lungenentzündung Kreislaufstörungen mit tachykarden Herzrhythmusstörungen zurückgeblieben sind.

Weil die Adonisglykoside stark wirksam oder auch leicht giftig sind, bevorzugt man heute die homöopathischen Tiefpotenzen (z. B. Adonis vernalis D4). Als Ho-

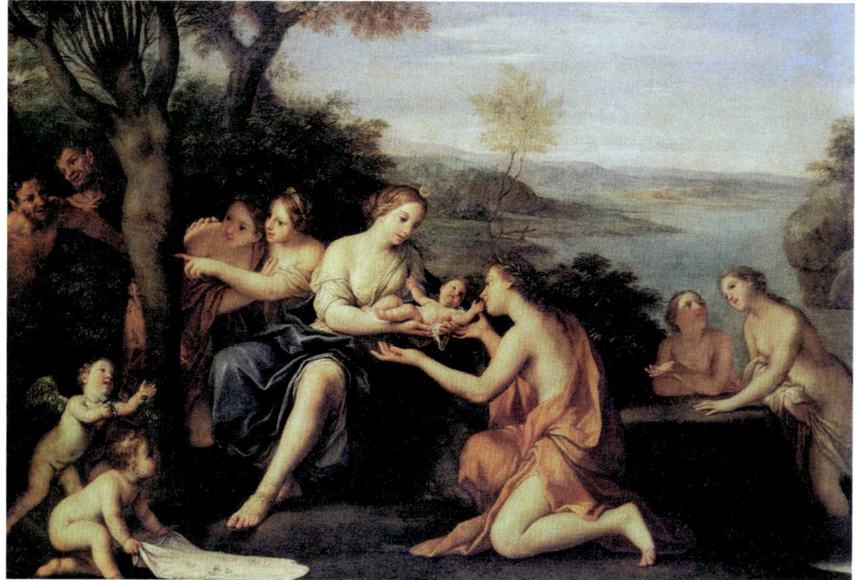

Die in einen Myrrhenbaum verwandelte Prinzessin Myrrha gebiert den schönen Adonis. Das Bild zeigt, wie die göttliche Hebamme Artemis den Knaben ihrem Bruder Apollon überreicht. (»Die Geburt des Adonis«, Marcantonio Franceschini, um 1700)

möopathikum spendet das Adonisröschen den herzerschöpften Menschen neue Hoffnung und weckt die Lebensgeister (enthalten in *Metarubini* N Tropfen von Meta Fackler zur Behandlung von Kreislaufschwäche, Schwindel und Herzunruhe).

Die Himmelskraft der Bäume

Die Verehrung der Bäume beginnt im Frühling bereits mit der Hasel, deren blühende Zweige den Palmbuschen schmücken. »Vorbei ist des Winters Weh, die Hasel streut Goldstaub auf den Schnee«, lautet ein Sprichwort, das den Sonnencharakter der alten Zauberpflanze andeutet.

Bäume bilden wahre Bindeglieder zwischen den Erd- und den Himmelskräften. Sie spielen daher nicht nur im Frühling sondern bei allen Sonnenfesten im Jahreslauf eine Rolle.

Alle Kultbäume und Baumkulte des Frühlings, also auch Birke und Hasel, hätten unsere Aufmerksamkeit verdient. Unter den Sonnenbäumen des Frühlings ragt jedoch die Esche deutlich hervor. Während die Hasel die baldige Rückkehr der Sonne ankündigt, verkündet die Esche deren Sieg über die finsteren Mächte.

Sonnenbaum Esche

Die Esche (Fraxinus excelsior) treibt erst aus, wenn der Winter wirklich besiegt und kein Frost mehr zu erwarten ist. Darum nannte Hildegard von Bingen die Esche ein »Sinnbild der besonnenen Einsicht« (zitiert nach Susanne Fischer-Rizzi: Blätter von Bäumen). Eine alte Wetterregel besagt, dass ein Jahr, in dem die Eschen noch vor den Eichen ergrünen, ein Sonnenjahr wird, also heiß und trocken. Schlägt die Eiche dagegen zuerst aus, so fällt das Jahr ins Wasser, daher sagt der Volksmund heute noch: »Treibt die Eiche vor der Esche, dann gibt's die große Wäsche.«

Ein Blick genügt, um zu erkennen, dass die Esche eine Sonnenanbeterin ist. Mit ihrem schlanken Stamm schwingt sie sich in schwindelerregende Höhen empor und schafft sich so ihren eigenen Platz an der Sonne.

Die Weltenesche Yggdrasil

Eine hundertjährige Esche kann eine Höhe von über 30 Metern erreichen. Wandelt man in einem alten Eschenhain, dann wirken die aufrechten Stämme wie Säulen, die den Himmel tragen. Kein Wunder, dass diese Baumriesen die menschliche Phantasie seit Urzeiten anregen: »Eine Esche weiß ich, heißt Yggdrasil.«, steht schon in der Edda geschrieben.

Unter der Weltenesche Yggdrasil trafen sich einst die Götter zum Rat. Der Baum, dessen Wurzeln in die Unterwelt reichen und dessen Krone den Himmel stützt, bildete aber nicht nur die Weltenachse, er galt auch als »Stammbaum« der Menschheit. Der Mythos erzählt, dass der germanische Gottvater Odin einmal bei einer Wanderung zwei Baumstämme fand. Aus dem der Esche schuf er Ask, den ersten Mann, und aus der Erle/Ulme schuf er Embla, die erste Frau.

Im Althochdeutschen hieß die Esche »ask«, wobei dies der Name des Eschensohnes ist und gleichzeitig »Speer« bedeutet. Aus dem elastischen Holz stellte man einst wie heute Waffen wie Pfeil und Bogen her. Odin soll einen aus Eschenholz geschnitzten Lichtspeer besessen haben. Zu besonderem Ruhm brachte es der Eschenholzspeer des Kentauren Chiron. Dieses Wesen, halb Mensch und halb Pferd, bewohnte den Berg Pelion in Thessalien und fällte dort eine der heiligen Eschen. Aus diesem heiligen Holz fertigte er jenen Speer, mit dem der Held Achilles in der sagenumwobenen Schlacht Hektor besiegte.

In der Gestalt der Esche erkennt man den Lichtspeer Odins.

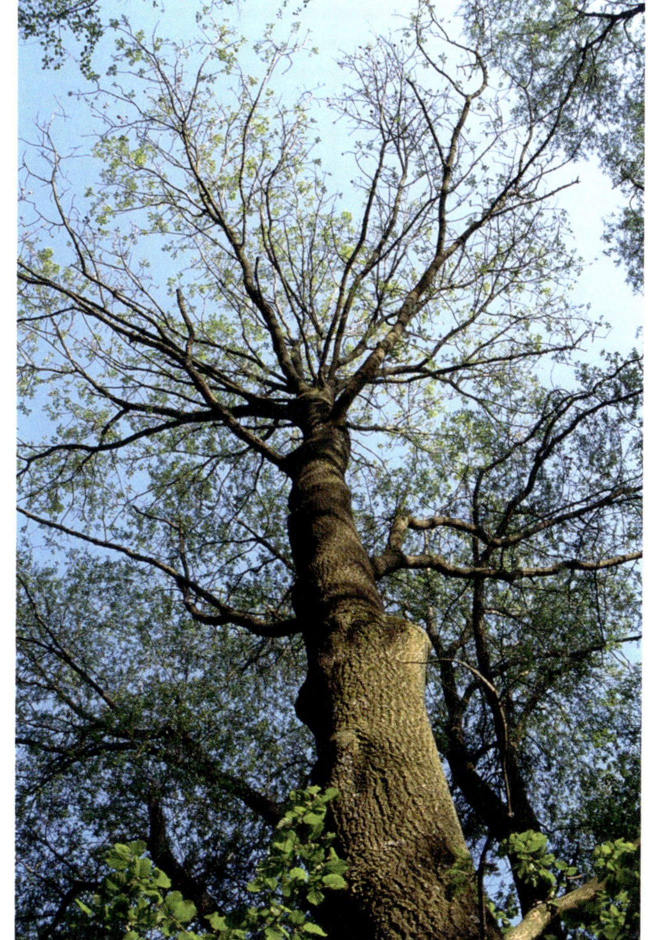

Baumgeist in einer Eschenknospe.

Aus jungen Eschenblättern fertigt man noch heute Lebenselexiere.

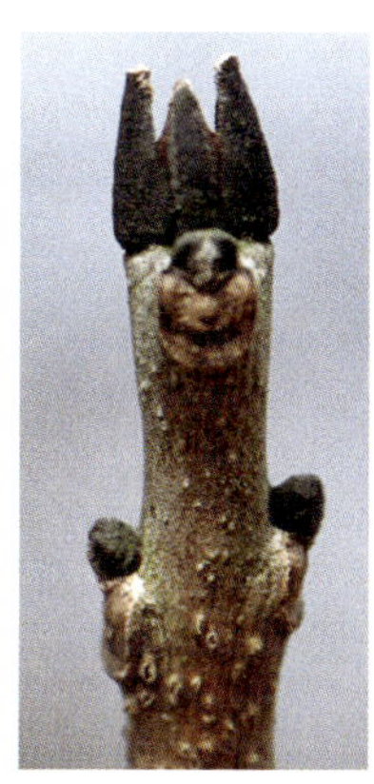

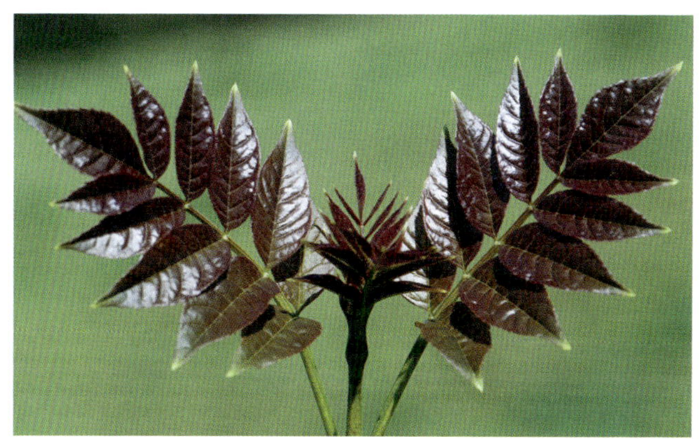

Doch nicht nur das Holz, sondern auch der Eschengeist stärkte die Krieger. Die Sachsen verehrten einst eine Esche namens Irminsul, die größer als jeder andere Baum gewesen sein soll. Karl der Große wollte die Sachsen mit Gewalt zum christlichen Glauben bekehren. Er bezwang sie jedoch erst, als er Irminsul und andere heilige Bäume fällen ließ. Dies brach den Mut der Sachsen: Sie glaubten sich vom Eschengeist verlassen und gaben sich geschlagen.

Im aufrechten Hochwuchs der Esche erkannten die Germanen auch ein Phallussymbol. Daher hängten sie die Eschenzweige über ihren Betten auf, um fruchtbarer und potenter zu werden.

Als besonders zauberkräftig galten die Zweige, die nach Osten sehen und der aufgehenden Sonne zugewandt sind. Ihnen sprach man Macht über Krankheit, Tod und Teufel zu. Insbesondere Schlangen sollen diesen Baum fürchten: »Man schreibt vor warhafftig / es kome keine Schlang so weit dieses Baums Schatten gehe / sie lieff ehe durch ein Feuer / dann unter dieses Baums Zweig oder Blätter.« (Adamus Lonicerus: Kreutterbuch, 1679)

Durch die Volksmedizin konnte sich ein Teil des alten Wissens über die Heilkräfte der Esche erhalten. Im Volksmund heißt sie heute noch »Wundholz«. Volksmediziner verwendeten einen Absud aus der Rinde zur Wundwaschung. Wie der Bei-

Historisches Rezept: Lebenselixier »Frenette«

Will man so alt wie Methusalem werden oder nach dem Winter Sonnenkräfte in den Körper einziehen lassen, dann bietet sich das energiespendende Eschenelixier an.

Zwei bis drei Handvoll junge Eschenblätter (eventuell auch mit der Rinde junger Äste gemischt) fein zerschnitten in ein Einwegglas mit 750 ml Fassungsvermögen geben und mit 0,7 Liter Weißwein guter Qualität übergießen. Das verschlossene Glas an eine sonnige Fensterbank stellen und ab und zu kräftig schütteln. Nach sieben bis vierzehn Tagen den Weinauszug durch ein Leintuch abfiltern, auspressen und in die Weinflasche zurückfüllen.

Kühl aufbewahrt hält sich dieser Kräftigungstrunk einige Wochen lang. Schon ein bis zwei Likörgläschen täglich stärken die Lebenskraft.

Rezept: Rheumatee

Die nachfolgende Rezeptur enthält neben dem Sonnenbaum Esche vor allem Pflanzen, die in Auenwäldern zu finden sind. Dort kann ein Rheumakranker einen Entzündungsschub erleben. Die Pflanzen neutralisieren jedoch die Unheilskräfte von Feuchtgebieten und werden daher volksmedizinisch als Begleitmittel bei Muskelrheumatismus gebraucht. Der Rheumatee ergänzt Basenkuren und entzündungshemmende Weihrauchpräparate (vergleiche Seite 280).

- Birkenblätter 20 g
- Brennnesselblätter 20 g
- Eschenblätter 20 g
- Mädesüßblüten 20 g
- Weidenrinde 20 g

Mischen, 2 Teelöffel mit 200 ml kochendem Wasser überbrühen, 8–10 Minuten ziehen lassen, abseihen, täglich 2–3 frisch zubereitete Tassen trinken, zunächst 4–6 Wochen lang, danach bei Bedarf noch eine Zeit lang eine Tasse täglich.

Zusätzlich: Weihrauch Kapseln (z. B. von Dr. Michalzik oder Präventa Pharm), 2-mal täglich 2–4 Kapseln.

name »Fieberheilbaum« verrät, fand die Rinde auch bei fieberhaften Infekten sowie bei Rheuma Anwendung. Die Eschenfrüchte gebrauchte man dagegen, um den männlichen Samen zu vermehren und die Fruchtbarkeit zu steigern.

Die jungen Blätter gelten ebenfalls als Tonikum und Lebenselixier. Sie enthalten pflanzliche Wachstumshormone mit vitalisierenden Kräften. Aus dem 17. Jahrhundert stammt ein in Frankreich noch erhaltenes und gebräuchliches historisches Rezept für ein Lebenselixier: die »Frenette« (siehe Rezept). Es soll Menschen geben, die durch den täglichen Genuss dieses Sonnenelixiers ein biblisches Alter von über 100 Jahren erreicht haben! In der lebensverlängernden Eigenschaft der Esche zeigt sich die Verwandtschaft zum Olivenbaum.

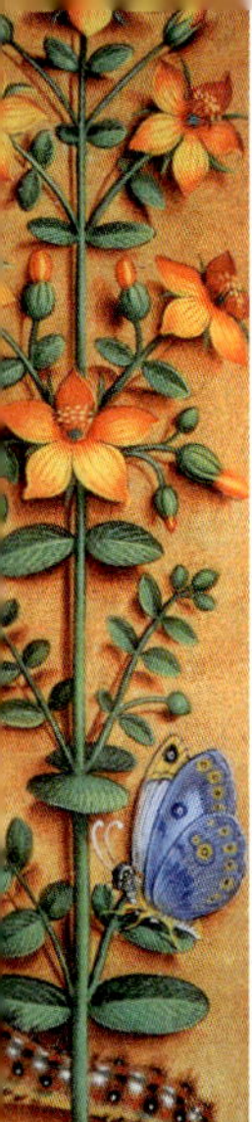

Sommer – Der Sieg der Sonne

Zur Sommersonnenwende (21. Juni) erreicht die Sonne ihren Höhepunkt im Jahreslauf. Nun thront die Himmelsregentin strahlend am Zenit und triumphiert über die Finsternis. Jetzt wirkt sie heiß und kraftvoll auf das irdische Leben. Die Mittsommersonne zaubert eine wahre Blütenpracht hervor, verwöhnt uns mit süßen Früchten und bringt die Kornfelder zum Reifen.

Wer würde an einem nach Heu duftenden Sommertag nicht gerne einmal das Rad der Zeit anhalten? Schließlich ahnen wir bereits, dass das Licht ab diesem Wendepunkt im Jahreskreis jeden Morgen einige Augenblicke später erwacht und uns jeden Abend etwas früher verlässt als am Tag zuvor.

Das Siegesfest der Sonne ist seit langem auch mit Pflanzenbrauchtum verknüpft. Seit Urzeiten brechen Kräuterweiber in ländlichen Gegenden rund um die Sonnenwende, meist jedoch am Johannistag, vor Sonnenaufgang bestimmte Sonnwendkräuter und binden daraus duftende Kräuterbuschen. In der dunklen Jahreshälfte dienten die Büschel einst als Heilmittel gegen allerlei Krankheiten oder wurden als Rauchopfer dargebracht, wenn zum Beispiel Unwetter aufkam. In jedem Fall lohnt es sich, diese alten Bräuche rund um den Mittsommer wieder zu entdecken. Mit einem Büschel aus duftenden und farbenfrohen Sommerkräutern lässt sich nämlich die Kraft der Sommersonne einfangen, und man braucht die dunkle Jahreszeit nicht mehr zu fürchten.

Sonnenfeuer in der Nacht

Ein Überrest der heidnischen Sonnenverehrung findet sich vor allem noch im Feuerkult zu Johanni (24. Juni). Vom Feuer dachte man einst, es hätte seinen Ursprung im Himmel und sei ein zur Erde herabgefallener Funken der Sonnenglut. Es galt als lebendiges Wesen mit göttlicher Macht. Darum opferte man den Feuergeistern zu bestimmten Zeiten wie etwa zu Johanni oder an Weihnachten ausgewählte heilige Hölzer und zauberkräftige Kräuter.

Ursprünglich sollte das Sonnwendfeuer in der kurzen Mittsommernacht den leuchtenden Himmelskörper im Kampf gegen die wieder aufkeimende Dunkelheit unterstützen. Den Höhepunkt der Festlichkeit bildete schließlich der Sprung durch die läuternden Flammen und damit die Reinigung von allen dämonischen Einflüssen.

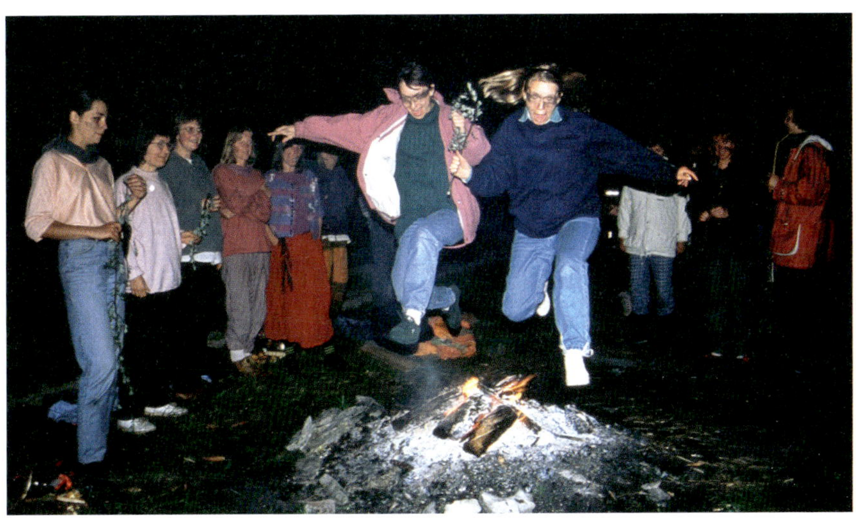

Der Sprung durch das Sonnwendfeuer reinigt von finsteren Mächten und bewirkt Gesundheit und Fruchtbarkeit.

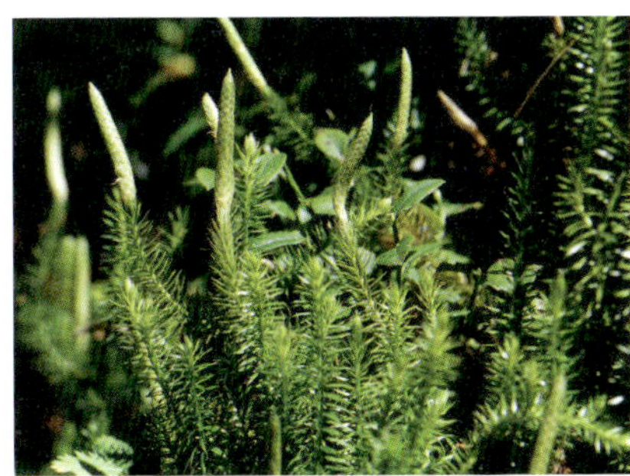

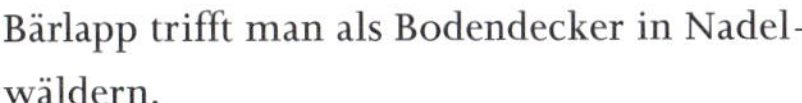

Bärlapp trifft man als Bodendecker in Nadelwäldern.

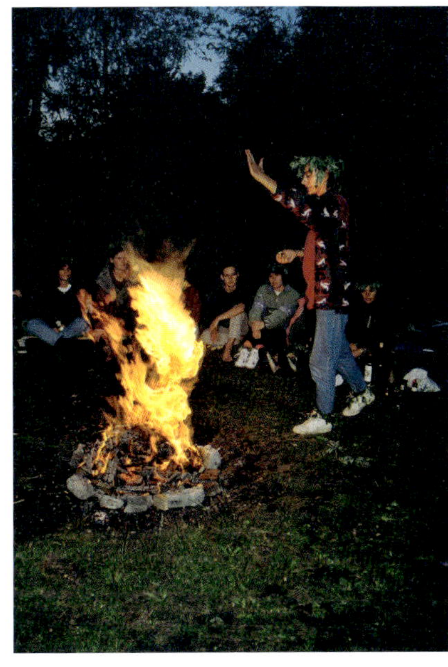

Wirft man eine Handvoll »Hexenmehl« (Bärlappsporen) ins Feuer, dann erzeugt dies eine beeindruckende Stichflamme.

Bärlapp und Beifuß – Sonnenkraft der Gürtelkräuter

Einer der ältesten Pflanzenkulte des Mittsommers ist der Sonnwendgürtel. Schon die germanische Fruchtbarkeitsgöttin Freya besaß einen solchen Zaubergürtel, und auch der Donnergott Thor soll seine Macht von einem magischen Kraut bezogen haben, das er um seine Lenden wand.

Das Gürten mit bestimmten Kultpflanzen der Sonnenwende sollte die reinigenden Kräfte der Sonne auf den Menschen übertragen. Ein alter Fruchtbarkeitszauber verbirgt sich dahinter. Denn wenn die Sonne im Mittsommer irdische Fruchtbarkeit bewirkt, dann beeinflussen ihre Gaben, die Sonnwendpflanzen, die menschliche Fruchtbarkeit ebenfalls.

Feuerbeschwörung mit Hexenmehl

Beginnen wir den Reigen der Sonnwendpflanzen mit einem kleinen Gewächs, dem wir in Nadelwäldern begegnen: dem Bärlapp (Lycopodium clavatum). Obwohl er das grelle Licht scheut, gehört er zu den Kultpflanzen der Sonnenwende und hieß daher auch »Johannisgürtel«.

Augenzeugen berichteten, dass Druiden mit ihm die heiligen Sonnenfeuer beschworen. Mit einer einzigen Handbewegung lockten sie aus einem kleinen Feuer eine hohe Flammensäule hervor. Zu diesem Feuerzauber gebrauchten sie unter anderem die Sporen des Bärlapp.

Wirft man eine Handvoll davon ins Feuer, dann zischt eine mächtige Stichflamme auf. Den Christen waren solche Feuerbeschwörungen unheimlich. Sie nannten das Pulver kurzerhand »Hexenmehl«.

Dagegen war der Bärlapp den Heiden heilig, denn in seinem Namen stecken gleich zwei nordische Kraft- und Seelentiere: Bär und Wolf (griech. »lykos« = Wolf)! Das dritte Kraft- und Seelentier kommt mit dem Beinamen »Schlangenmoos« hinzu. Zur Sonnenwende wand man die Ausläufer einst um die Lenden. Wie andere Gürtelkräuter sollte die alte Kraftpflanze auf diese Weise die Fruchtbarkeit steigern. Den Johannisgürtel flechten wir heute allerdings nicht mehr mit Bärlapp, denn er steht längst unter Naturschutz.

Dafür handelt es sich um eine wichtige Arzneipflanze der Homöopathie. Aus den reifen Sporen bereitet man das homöopathische Lycopodium. Es eignet sich für herrische Naturen, die leicht in die Luft gehen, vor allem wenn man ihnen wider-

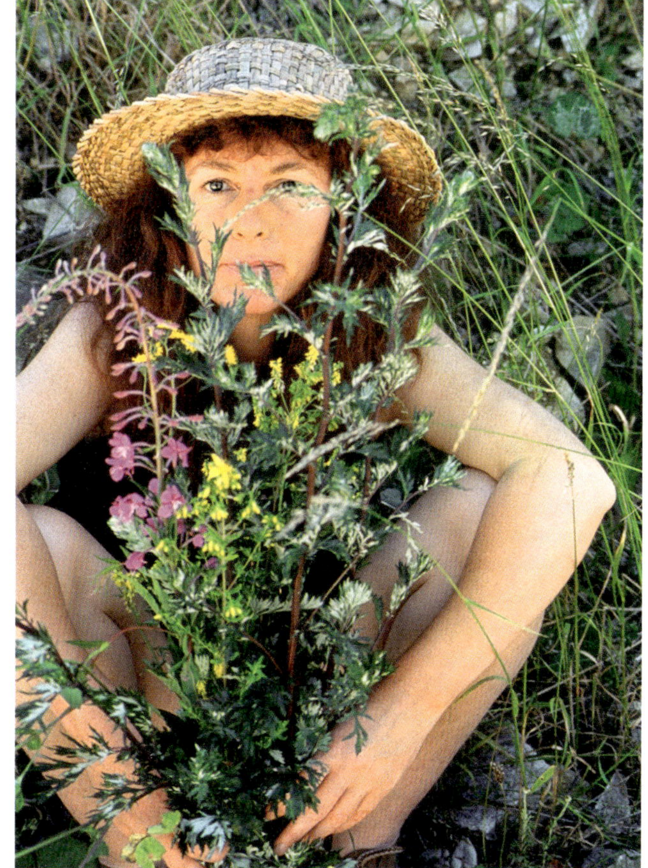

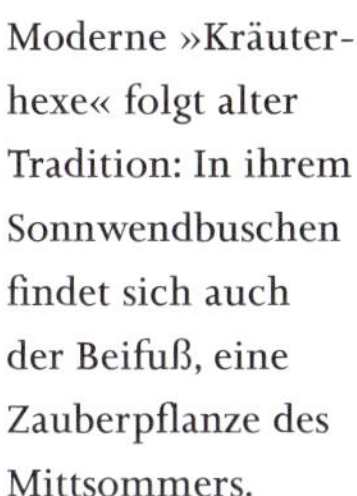

Moderne »Kräuterhexe« folgt alter Tradition: In ihrem Sonnwendbuschen findet sich auch der Beifuß, eine Zauberpflanze des Mittsommers.

spricht. Sie entladen ihren Zorn meist explosionsartig. Schließlich gebrauchte man das schwefelgelbe Pulver lange Zeit als Schießpulver und erzeugte damit Theaterblitze. Menschen, für die es ein Konstitutionsmittel ist, sind ehrgeizig und ebenso durchsetzungskräftig wie der kleine Bodendecker, der den Waldboden mit seinen Ausläufern erobert.

Hinter manchem garstigen Chef oder Kollegen verbirgt sich ein Mensch, der eine Konstitutionsbehandlung mit Lycopodium gebrauchen könnte. Doch hinter der unfreundlichen Maske verbirgt sich oft Angst, Menschenscheu und mangelndes Selbstvertrauen. Auch Depressionen und Lebensüberdruss gehören zum Arzneimittelbild.

Weil Hochpotenzen (z. B. Lycopodium D30) als Reaktionsmittel gelten, ist bei der Einnahme allerdings Vorsicht geboten. Schon eine Einzelgabe kann einen Vulkanausbruch der Gefühle auslösen. Solche Reaktionen sind manchmal eine Chance, tiefere Einblicke in die eigene Seelenstruktur zu gewinnen. Man sollte die feurige Pflanze aus dem düsteren Wald dennoch lieber mit sonnigen Mitteln kombinieren (z. B. mit *Solunat* Nr. 17; siehe Seite 164). Dann stärkt der Bärlapp die eigene Mitte und gleicht das explosive Gemüt aus.

Kraftspendender Sonnenwendgürtel

Das bekanntere Gürtelkraut ist der Beifuß (Artemisia vulgaris), der in alten Kräuterbüchern oftmals »Sonnenwendgürtel« oder nur »Sonnenwende« hieß. Im Mittsommer beginnt die Staude, die wir entlang von Wegrändern antreffen, Blüten auszutreiben. Eben diese aromatischen Blüten speichern die allesheilenden Kräfte der Sommersonne.

Seinen Gattungsnamen hat der stark duftende Korbblütler von der Mondgöttin Artemis. Zusammen mit ihrem Bruder Apollon waltete sie des Amtes der Lichtbringerin. Wie ihr Bruder so trug auch Artemis ein safrangelbes Gewand. Von den Zyklopen hatte sie einen silbernen Bogen erhalten, mit dem sie auf Jagd ging und die Nacht erhellen konnte.

Ähnlich wie der Mond die Sonnenstrahlen widerspiegelt, holt der ihr geweihte Beifuß das Licht in die Sonnenwendnacht. Lange Zeit war es üblich, sich in der Sonnenwendnacht mit Beifuß zu gürten. Zum Schluss sprangen die Menschen erst ins Wasser – Johannes war ja der Täufer – und dann mitten durch die läuternden Flammen des Sonnenwendfeuers hindurch. Anschließend warfen sie den Beifuß in die Flammen und brachten somit eine Art Rauchopfer dar, welches das ganze Jahr hindurch vor Krankheiten schützen und allerlei Dämonen vertreiben sollte.

Bis ins Spätmittelalter hinein stand der stark duftende Korbblütler in dem Ruf, dämonenfeindlich zu sein und trug daher – ähnlich wie das Johanniskraut – den Beinamen »Teufelsflucht«: »Der Teufel fürchtet den Beifuß, und wo Beifußwurzeln an das Haus genagelt sind, können keine bösen Geister herein, und das Gebäude ist vor Feuersgefahr geschützt.« (Ritter von Perger: Deutsche Pflanzensagen, 1864)

Den Teufel treibt das Kraut jedoch mehr im übertragenen Sinne aus. Weltweit und seit Urzeiten räuchern Heiler und Schamanen mit Beifuß und vertreiben auf diese Weise allerlei Krankheitsgeister. Mit einer Beifußräucherung kann man die Aura einer Person reinigen, die Atmosphäre in einem Raum verändern oder ein heilsames Ritual eröffnen. Dazu kann man im Hochsommer einige Blütentriebe der

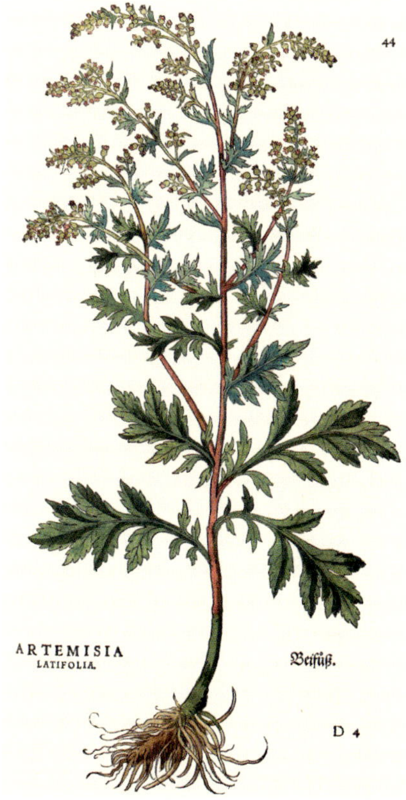

Beifuß., aus dem Kräuterbuch des Leonhard Fuchs.

Beifußstaude brechen, diese dann zum Trocknen aufhängen und schließlich zu Räucherbüscheln binden. Wenn in einem Haus die Streitgeister waren oder Gespenster umgehen, dann kann man durch das Räuchern dieser Büschel die antidämonischen Sonnenkräfte des Beifuß befreien.

In China gebraucht man Beifußarten seit Jahrtausenden als Moxakraut. Dabei werden mit einer glühenden Beifußzigarre spezielle Akupunkturpunkte erhitzt, um den Fluss in den Meridianen (= Energiebahnen) wieder herzustellen. Insbesondere der Dämon der Melancholie mag den während einer Moxabehandlung freigesetzten Beifußrauch überhaupt nicht. Besonders bewährt hat es sich, den »Magen 36« (M 36) mit einer rauchenden Moxazigarre solange zu erhitzen bis sich eine etwa 2-Euro-Stück große Hautrötung zeigt. Denn der M 36 heißt auch »Punkt des göttlichen Gleichmuts« und verleiht in seelischen Ausnahmezuständen Durchhaltekraft.

Doch der Beifuß treibt noch viel mehr aus: Er leitet nämlich Giftstoffe aus dem Körper. Beifuß öffnet fast alle körpereigenen Ausscheidungswege: Er treibt den Harn und den Schweiß, fördert die Verdauung und bringt die Regelblutung ins Fließen.

Während der Einnahme lässt sich dieser entgiftende Effekt gut beobachten: Körperausscheidungen riechen manchmal stärker, und vor allem der Schweiß kann dadurch zeitweise regelrecht stinken. Wenn Seele und Geist von Stoffwechselschlacken und Umweltgiften wie »vergiftet« sind und man sich ständig erschöpft fühlt, dann kann eine Teekur mit Beifußkraut manchmal wahre Wunder bewirken.

Dem Aberglauben zufolge macht der »bifot« den Wanderer unermüdlich. Wieder weist uns die Pflanzensignatur den Weg zum Heilgeist: Der rote Stängel zeigt den Kraftspender an. In der Tat regt Beifuß den Kreislauf an. Oft fühlt man sich schon nach ein oder zwei Tassen Beifußtee voller Energie und Tatendrang.

Doch zurück zur Mondgöttin Artemis, deren Kräfte in diesem Sonnwendkraut wirken. Die Blattunterseiten schimmern silbrig und deuten auf mondenhafte Heilkräfte hin. In der astrologischen Medizin ordnet man dem Mond unter anderem die

Rezept: Stimmungsaufhellung durch Menstruationsförderung

Wenn beispielsweise nach Absetzen der Antibabypille die Regelblutung ausbleibt oder zu schwach ist, dann verdunkelt sich meist auch die Seele. Mit folgender Rezeptur durchwärmen wir den Unterleib, regen die Menstruation an und steigern auch die Fruchtbarkeit. Durch den entgiftenden Effekt der Kräuter hellt sich meist auch die Stimmung auf.

- Beifußkraut 40 g
- Damianablätter 40 g
- Eisenkraut, gewöhnliches 30 g
- Majoran 20 g
- Rosmarinblätter 20 g

Mischen, zwei Teelöffel mit 200 ml kochendem Wasser überbrühen, 8 bis 10 Minuten ziehen lassen, abseihen und bei Bedarf im trinkwarmen Zustand mit etwas echtem Bienenhonig süßen, kurmäßig sechs bis acht Wochen lang zwei bis drei Tassen täglich trinken.

Wichtig: Nicht in der Schwangerschaft oder bei bekannter Korbblütlerallergie trinken!

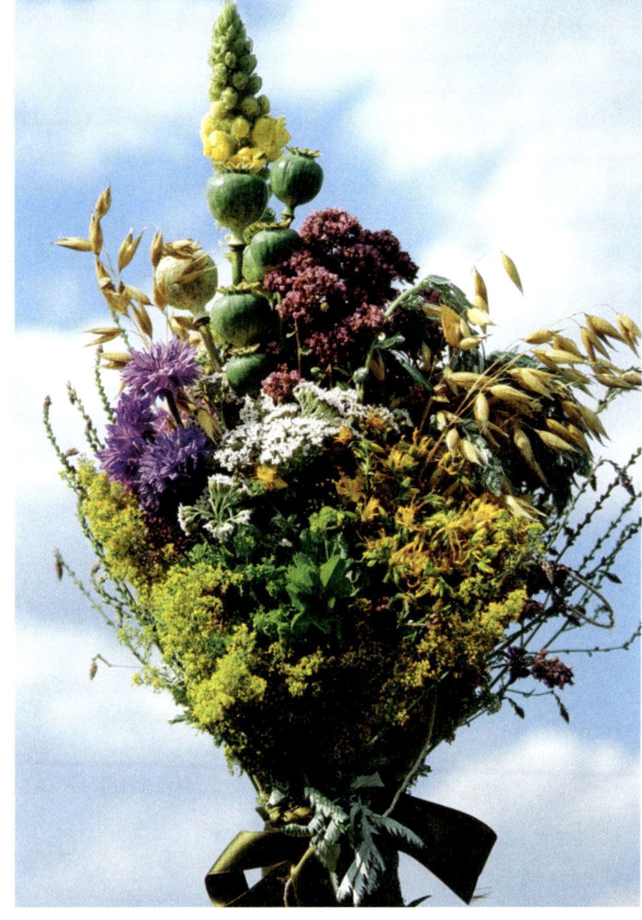

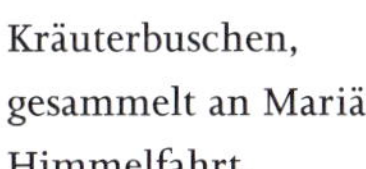
Kräuterbuschen, gesammelt an Mariä Himmelfahrt.

Menstruation zu. Ähnlich wie der Mond Ebbe und Flut hervorruft, finden in der Gebärmutter im Einklang mit dem Mondrhythmus Aufbauprozesse wie Eisprung und Abbauprozesse wie die Mondblutung statt. Alle Artemisia-Gewächse, also auch Eberraute und Wermut, zählen zu den »Mutterkräutern«, die seit langem frauenheilkundlich Verwendung finden. Kräuterfrauen und Hebammen gebrauchen das Kraut zur Fruchtbarkeitssteigerung, zur Förderung der Menstruation sowie zur Geburtserleichterung.

Der Kräuterbuschen – oder: Wie man die Sonne einfängt

Mit einem Sonnwendbuschen fangen wir die Wärme und das Licht des Mittsommers ein. Die Büschel aus duftenden Sommerkräutern galten lange Zeit als Allheilmittel und Universalschutz. Kranke erhielten die Kräuter zur Kräftigung im Essen, und auch kranken Tieren gab man etwas davon ins Futter. Manche hängten die Buschen übers Brautbett, um durch die Sonnenkräfte Fruchtbarkeit zu erlangen. Bei Gewitter verbrannte man einen Teil im Herdfeuer, um den Blitz abzuwehren, und überhaupt trieb man allerlei Zauber damit.

Die Zusammensetzung der Kräuterbuschen variiert je nach Jahr und Gegend, der Zahl neun begegnen wir jedoch immer wieder. Neunerlei Kräuter finden wir in der Gründonnerstagssuppe oder im Himmelfahrtsbuschen und mit neunerlei Hölzern entfacht man die Sonnenfeuer. Dreimal drei Kräuter dienten den nordischen Völkern als Opfer an die drei Schicksalsgöttinnen. Das Sammeln des Sonnwendbuschen stellt heute noch ein naturmagisches Ritual dar, das uns den heilsamen Sonnenkräften näher bringen kann. Ursprünglich brach man die Kräuter zu Johanni vor Sonnenaufgang nach der alten Regel *sine ferro* (ohne Eisen). Mit dem Sonnwendbüschel holen wir die Sonne ins Haus. Sein würziger Duft sowie der Anblick schützen vor allem vor Dämonen der Melancholie. Indem wir den Sonnwendbuschen im Winter räuchern, feuern wir symbolisch die Sonne an.

Beifuß: Altes Frauenheilkraut, Räucherdroge und schutzmagische Pflanze; wirkt Kreislauf anregend, menstruationsfördernd, krampflösend, geburtserleichternd und öffnet alle Entgiftungswege (Harn, Menstrualblut, Schweiß, Stuhl).

Betonie: Beiname »Heilziest«; Allheilmittel und Wundheilkraut des Paracelsus. Regt die Nierentätigkeit an und spendet Seelenkraft.

Dost: Gewürzkraut und schutzmagische Räucherpflanze: »Baldrian, Dill und Dost – des hat die Hexe nit gewoßt!« Der würzig-warme Duft erdet, beruhigt und stärkt die Nerven.

Eisenkraut: Hochzeitskraut (Kranzkraut) und Fruchtbarkeitspflanze; Kraut der Mondgöttin Isis; Orakelpflanze der Druiden und »Diplomatenkraut« der Römer. Heilt Gastritis und Magenschwäche, fördert Eisprung und Empfängis und regt die Wehentätigkeit an.

Hafer: Kraft und Fruchtbarkeit spendende Sonnenspeise. Stärkt die Nerven bei nervöser Erschöpfung und leitet Harnsäure aus (z. B. Kur mit *Vollmers Grünem Hafertee N*).

Johanniskraut: Alte schutzmagische Sonnenpflanze; Beiname: »Herba daemonisfuga« (Teufelsflucht). Wundkraut des Paracelsus. Wirkt antidepressiv, nervenstärkend, schmerzlindernd (Migräne, Neuralgien), entzündungswidrig, antibakteriell und antiviral.

Kamille: Blume des germanischen Lichtgottes Baldur. Altes Mutterkraut und pflanzliches Breitbandantibiotikum bei Entzündungen von Haut und Schleimhaut. Die sonnigen Korbblüten wirken krampflösend, mild beruhigend und wachstumshemmend auf viele Krankheitserreger (z. B. Staphylo-, Streptokokken und Candida albicans).

Labkraut, echtes: Das »Liebfrauenbettstroh« diente einst als Bettfüllung. Der Blütenduft besänftigt und erhellt das Gemüt. Enthält Labferment, das Milch zum Gerinnen bringt.

Schafgarbe: »Augenbraue der Venus«. Blutreinigerin und Frauenheilpflanze. Der würzig-warme Duft, zeigt die antimikrobielle Heilpflanze an. Lindert krampfartige Magen-Darm- oder Regelschmerzen und Blasenentzündungen, wirkt ähnlich antibiotisch wie Kamille.

Johanniskraut – Sonnenkönig der Pflanzenwelt

In den Augen der alten Germanen besaß die Sonne die Macht, alles Dunkle und Kranke zu bannen. Ein irdisches Abbild des leuchtenden Himmelskörpers erkannten sie in den gelben Blüten des Johanniskrauts. In ihm begegnet uns ein wahrer Sonnenkönig der Pflanzenwelt: Das echte Johanniskraut (Hypericum perforatum) wählt nur sonnige und trockene Standorte. Seine fünf Blütenblätter erinnern an ein Sonnenrad mit Strahlenkrone. Dies war die heilige Blume des germanischen Lichtgottes Baldur, denn sie erblüht ab der Sommersonnenwende, wenn die Sonne am höchsten steht und ihre größte Kraft entfaltet.

Das »Sonnenwendkraut« wird seit Jahrtausenden heilkundlich verwendet und gilt heute als eine der am gründlichsten erforschten Heilpflanzen. Schon Hippokrates kannte seine entzündungswidrige Wirkung. Eine Johanniskrautart soll sogar »Panakos«, die allesheilende Pflanze des Medizinreformators Galen gewesen sein. Andromachus, der Leibarzt des Nero, mengte Hypericum in das kaiserliche Lebenselixier. Die Liste der Kräuterkundigen, welche die besonderen Kräfte dieser Heilpflanze zu nutzen wussten, ließe sich endlos fortführen.

Doch lassen wir Paracelsus zu Wort kommen, denn dies war seine Lieblingspflanze: »Gott hat in der Perforata einen besonderen Willen und ein besonderes Arcanum (wahre Arznei) für den Menschen geschaffen, er sei bös oder gut. Wie die Sonne alle Dinge, die guten und die schlechten, bescheint, so ist auch die Arznei. Es ist eine Universalmedizin für den ganzen Menschen ... Ich habe vier Kräfte gemeldet, die in der Perforata sind, nämlich gegen die Phantasie, gegen Würmer, gegen Wunden und die balsamische Tugend.«

Ein Lichtblick für den Körper

Die Universalmedizin des Paracelsus erfreut sich heute noch größter Beliebtheit. Kräuterkenner sammeln die blühenden Triebspitzen des Johanniskraut traditionell ab der Sonnenwende, um daraus das Rotöl zu bereiten (siehe »Sonnenmedizin selbst gemacht« Seite 108). Eben weil das Johanniskraut zur Zeit der größten Hitze blüht, heilt das daraus hergestellte Rotöl Verbrennungen und Sonnenbrand. Seine Sonnenheilkräfte lindern allerdings auch Nervenschmerzen (z. B. Gürtelrose oder

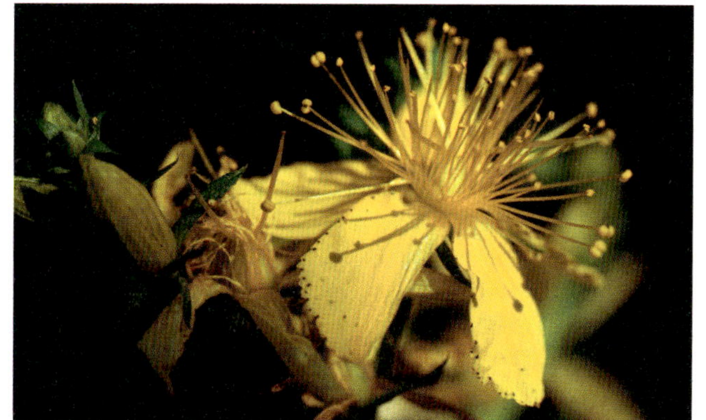

Johanniskraut (Hypericum perforatum).

»Hexenschuss«) oder Verspannungen und bewähren sich ebenso in der Pflege von Narben.

Paracelsus, der zeitweilig als Lazarettarzt gedient hatte, nannte das Johanniskraut die beste Wundarznei aller Länder: »Sie (die Perforata) heilt Wunden, Beinbrüche und alle Quetschungen.« (Paracelsus: Sämtliche Werke Bd. III). Doch er bereitete seine Wundarznei auf spezielle Weise, indem er unter anderem die Samen destillierte.

Der Signaturenlehre zufolge heilt die »Perforata«, deren Blätter gegen das Licht gehalten wie durchlöchert erscheinen, vor allem Stich- und Schusswunden. Im Volksglauben war es der Teufel höchstpersönlich, der einst wutentbrannt über die Kräfte des Johanniskrauts die Blätter durchstochen hat. Heute weiß man, dass es sich bei den »Löchern« um Öldrüsen handelt.

Ganz ähnlich wie einst in der Sympathiemedizin des Mittelalters gebraucht man heute das Rotöl wie auch die homöopathischen Verdünnungen. Sowohl Rotölkompressen als auch das homöopathische Hypericum (z. B. in *Traumeel* Tabletten von Heel enthalten) heilen Schnittwunden und Verletzungen nervenreicher Gewebe. Aber auch der Phantomschmerz amputierter Glieder oder der Wundschmerz nach Zahnextraktionen gehören zu den dankbaren Anwendungsgebieten von Johanniskrautextrakten.

Wissenschaftler nehmen inzwischen an, dass ein zentral-analgetischer Effekt vorliegt: Johanniskraut beeinflusst folglich die Schmerzzentren im Gehirn. Das erklärt auch, warum sich bei einer rechtzeitigen Einnahme in vielen Fällen sogar Kopfschmerzen und Migräne sowie Phantomschmerzen bessern (z. B. Stoßtherapie im Beginn der Schmerzattacke mit 4–6 *Hyperforat* Filmtabletten von Klein).

Doch das Johanniskraut ist nicht nur eine bewährte Wundarznei, sondern es dient ebenso lange schon als Wurmmittel. »Diesen Saft (von Johanniskraut) gibt man mit Odermennig den Rossen ein für die Wurm«, liest man beispielsweise im Kräuterbuch des Jakobus Tabernaemontanus. In der Tiermedizin ist dieses Wurmmittel immer noch gebräuchlich. Hunden kann man eine Wurmkur verabreichen, indem man ihnen an mehreren aufeinander folgenden Tagen – je nach Größe des Hundes – ein oder zwei Teelöffelchen Rotöl auf ein Brot schmiert und etwas Leberwurst darüberstreicht. Katzen lecken sich das Fell ab, wenn man es mit Rotöl einreibt. Und Menschen, die Würmer haben, können ebenfalls eine Rotölkur machen. Doch selbst damit bleiben die weitreichenden Heilkräfte dieser edlen Sonnenpflanze nur unvollständig beschrieben.

Pflanzengold und Herrgottsblut

Johanniskraut besitzt viele hochwirksame Inhaltsstoffe. Mehr als 15 Prozent Gerbstoffe verleihen ihm die Kraft, Bakterien zu töten, Wunden zu schließen und Durchfälle zu lindern. An seiner breiten Wirkung sind ebenfalls Flavonoide beteiligt, die bei Venenleiden die Gefäße stärken und darüber hinaus antivirale Aktivität zeigen. Als Hauptwirkstoff gilt jedoch der rote Pflanzenwirkstoff Hypericin. Dieser gilt als das Erkennungsmerkmal der heilkundlich verwendeten Johanniskrautarten: Zerdrückt man eine Blüte zwischen den Fingern, dann tritt der blutrote, hypericinhaltige Saft aus; der Volksmund nennt diesen Saft »Johannis-« oder »Herrgottsblut«. Aber Vorsicht ist geboten, denn Hypericin färbt Haut und Kleidung rot.

Der Farbstoff macht die Haut lichtempfindlich (photosensibilisierend). Wenn wir hoch dosierte Johanniskrautpräparate einnehmen, sollten wir daher lieber auf Bergtouren und Sonnenbäder verzichten, sonst riskiert man sonnenbrandähnliche Hautentzündungen. Der lichtsensibilisierende Effekt macht sich jedoch meist nur nach längerfristiger Einnahme hoch dosierter Präparate bemerkbar und betrifft in erster Linie hellhäutige und rothaarige Personen.

Dagegen erweist sich homöopathisch zubereitetes Johanniskraut als Heilmittel bei Sonnenallergie. Dem Leitsatz der Homöopathie entsprechend (»Ähnliches werde durch Ähnliches geheilt«) kann nur eine solche Arznei Schäden durch UV-Licht heilen, die auch die Macht hat, die Strahlenwirkung auf der Haut zu verstärken. Wiederum hängt also von der Dosis die Wirkung ab: Bei Lichtdermatosen, Sonnenallergien oder bei extrem lichtempfindlichen Augen kann man Hypericum C30 versuchen und zusätzlich reichlich Pro-/Vitamin A zuführen, um die Regenbogenhaut ein wenig vor UV-Strahlen abzuschirmen.

Die Blume des Lichtgottes Baldur macht nicht nur die Haut für die Sonnenstrahlen empfänglich, sie durchlichtet gleichermaßen die Seele. Paracelsus hat bereits auf den Wert der Pflanze bei »Phantasie« hingewiesen und dieses Leiden wie folgt erklärt: »Im Geist wird ein anderer Geist geboren, von welchem der Mensch regiert wird.« Früher hätte man dies auch als Besessenheit bezeichnet. Johanniskraut zählte einst zu den Verschreikräutern, denen man die Macht zusprach, vor Behexung zu schützen. Im Mittelalter hieß das magische Gewächs sogar »herba daemonisfuga« (Teufelsflucht), und der Volksmund nannte es lange Zeit »Jageteufel«. Zur Abwehr dunkler Mächte nähte man es in Hüte oder Jacken, legte es unters Kissen oder hängte es im Haus auf. Aus dieser Zeit stammen viele Sprüche, welche auf die schutzmagischen Kräfte der Johanniskräuter hinweisen, z. B. »Dost, Hartheu (Johanniskraut) und Wegscheidt (Wegwarte) tun dem Teufel viel Leid«.

Dieses Anwendungsgebiet ist aber keineswegs nur von historischem Interesse, denn auch moderne Menschen können besessen sein und fremdregiert handeln. Zum Beispiel sind Suchterkrankungen wie etwa die Nikotinsucht Besessenheitszustände, denn der Dämon der Tabakpflanze zwingt den Raucher ständig erneut zu der Droge zu greifen – der Raucher ist also fremdregiert. Insbesondere während des Nikotinentzugs vermag das Johanniskraut die Nerven zu stärken (z. B. *Ceres Hypericum Urtinktur*) und Stimmungstiefs zu glätten.

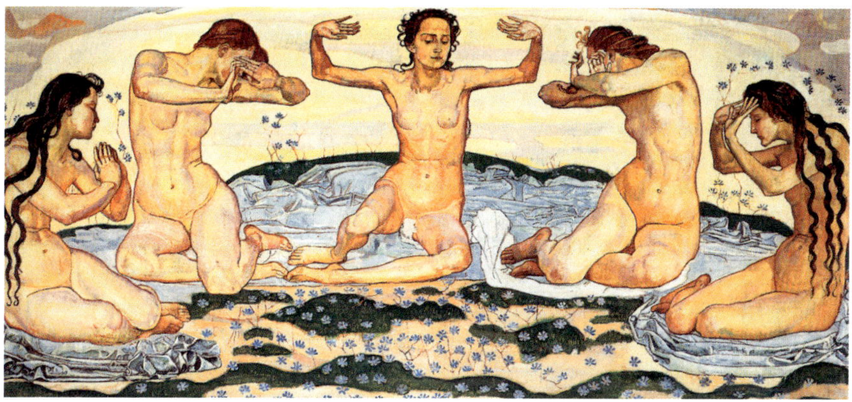

Der Tag. (Ferdinand Hodler, 1900)

Der Tipp: Sonnendoping für die Seele

Eines der sonnigsten Heilmittel, das Johanniskraut enthält, ist wohl *Aurum/ Apis regina comp.* von Wala (erhältlich in Form von Globuli oder als Injektionslösung). Es enthält eine goldene Kette von Sonnenheilmitteln in homöopathischer Zubereitung: Das Sonnenmetall Gold (Aurum chloratum), die Sonnenpflanze Johanniskraut und das Sonnentier Bienenkönigin (Apis regina). Außerdem runden der nervenstärkende Hafer, die kräftigende Phosphorsäure und das Kummermittel Ignatia die Rezeptur ab. Sonniger geht es nicht mehr!

Das Mittel durchwärmt die Seele und spendet die nötige Nervenstärke, damit man Dauerstress, seelische Ausnahmezustände wie etwa Trennungen oder Todesfälle oder auch den sonnenärmsten Winter des Jahrhunderts besser durchsteht. *Aurum/Apis regina comp.* ist ein wahres Sonnendoping für die Seele. Vor allem, wenn man 10 bis 15 Globuli morgens nüchtern im Mund zergehen lässt, hellen diese die Stimmung auf und spenden Seelenkraft.

Das anthroposophische Kombinationspräparat macht selbst bei längerer Einnahme die Haut nicht lichtempfindlich. Dafür erhält der Geist neue Lichtimpulse. Wer es einnimmt, ist in der Regel begeistert. Manche berichten beispielsweise über königliche Gefühle, wachsende Lebensfreude, innere Klarheit, Zuversicht und Tatkraft. Sogar auf die persönliche Ausstrahlung wirkt sich diese Sonnenarznei positiv aus, weswegen man die Globuli vor Vorstellungsgesprächen einnehmen sollte, sozusagen, um die Aura ein wenig zu vergolden.

In der Praxis erweist sich *Aurum/Apis regina comp.* immer wieder als Erste Hilfe in Lebenskrisen. Am wirksamsten sind nach Schicksalsschlägen oder Trennungen intrakutane Injektion am KG 17 (»Punkt der göttlichen Himmelsenergie«). Diese lindern sogar Nervenzusammenbrüche sowie andere akute Seelenkrisen. Allerdings genügt in den meisten Fällen bereits die Einnahme der Globuli, um ein Seelentief leichter durchzustehen.

Heute sind Dutzende Johanniskraut-Präparate in Apotheken erhältlich. Die meisten bringen die Psyche wieder ins Gleichgewicht, wenn depressive Verstimmungen, Ängste oder nervöse Unruhe den Alltag beherrschen. Inzwischen belegen zahlreiche Studien die antidepressive und sogar leicht euphorisierende Wirkung. Dabei lässt sich die Wirksamkeit hoch dosierter Johanniskrautpräparate (z. B. *Laif* 900 von Steigerwald) durchaus mit schulmedizinischen Antidepressiva vergleichen (siehe Wichtl: Teedrogen). Der Pflanzeninhaltsstoff Hyperforin hemmt die Wiederaufnahme von Serotonin, wie es auch manche Antidepressiva tun.

Volksmediziner gebrauchen das Johanniskraut außerdem noch beim Bettnässen der Kinder oder gegen Albträume und sogar bei Schüchternheit (siehe Rezept). Wissenschaftler konnten selbst diese Wirkung bestätigen: Johanniskrautextrakte steigerten die Entdeckungsaktivität von Mäusen in fremder Umgebung. Zur stimmungsaufhellenden Wirkung dieser Sonnenpflanze tritt also eine mild angstlösende Komponente hinzu.

Verschreikraut contra Mobbing

Eine moderne Volkskrankheit ist auch das »Mobbing«. Wer am Ärger mit dem Chef oder Kollegen erkrankt, ist ein Mobbing-Opfer. Johanniskraut leistet selbst hier Beistand: Ähnlich wie Melisse schirmt es eine Reizüberflutung im Gehirn ab und macht in Stresssituationen gelassener. Manchmal lässt sich eine ungute Atmosphäre am Arbeitsplatz mit einem nervenstärkenden Tee aus Dost, Eisenkraut, Johanniskraut, Melissen- und Weißdornblättern etwas entschärfen. Man sollte allerdings auch versuchen, den Kollegen oder dem Chef von dieser Teemischung anzubieten, denn einer weiteren Studie zufolge verringerte sich die Angriffslust durch Verabreichung von Johanniskraut – zumindest bei männlichen Ratten.

Die Zeit, in der wir leben, ist von Stress geprägt. Der hektische Alltag mit Kunstlicht, digitalen Uhren oder Schichtarbeit macht auf Dauer zwangsläufig krank. Wenn der natürliche Wechsel zwischen Aktion und Regeneration verloren geht, leidet zuerst die Seele, in der Folge ermüdet der Körper und schließlich erlahmen die Abwehrkräfte. Schon vor Jahren wiesen Wissenschaftler auf die Zusammenhänge zwischen dem Zeitphänomen Stress und Krankheiten hin. Auffallend häufig berichten beispielsweise Menschen, die von Lippenherpes geplagt sind, dass die juckenden Bläschen in Stresssituationen, bei Kummer oder nach Streit an die Oberfläche kommen. Nimmt die Erschöpfung überhand, dann hilft nur noch ein Urlaub oder »Sonnendoping« (siehe Tipp).

Die kräftige Mittsommersonne verleiht dem Johanniskraut die Macht, Seele und Körper gleichermaßen zu heilen. Seine blutroten Farbstoffe deuten dem Signaturkundigen bereits die Kraft an, die in dem Sonnengewächs steckt. In Untersuchungen erwiesen sie sich sogar als antiviral (siehe Kasten »Licht im Reagenzglas«).

Licht im Reagenzglas

Einer der Hauptwirkstoffe des Johanniskrauts, Hypericin, ist in Wasser oder Alkohol nur schwer löslich. Erst unter Einwirkung von Sonnenlicht und -wärme wird Protohypericin in das wirkungsvolle Hypericin umgewandelt. Wärme beschleunigt auch die Rotfärbung des Extraktes und trägt somit ebenfalls zur Wirkstoffanreicherung bei. Im Johanniskrautrotöl kommen allerdings nur Abbauprodukte des Hypercins vor sowie Flavonoide und Hyperforine.

Hypericin wird sowohl für die schmerzlindernde als auch für die stimmungsaufhellende Wirkung des Johanniskrauts mitverantwortlich gemacht. Der Wirkstoff aktiviert die Zellatmung und feuert den Zellstoffwechsel an, steigert die Leistungsfähigkeit und das Wohlbefinden. Hypericine zeigten außerdem nach Virus-Infektionen (mit Retroviren) bei Mäusen einen antiviralen Effekt. Das erklärt die schnelle Abheilung von Fieberbläschen (Herpes simplex) durch die Einnahme von Johanniskrautpräparaten oder durch das Betupfen der Bläschen mit den Extrakten. Im Reagenzglas (in vitro) erwiesen sich die Farbstoffe sogar als anti-HIV-wirksam. Studien an Menschen stehen zwar noch aus, aber eine Aktivierung des Immunsystems darf angenommen werden. Der höchste Hypericin-Gehalt findet sich zur Zeit der Hauptblüte, also im Hochsommer.

Inzwischen hat man jedoch weitere Wirkstoffe gefunden: Hyperforine reichern sich vor allem in den reifen Früchten an, die bekanntlich von Paracelsus zur Wundarznei verarbeitet wurden. Die antidepressive Wirkung wird heute ebenfalls auf Hyperforine zurückgeführt, denn diese hemmen unter anderem die Wiederaufnahme von Serotonin, das als Neurotransmitter bei Migräne wie auch bei depressiven Syndromen eine Rolle spielt.

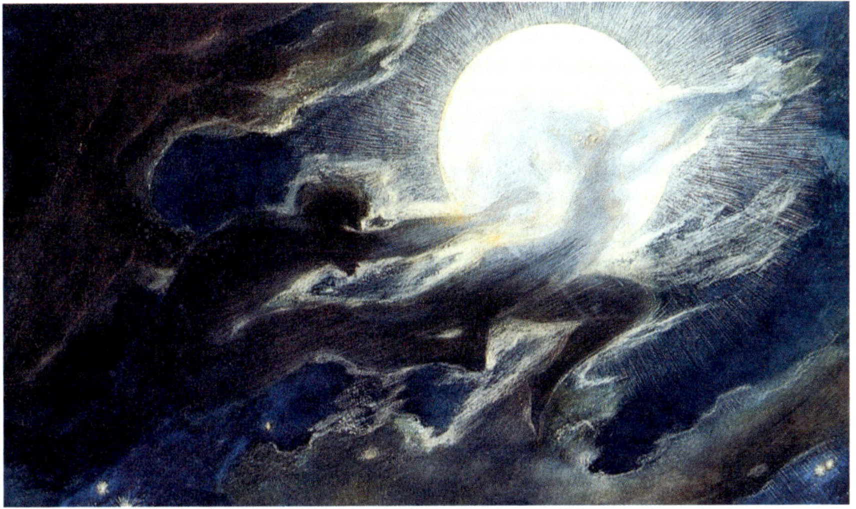

»Wolkengespenster.« (Richard Riemerschmid, 1897)

Durch die Einnahme von Johanniskraut (z. B. *Ceres Hypericum Urtinktur*) heilen nicht nur Lippenbläschen meist viel schneller ab, auch die Stimmung und das Immunsystem stabilisieren sich wieder.

Baldrian – Lichtblick in der Nacht

Einen Gegenpol zum sonnigen Johanniskraut finden wir im Baldrian (Valeriana officinalis). Er verdankt dem Lichtgott Baldur sogar seinen Namen. Allerdings wirkt im Baldrian eher das milde, vom Mond gespiegelte Sonnenlicht. Einer seiner vielen Beinamen lautet daher »Mondwurz«. Der mondenhafte Charakter offenbart sich in den weißlichen Blüten, im feuchten Standort und nicht zuletzt auch in dem starken Geruch der Wurzeln. Weil Katzen durch den Baldriangeruch verrückt werden, lautet ein weiterer Beiname »Katzenwurzel«.

Auch die Göttin Hertha steht mit der Lichtgestalt in Verbindung: Mit einer Gerte aus Baldrian ritt sie auf ihrem mit Hopfen gezäumten Hirsch durch den germanischen Götterhimmel. Symbolisch steht dieses Bild für die Heilkraft, mit der Baldrian wie auch der ähnlich wirkende Hopfen die nervöse Erregung zügeln. Noch im Mittelalter hängte man psychisch Kranken Schutzamulette mit der Wurzel um den Hals. Wegen des starken Geruchs galten diese als dämonenabwehrend. »Baldrian, Dost und Dill – da kann die Hex' nicht wie sie will«, lautet eine Volksweisheit aus dieser Zeit.

Baldrian wurde nach dem germanischen Lichtgott Baldur benannt. Im Englischen heißt er »All heal« (Allesheiler) – vermutlich, weil er die Nerven beruhigt und den Heilschlaf fördert.

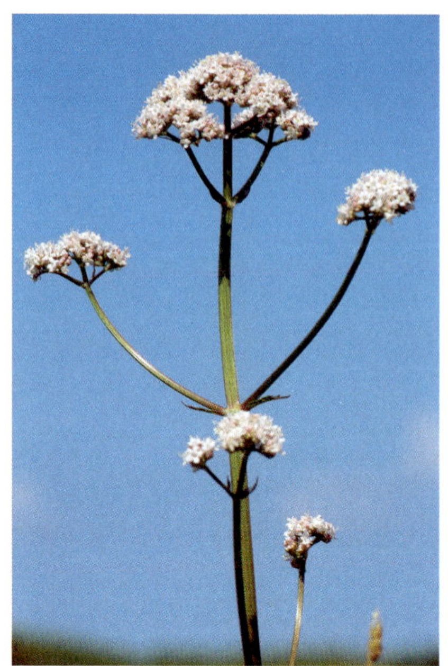

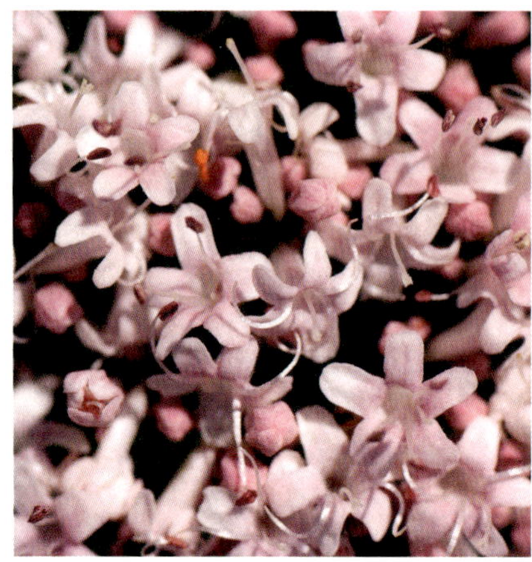

Den Dämon der Schlaflosigkeit vertreiben

Valeriana leitet sich vom latein. valere ab, was »gesund sein« bedeutet. Im Englischen bezeichnete man das Gewächs als »all heal« (Allesheiler).

Ein gesunder Schlaf ist zur Heilung jeder Erkrankung erforderlich und bildet die Voraussetzung für eine stabile Gesundheit. »Schlafen wir erst eine Nacht darüber« kann aber auch der Schlüssel zur Lösung schwieriger Entscheidungen sein. Baldrian fördert nicht nur den Heilschlaf, er kühlt in schwierigen Situationen auch das Gemüt.

Untersuchungen zeigten, dass vor allem Kaltauszüge der Wurzel das Großhirn (Sitz des Bewusstseins) beeinflussen. Die Inhaltstoffe dämpfen das Wachzentrum nur auf sanfte Weise. Sie wirken vor allem regulierend auf das limbische System ein, das unter anderem für die Stressverarbeitung zuständig ist. Zubereitungen aus der Wurzel (z. B. *Ceres Valeriana Urtinktur*) wirken daher entspannend und begünstigen das Einschlafen eher indirekt, indem sie kopflastige Menschen erden. Am besten gebraucht man Baldrian in stressigen Zeiten als mildes Tagessedativum, damit die nervöse Erregung erst gar nicht Überhand nehmen kann. Denn wer tagsüber eine hektische Atemfrequenz entwickelt, kommt nachts nur schwer zur Ruhe. Besonders bewährt sind bei Schlafstörungen Kombinationspräparate mit Hopfen und Passionsblume (z. B. *Sedacur forte Dragees* von Schaper & Brümmer).

Baldrianwirkung unter der Lupe

Die Baldrianwurzel ist das bekannteste pflanzliche Beruhigungsmittel und als solches in zahlreichen Zubereitungen in Apotheken, Kräuterläden, Reformhäusern und Drogeriemärkten erhältlich. Jedoch haben nicht wenige Menschen die Erfahrung machen müssen, dass Baldrian zuweilen gar nicht müde macht, sondern eher anregend wirkt. Erfahrungsgemäß kehrt sich die Wirkung von Baldrian vor allem bei Überdosierung um, so dass man mitunter hellwach werden kann. Auch Unverträglichkeiten kommen vor und sind unter anderem daran erkennbar, dass der Baldrian Erregungszustände hervorruft statt zu beruhigen. Angehende Pharmakologen nutzen diese Nebenwirkung manchmal, um sich für Lernmarathons zu dopen. In der richtigen Dosis – die allerdings individuell zu ermitteln ist – steigert Baldrian nämlich das Konzentrationsvermögen und verhindert sogar, dass man ermüdet.

Mondwurz hilft loslassen

Zahlreiche hirnwirksame Inhaltsstoffe sind inzwischen nachgewiesen, die dem Baldrian tiefgründige Heilkraft verleihen. Beim Trocknen der Wurzel wird z. B. Isovaleriansäure freigesetzt. Der Stoff macht den eigentümlichen Geruch aus, der den Katzen die Sinne raubt und den Menschen bei inneren Spannungszuständen beruhigt. Will man den charakteristischen Baldriangeruch beschreiben, dann könnte man ihn als balsamisch, warm und mütterlich bezeichnen. In der Tat kommt Isovaleriansäure auch in menschlichen Hautausdünstungen vor.

Der Duftstoff gaukelt gewissermaßen menschliche Nähe vor, wirkt in schwierigen Lebenssituationen wie eine Umarmung und macht manchmal sogar die Einsamkeit vergessen. Die »Mondwurz« vermittelt gewissermaßen Geborgenheit und geleitet den Menschen in die Nacht. Daher werden Baldrianextrakte in der Psychiatrie meist literweise vorrätig gehalten, um die nächtlichen Seelenkrisen aufzufangen. In einer Studie erwies sich Baldrian immerhin als ebenso wirksam bei chronischen Schlafstörungen wie Oxazepam (vergleiche Wagner, Vollmar und Bechtold: Pharmazeutische Biologie 2).

Rezept: Nerven- und Schlafteemischung

- Angelikawurzel 20 g
- Baldrianwurzel 40 g
- Hanf, THC-frei 20 g
- Hopfenzapfen 20 g
- Lavendelblüten 20 g
- Melissenblätter 40 g
- Passionsblumenkraut 40 g

Mischen, zwei gehäufte Teelöffel mit 200 ml kochendem Wasser überbrühen, 10 bis 12 Minuten ziehen lassen, abseihen und eventuell im trinkwarmen Zustand mit etwas echtem Bienenhonig süßen, bei Bedarf abends ein bis zwei Tassen trinken. Ergänzend kann man bei Schlafstörungen *Calmvalera* Tropfen von Hevert versuchen.

Heilen mit Sonne und Mond

Beide Lichtblumen des Baldur, Johanniskraut und Baldrian, helfen selbst schwierige Lebenssituationen zu bewältigen. Im Johanniskraut verkörpern sich die reinen Sonnenkräfte und im Baldrian wirkt das durch den Mond gespiegelte Sonnenlicht. Sonne und Mond sind Geschwister. Beide zusammen sind unsere kosmischen Taktgeber und geben als solche alle irdischen Rhythmen vor. Auch wer nicht offensichtlich krank ist, kann durch den bewussten Wechsel zwischen Erwärmung und Abkühlung, Aktion und Regeneration Energie tanken und die Lebenskraft stärken. Wie, erfahren wir bereits von Paracelsus, der über Johanniskraut schrieb: »Es soll auch nicht am Nachmittag oder in der Nacht genommen werden, sondern im Aufgang der Sonne und bei der Morgenröte oder in der Morgendämmerung.« (Paracelsus: Sämtliche Werke Bd. III S. 632) Diese paracelsische Grundregel zur rhythmischen Therapie lässt sich ebenfalls auf andere Sonnenheilmittel anwenden. Es macht also Sinn, Goldarzneien wie *Aurum/Apis regina comp.* von Wala (siehe Seite 216) oder *Solunat* Nr. 17 von Soluna (= Destillat aus Sonnenheilpflanzen) morgens nüchtern einzunehmen, um die Sonne im Geist und im Herzen aufgehen zu lassen.

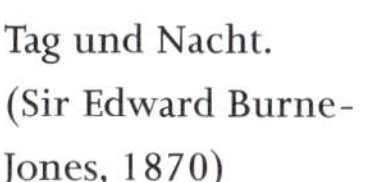

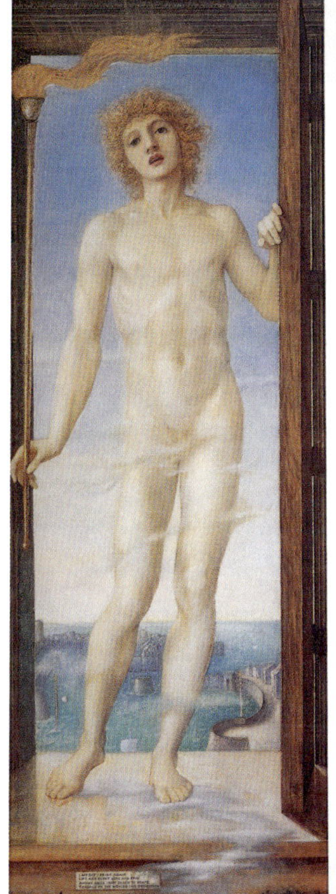

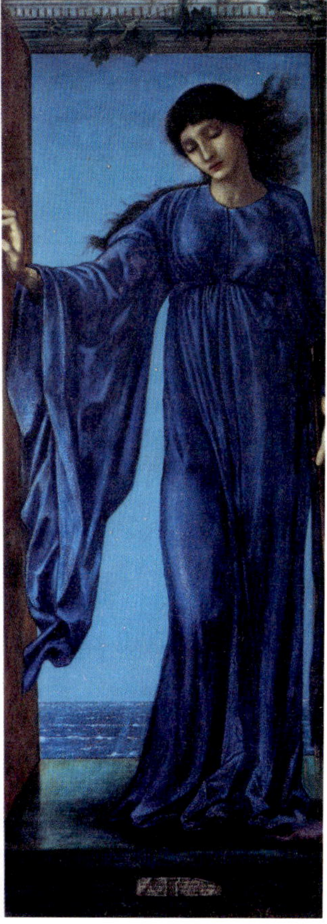

Tag und Nacht. (Sir Edward Burne-Jones, 1870)

Analog sollte man mondenhafte Heilpflanzen wie Baldrian oder das Mondmetall Silber bevorzugt in der Abenddämmerung oder nachts einnehmen, damit die Heilmittel des Mondes den Heilschlaf und das Traumerleben vertiefen und die Regenerationskräfte anregen können.

Lichtzauber mit Sonnenpflanzen

Die heilsamen Sonnenkräfte verkörpern sich nicht nur im Johanniskraut. Der Sommer schenkt uns zahlreiche sonnige Pflanzen. Einige besonders erhellende Blütenpflanzen, die sich zum Licht- und Heilzauber für Körper, Geist und Seele eignen, stellen wir im Folgenden vor.

Rezept: Rhythmische Sonnen- und Mondkur

Wer seelischen oder körperlichen Dauerbelastungen ausgesetzt ist und deswegen den natürlichen Schlaf-Wach-Rhythmus verloren hat, kann einmal eine Kur mit Sonnenheilmitteln am Morgen und Mondheilmitteln am Abend machen. Dies unterstützt das abendliche Loslassen, regt die Regenerationskräfte an, steigert die Lebenskraft, lässt den Menschen wieder im Einklang mit den kosmischen Rhythmen schwingen.

Morgendliche Sonnentropfen:

- Aurum chloratum Dil. D4 (Goldchlorid)
- Crocus sativus Dil. D4 (Safran)
- Kalium phosphoricum Dil. D6 (Kaliumphosphat)
- Hypericum perforatum Dil. D2 (Johanniskraut)
- Rosmarinus officinale Urtinktur (Rosmarin)

jeweils 20 ml

Über eine Apotheke von Spagyra bestellen und mischen lassen oder selber bestellen (www.spagyra.at) und selber mischen.

Dosis: Je nach Reaktion morgens nüchtern 15 bis 25 Tropfen im Mund zergehen lassen oder in etwas Wasser einnehmen.

Abendliche Mondmischung:

- Argentum metallicum Dil. D8 (Silber)
- Humulus lupulus Urtinktur (Hopfen)
- Kalanchoe Dil. D2 (Keimzumpe)
- Kalium bromatum Dil. D4 (Kaliumbromat)
- Valeriana officinalis Urtinktur (Baldrian)

jeweils 20 ml

Über eine Apotheke von Spagyra bestellen und mischen lassen oder selber bestellen (www.spagyra.at) und selber mischen.

Dosis: Je nach Reaktion abends vor dem Schlafen 20 bis 30 Tropfen im Mund zergehen lassen oder in etwas Wasser einnehmen.

Arnika – Blütengold der Götterthrone

Schon Goethe verehrte den Berg-Wohlverleih (Arnica montana): »Arnika wächst an den Stufen von Götterthronen.« Gemeint hat er die Bergwiesen, auf denen die sonnenhungrige Alpenblume im Juni blüht, und sicherlich wollte er damit ihre großen Heilkräfte andeuten. Egal ob Bluterguss, Prellung, Quetschung oder Weichteilschwellung – Arnika hilft immer. Die homöopathischen Verdünnungen zählen nicht umsonst mit zu den meistverkauften Naturheilmitteln. In der Tat gehört die Arnika (z. B. Arnica C30) in jede Haus- und Reiseapotheke, denn sie fördert die Wundheilung, lässt Blutergüsse und Schwellungen rascher abklingen und stillt sogar Geburtsblutungen.

Eben wegen ihrer zuverlässigen Wirkung im Akutfall erhalten die Patienten in manchen naturheilkundlichen Krankenhäusern gleich nach der Operation eine Dosis Arnica C30 und haben dann weniger Komplikationen zu erwarten. In der Praxis hat es sich ebenfalls bewährt, nach Operationen solange *Traumeel* Tabletten von Heel einzunehmen, bis alle Wunden gut verheilt sind, also etwa zwei Wochen lang drei bis fünf Mal täglich ein bis zwei Tabletten. Wer Kinder hat, sollte sich für Verletzungen aller Art auch immer ein *Arnika Wundtuch* von Wala einstecken, denn aufgelegt wirkt es beinah augenblicklich schmerzlindernd und abschwellend, wenn sich das Kind gestoßen, geschürft oder geprellt hat.

Ein volksheilkundliches Allheilmittel ist auch der Arnika-Schnaps: Innerlich wirken bereits wenige Tropfen nach Stoß oder Fall abschwellend, und äußerlich lindert die Einreibung (1 Esslöffel auf ¼ Liter Schnaps) Rheuma oder Muskelkater. Vor Überdosierung sei allerdings gewarnt, weil diese zu einem Kreislaufzusammenbruch führen kann. In ganz kleinen Mengen regt Arnika jedoch den Kreislauf an und steigert die Durchblutung der Herzmuskulatur; daher der Volksname »Kraftwurz«. Die homöopathischen Tiefpotenzen (z. B. Arnica D4) wirken ebenfalls kreislaufanregend und herzkräftigend.

Doch das Einsatzgebiet dieser sonnigen Alpenblume reicht noch weiter: Auch seelische Traumen werden mit Hilfe von Hochpotenzen (Arnica ab D30) leichter verarbeitet.

Der berühmte Homöopath James Tylor Kent rühmte Arnica als Arznei nach Schockerlebnissen: »Das Entsetzen, das sie wirklich durchlebt haben, wiederholt sich, (…). Der Arnica-Patient träumt davon.« (Kent's Arzneimittelbilder, 1985)

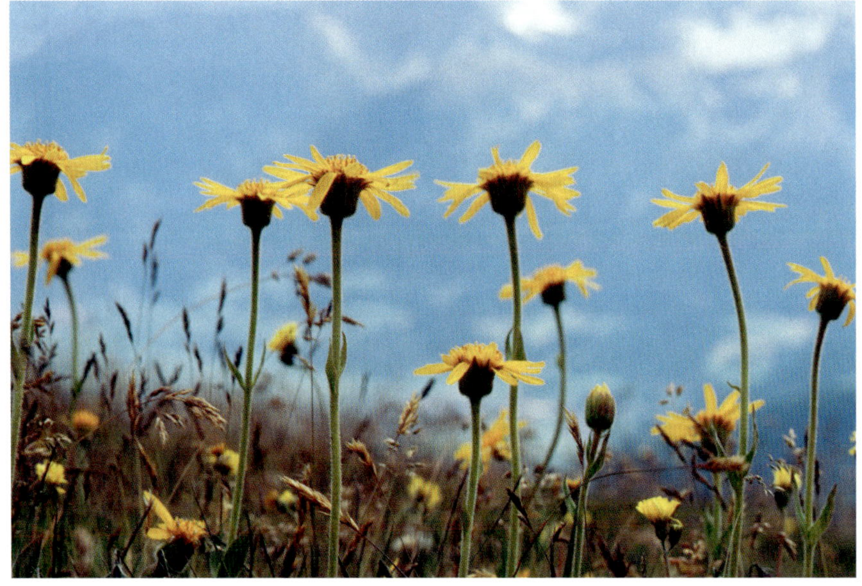

Arnika ist die bekannteste Heilpflanze bei Verletzungen aller Art; in homöopathischer Form heilt diese Sonnenpflanze auch seelische Traumen.

Selbst wenn das schockierende Erlebnis oder der Schicksalsschlag lange zurückliegen, kann Arnika das Bewusstsein durchlichten, und die allnächtlich wiederkehrenden Albträume enden manchmal schon nach einer einzigen Gabe (z. B. 3–5 Globuli Arnica C30).

Vor allem die Hochpotenzen wirken wie Seelenbalsam, wenn nach Schicksalsschlägen Albträume, Angstzustände und Verzweiflung überhand nehmen. Die Redewendung »man beugt sich dem Schicksal« scheint auf den Arnika-Typen geradezu zugeschnitten zu sein.

Wer nach Schockerlebnissen den Kopf hängen lässt, findet in der »Goldblume« eine Helferpflanze. Bereits ihre Gestik verrät, dass sie aufrichtet. Sie verzweigt den Stiel zur Geste erhobener Arme und nimmt mit ihrem ganzen Wesen die Kraft der Gebirgssonne in sich auf.

Endlos könnte die Lobeshymne auf den Bergwohlverleih fortgeführt werden, doch zum Schluss noch ein Fall: Eine Frau, die noch mit über 60 Jahren unter panischer Angst vor Ärzten und Krankheiten litt, bekam zweimal wöchentlich eine Dosis Arnica D30. Nach einiger Zeit kam sie wieder und fragte: »Was haben sie mir denn gegeben? Ich fühle mich so ausgeglichen und habe überhaupt keine Angst mehr!« Arnica half ihr, weil ihre Ängste in einem unverarbeiteten Seelentrauma wurzelten.

Rezept: Therapiekonzept nach Schockerlebnissen

Bevor wir den Kopf einziehen und uns dem Schicksal beugen, holen wir uns doch lieber die Blütensonne in die Seele! Arnica richtet auf und öffnet den Geist für das Licht am Ende des Tunnels. Auch seelische Traumen, die lange zurück liegen, lassen sich mit Arnica leichter auflösen. Den mondenhaften Gegenpol bringen *Argentum/Rohrzucker* Globuli von Wala in das Therapiekonzept ein. Diese Silberarznei wurde speziell für die Behandlung des posttraumatischen Syndroms entwickelt und erleichtert die Traumaverarbeitung. Die nachfolgende Kombination hat sich auch deswegen bewährt, weil die Sonnenpflanze Arnika das Bewusstsein durchlichtet, während die Silberarznei mehr im Unbewussten wirkt:

- *Arnica e planta tota* Globuli D30 von Wala; einmal wöchentlich morgens nüchtern 5 bis 10 Globuli im Mund zergehen lassen.
- *Argentum/Rohrzucker* Globuli von Wala; einmal täglich abends vor dem Zubettgehen 10 bis 15 Globuli im Mund zergehen lassen.

Dauer der Anwendung: Sofern man sich mit dieser Kombination wohlfühlt, spricht nichts dagegen, wenn man diese zunächst sechs bis acht Wochen lang gebraucht. Die Kombination stellt auch eine ideale Ergänzung zur psychotherapeutischen Traumabehandlung dar.

Ringelblume – Die Goldblume der Gärtner

Eine wahre Sonnenanbeterin begegnet uns auch in der Ringelblume (Calendula officinalis). Aus beinahe jedem Garten strahlen uns die orangefarbenen Blüten an. Wo wir sie finden, ist die Sonne zuhause! Wie ihre berühmte Verwandte, die Arnika, gehört sie zu den »Sonnenwendblumen«. Doch die Ringelblume wartet mit ihrer Blüte nicht nur den höchsten Sonnenstand im Jahr ab. Sie öffnet ihre Blüten auch erst gegen 10 Uhr morgens, wenn die Sonne bereits Kraft gewonnen hat. Zieht jedoch Schlechtwetter auf, dann bleiben die kleinen Blütensonnen geschlossen, denn sie gehören zu den Wetterorakelpflanzen (vergleiche Gänseblümchen Seite 182 und Silberdistel Seite 251). In dieser Eigenschaft offenbaren Ringelblumen ihre schutzmagischen Qualitäten und ihr einhüllendes Wesen.

Der Volksmund nennt sie liebevoll »Goldblume« – vor allem bei Wunden ist der sonnenhafte Korbblütler Gold wert. Denn kaum eine Heilpflanze fördert den Wundschluss besser als Calendula. Selbst Geschwüre heilen meist besser ab, wenn man in der einen oder anderen Form Calendula anwendet. Sie ist in bewährten

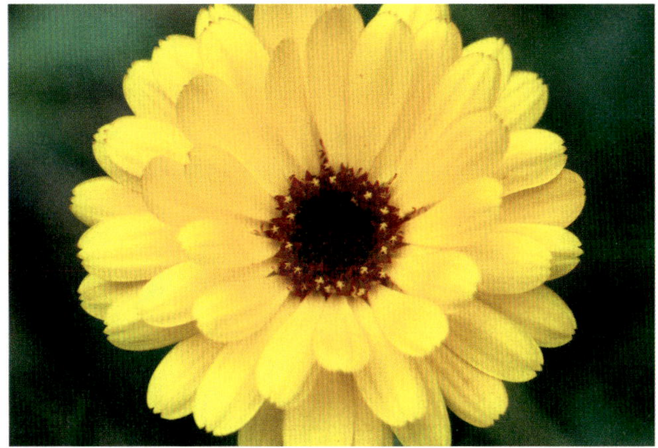

Die Zungenblüten der Ringelblume schmücken stimmungsaufhellende Tees.

Wundheilmitteln wie etwa in *Traumeel* von Heel enthalten, das äußerlich als Salbe gebraucht schlecht heilende Wunden und Geschwüre bis hin zum Satteldruck beseitigen kann und innerlich in Form von Tabletten eingenommen Operationswunden zur rascheren Abheilung verhilft. Hautentzündungen aller Art lassen sich auch mit feuchten Umschlägen oder mit Wundwaschungen mit verdünnter Calendula-Essenz (z. B. 10-prozentig) lindern. Weil die Ringelblume das Wachstum von Bakterien und Pilzen hemmt, heilt sie messerrückendick aufgetragen sogar Windeldermatitis (z. B. *Calendula Babycreme* von Weleda) und regeneriert auch bei ständigen Pilzinfektionen die vorgeschädigte Scheidenhaut (z. B. *Calendula Essenz 10-prozentig* von Wala). Ringelblumensalbe oder -essenz findet man also zu Recht in fast jeder Hausapotheke. Allergien sind übrigens extrem selten und werden meist von der Salbengrundlage und eben nicht von der Ringelblume ausgelöst.

Der berühmte Pfarrer Sebastian Kneipp hat sie sogar bei bösartig aussehenden Geschwüren empfohlen, und in der Volksmedizin gilt der sonnenhafte Korbblütler seit langem als Krebsheilmittel. Wenn Krebsgeschwüre nicht mehr heilen wollen, dann kommt Calendula aber keineswegs nur als pflegendes Begleitmittel zum Einsatz. In klinischen Studien hat sich gezeigt, dass die Ringelblume die Folgen von Bestrahlungen (Strahlendermatitis) reduzieren kann, wenn man sie zwischen den einzelnen Bestrahlungen großzügig auf die betroffenen Hautareale aufträgt (z. B. *Calendumed* Creme oder Gel von DHU).

Doch auch damit sind die balsamischen Kräfte dieser Sonnenheilpflanze noch lange nicht erschöpft. Die Ringelblume heilt auch innere Wunden und Geschwüre, zum Beispiel bei Magenschleimhautentzündungen (siehe Rezept). Sie lindert Entzündungen und Wunden von Haut oder Schleimhaut, durchlichtet Narbengewebe und spendet Regenerationskraft wie kaum ein anderes Gewächs und schmückt mit

Rezept: Sonnentee für die Magenschleimhaut

Zur Rezeptur: Augentrost, Ehrenpreis und Eisenkraut enthalten antibiotische Wirkstoffe (Aucubin) und hemmen auch das Wachstum von Helicobacter pylori; Wundheilpflanzen wie Ringelblume, Sanikel und Schafgarbe lindern die Entzündung der Magenschleimhaut.

- Augentrostkraut 20 g
- Ehrenpreis, echter 40 g
- Eisenkraut, echtes 30 g
- Käsepappelblüten 20 g
- Ringelblumenblüten 20 g
- Sanikel 30 g
- Schafgarbe mit Blüten 40 g

Mischen, zwei Teelöffel mit 200 ml kochendem Wasser überbrühen, 8 bis 10 Minuten ziehen lassen, abseihen und bei Bedarf im trinkwarmen Zustand mit etwas echtem Bienenhonig süßen, je nach Beschwerdelage zwei bis sechs Wochen lang täglich drei bis vier Tassen trinken. Bei akuten Magenschleimhautentzündungen kann man der Teemischung noch 20 bis 40 g Süßholzwurzel beimengen und zum Binden der überschüssigen Magensäure zusätzlich Heilerde einnehmen (z. B. *Luvos Heilerde;* mehrmals täglich 1 TL in ½ Glas Wasser).

ihren leuchtenden Blüten Sonnentees. Die freundlichen Gelb- und Orangetöne stammen von ihren heilsamen Blütenfarben, den Flavonoiden und den Carotinoiden (siehe Lichtwirkstoffe Seite 80).

Allein der Anblick der »Ringelrose« ist Augenschmaus und Seelenbalsam zugleich. Die Farbtherapie mit bunten Blüten hellt meist zuverlässiger die Stimmung auf als irgendeine Pille.

Menschen, die sich scheinbar auf der Schattenseite des Lebens befinden und deren seelische Verwundungen einfach nicht heilen wollen, sollten sich diese Sonnenpflanze unbedingt in den Garten oder in den Balkonkasten holen und sich ihre Blüten in der einen oder anderen Form einverleiben.

Rezept: Der Lipidsenker-Tee

Zur Rezeptur: Die gelben Blüten vereinen Leberheilpflanzen wie Löwenzahn, Odermennig und Ringelblumenblüten. Letztere vermag zusammen mit der Artischocke auch das Cholesterin zu senken. Alle Kräuter stärken die Leberfunktion sowie die Fettverdauung.

- Artischockenkraut 30 g
- Löwenzahnwurzel 20 g
- Odermennig 30 g
- Ringelblumenblüten 20 g

Mischen, zwei Teelöffel mit 200 ml Wasser überbrühen, etwa 8 bis 12 Minuten ziehen lassen, abseihen und täglich zwei bis drei Tassen trinken, möglichst zwischen den Mahlzeiten. Ergänzend sollte man täglich ein bis zwei Esslöffel Weizenkleie zuführen, z. B. in Müsli oder Joghurt.

Rezept: Ringelblumenöl selbst gemacht

Zur Hauptblütezeit im Juli und August kann man an einem warmen Sommertag, sobald der Morgentau vollständig abgetrocknet ist, die Ringelblumenblüten ernten. Am besten wartet man dazu eine Schönwetterphase ab, denn dann reichern die Blüten besonders viele Lichtwirkstoffe an.

Zur Herstellung eines Ringelblumenöls benötigt man mehrere Handvoll Blüten, die man sorgfältig verlesen sollte. Am wertvollsten sind die orangegelben Zungenblüten, die man abzupft. Sofern sich keine Käferchen mehr in den Blüten verstecken, direkt in ein sauberes Marmeladenglas mit Schraubdeckel geben, so dass dieses etwa zur Hälfte locker gefüllt ist. Dann wird das Ganze randvoll mit Mandel oder Weizenkeimöl übergossen. Nun sollte das gut verschlossene Glas auf eine sonnige Fensterbank gestellt werden. Um Schimmelbildung zu vermeiden, kann man mit einem Tuch immer wieder das Kondenswasser vom Deckel abtupfen.

Nach etwa 40 Tagen kann man das Öl durch ein Leintuch abfiltern, auspressen und in eine Braunflasche umfüllen.

Anwendung: Das Ringelblumenöl dient zur Narbenprophylaxe, indem man es in den Wochen vor der Geburt zur Dammpflege gebraucht. Sonst kann man es als Ölkompresse auf schlecht heilende Schürfwunden auflegen oder entzündete Operationsnarben damit pflegen.

Königskerze – Himmelsbrand schützt vor Ozon

Erst in der größten Hitze des Hochsommers erblühen die Königskerzen (Verbascum densiflorum). Nur an den sonnigsten Plätzen, auf trockenen und steinigen Böden finden wir die stattlichen Pflanzen mit der Kerzengestalt. Schon im Vorjahr kündigt eine Blattrosette, die einem Sonnenmandala gleicht, ihren glamourösen Auftritt an. Aus dem wollig behaarten Blattkranz erhebt sich im Mittsommer der mannshohe Stängel, der schließlich eine weithin sichtbare Blumenkrone mit leuchtend gelben Blüten zur Schau trägt.

Der Volksmund nennt das Gewächs »Himmelsbrand« – auch deswegen, weil die Stängel einst in Pech getaucht als Fackel dienten. Der Volksspruch »Die hohe Frau zieht übers Land, in der Hand hält sie den Himmelsbrand« bezieht sich darauf, dass eine Königskerze den strahlenden Mittelpunkt der Weihbüschel zu Mariä Himmelfahrt (15. August) bildet. Vor allem in katholischen Gegenden gehört die Kräuterweihe heute noch zu den großen Jahresfesten. Jung und Alt strömen mit prachtvoll gebundenen Kräuterbuschen in die Kirche. Durch die Weihe erhielten die Himmel-

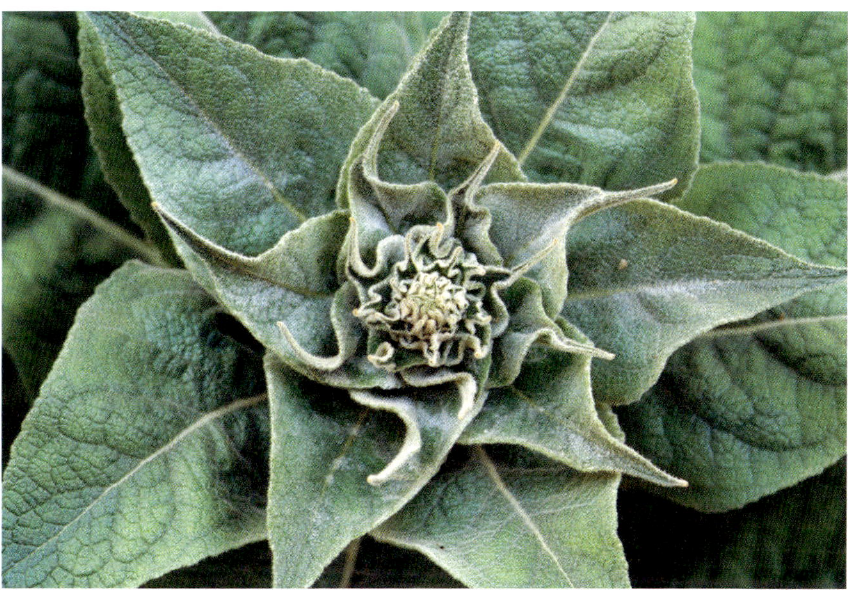

Die Blattrosette der Königskerze erinnert an ein Sonnenmandala.

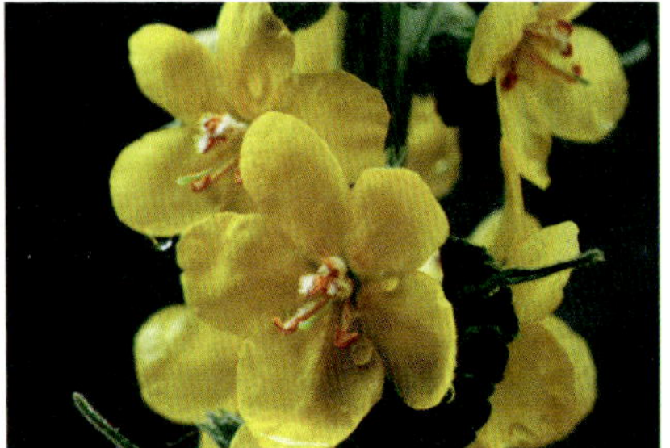

Die zarten Königskerzenblüten werden einzeln von Hand gezupft. Sie enthalten Schleimstoffe, die sich schützend über die Atemwege legen.

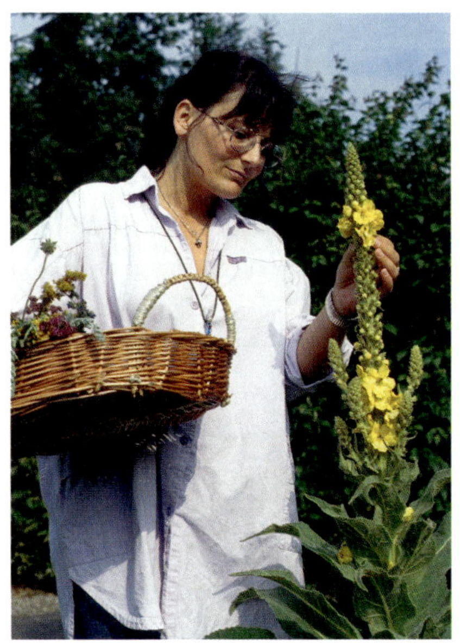

fahrtkräuter dem Volksglauben zufolge allerlei Heil- und Zauberkräfte. Heute schmücken sie meist den Herrgottswinkel in der Stube.

Hildegard von Bingen erkannte in dem sonnigen Gewächs ein Mittel gegen Melancholie. Dass die Königskerze aufrichtet und die Stimmung aufhellt, zeigen ihre Gestalt wie auch die gelben Blüten mit dem honigartigen Sommerduft. Will man diese sonnigen Heileigenschaften für den Winter bewahren, dann bereitet man aus den noch ungeöffneten Blütenknospen am besten eine Mondtinktur (siehe Seite 113). Denn die zarten Blüten enthalten einen saphirblauen Farbstoff, der im Sonnenlicht zerstört würde. Setzt man den Blütenauszug nur dem sanften Mondlicht aus, dann kann man eine bläuliche Tinktur erhalten.

Volksmediziner schwören bei Ohrenschmerzen und Neuralgien auf den Ölauszug aus den Blüten. Dazu stellen sie das Blütenöl jedoch in die Sonne (siehe Sonnenöle Seite 108).

Die groß lappigen Blätter der Königskerze zeigen aber auch die Lungenheilpflanze an. Neben den edlen Farbstoffen enthalten die Blüten auch Schleimstoffe und Saponine sowie einen antibiotischen Wirkstoff (Aucubin). Während sich die Pflanzenschleime wie ein Schutzfilm über die Atemwege legen, verflüssigen die Saponine das Sekret und erleichtern daher das Abhusten. Aucubin hemmt schließlich das Wachstum von Bakterien. Daher eignen sich die Blüten unter anderem zur Behandlung von Erkältungen und lindern die Atemwegsreizungen durch Heizungsluft oder Ozon (siehe Rezept Seite 204).

Goldrute – Pflanzengold für die Nieren

Wenn der Sommer im August dem Höhepunkt und auch seinem baldigen Ende entgegeneilt, öffnen die Goldruten ihre sonnengelben Blüten. Alle Arten finden heilkundliche Verwendung: Die echte Goldrute (Solidago virgaurea), die in unseren Wäldern zuhause ist; die kanadische Goldrute (Solidago canadensis), welche Bahndämme und Straßen säumt; und die hohe Goldrute (Solidago gigantea), die man als Zierpflanze in Bauerngärten antrifft.

Die bei uns heimische echte Goldrute leuchtet mit ihren goldgelben Blütenköpfchen regelrecht aus dem Unterholz hervor. Sie trägt Beinamen wie »Heidnisch Wundkraut« oder »Goldwundkraut« und gehört mit zu den ältesten Wundheilpflanzen. Durch die sengende Sommersonne reichern sich in ihrem Zellsaft Flavonoide an, welche die Pflanzenzellen vor kurzwelligem Licht abschirmen. Wir können von Glück sprechen, dass diese Lichtwirkstoffe unsere Haut vor Strahlenschäden schützen (siehe Seite 80). Inzwischen konnte man der Goldrute sogar eine pilzfeindliche Wirkung nachweisen (siehe Wichtl: Teedrogen), weshalb man die Extrakte (z. B. *Ceres Solidago Urtinktur*) bei Hautpilz in Salben einarbeiten kann.

Gold wert ist der sonnige Korbblütler aber vor allem bei Nierenleiden aller Art. Solidago wirkt nicht nur harntreibend, entzündungswidrig und krampflösend. Ohne die Harnwege oder die Nieren zu reizen, stärkt Goldrute die Nierenfunktion tiefgreifend. Außerdem wirkt sie Wassereinlagerungen entgegen, die von den Nieren kommen. Solche Ödeme plagen vor allem Schwangere in den letzten Wochen vor der Niederkunft. Sie kommen zustande, weil die Nieren ihre Netzfunktion verlieren und mit dem Harn vermehrt Eiweiße ausgeschieden werden. Doch eben dieser Proteinurie kann man mit der Goldrute entgegenwirken. Weil die Goldrute die Ausscheidung von harnpflichtigen Substanzen wie etwa Harnstoff verbessert, ist sie bei beginnender Urämie (Harnstoffvergiftung) ebenfalls hilfreich. Doch ihr Hauptanwendungsgebiet sind Entzündungen der Harnwege und der Nieren sowie unklare Reizzustände der Harnwege. Insbesondere nach bakteriellen Blasenentzündungen, die vielleicht mit Antibiotika unterdrückt wurden, bleibt häufig eine Harnwegsreizung zurück, die sich durch Goldrutentee oder -extrakte meist vollständig ausheilen lässt (z. B. *Solidago Steiner* Tabletten). In einer Anwendungsbeobachtung zeigte die Goldrute auch eine gute bis sehr gute Wirksamkeit bei der Reizblase (vergleiche Wichtl: Teedrogen).

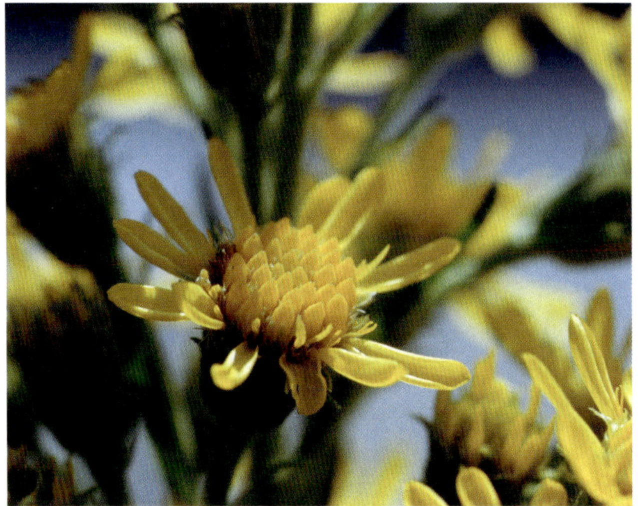

Die sonnenhafte Goldrute stärkt die Niere, das Organ der Angst, und verleiht emotionale Ausdauer.

Wie fast alle Sonnenheilpflanzen so verfügt die Goldrute auch über eine erhellende Seelenwirkung. Ihr Hauptangriffspunkt, die Nieren, gelten nämlich als »Organe der Angst«. Bei Schreck oder Schock kristallisiert im Harn manchmal blitzschnell Oxalsäure aus. Nicht umsonst sagt man, dass einem etwas an die Nieren geht, wenn zum Beispiel Ängste, Dauerstress, Trennungen oder Schicksalsschläge zu seelischer Überforderung führen. Der Anthroposoph Jaap Huibers schreibt in seinem Büchlein »Frau sein, Frau bleiben«, dass in den Nieren das Gefühlsleben lokalisiert ist, und »Solidago kräftigt die Nieren und verleiht emotionale Ausdauer« (z. B. durch eine Kur mit *Ceres Solidago Urtinktur* oder mit *Solunat Nr. 16* von Soluna, ehemals *Renalin*).

Odermennig – Königskraut für die Leber

Einem edlen Rosengewächs mit goldgelben Blüten begegnet man entlang von Feldwegen oder auf mageren Wiesen: dem Odermennig (*Agrimonia eupatoria*). Wiederum haben wir es mit einer Blütenpflanze zu tun, die durch ihre fackelähnliche Gestalt imponiert. Wenn das »Königskraut« im Mittsommer blüht, dann ist es, als ob ein Meer von Kerzen aufflammt.

In der Volksmedizin stand das Rosengewächs einst in hohem Ansehen. Es fehlte in keiner Hausteemischung. Manche unterziehen es immer noch einer Art Fermentierung, indem sie das in Büscheln zum Trocknen aufgehängte Kraut immer wieder mit etwas Wasser besprühen. Das fermentierte Kraut ergibt einen heilsamen und wohlschmeckenden Grüntee-Ersatz, der auch »Kaisertee« heißt. Außerdem kann man es in die Pfeife stopfen oder eine Kräuterzigarette daraus drehen (siehe Rezept Seite 90).

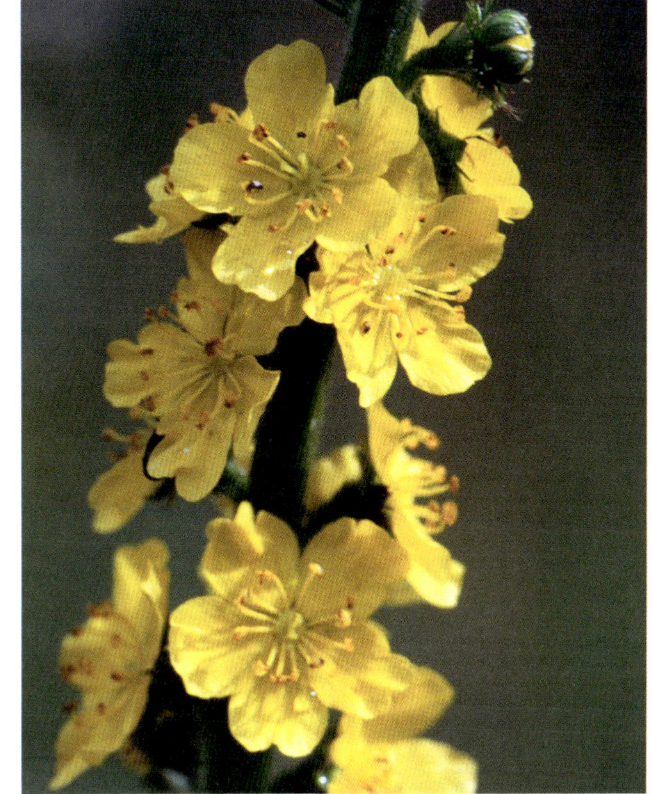

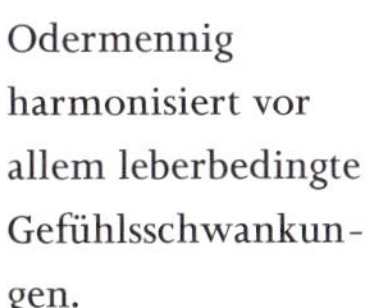
Odermennig harmonisiert vor allem leberbedingte Gefühlsschwankungen.

In manchen Kräuterbüchern wird der Odermennig als »griechisches Leberkraut« bezeichnet (siehe Wichtl: Teedrogen). Es war wegen seiner großen Heilkräfte der griechischen Göttin Athene geweiht. Im Kräuterbuch des Jakobus Tabernaemontanus aus dem 17. Jahrhundert liest man: »Es ist der Leber nütz und gut, die Verstopfung derselben zu eröffnen.«

Die Anwendung als Leberheilmittel beruht wiederum auf der Signaturenlehre: Gelbe Blüten zeigen, dass der Odermennig die Gelbsucht heilt, und die Klettfrüchte sind ein Hinweis auf die blutreinigende Wirkung. Sie trugen dem Odermennig den Beinamen »Leberklette« ein.

Im Gegensatz zu anderen, meist bitteren Leberheilpflanzen wie Artischocke oder Wermut schmeckt der Odermennig jedoch sehr mild. Seine Hauptanwendungsgebiete sind Leberleiden aller Art, insbesondere aber Gallensteine und Leberdepression. Ebenso wie die Klettfrüchte an den Kleidern haften bleiben, neigen Menschen, die Agrimonia als Heilmittel benötigen, dazu, mit ihren Gedanken und Gefühlen anzuhaften. Sofern man also zu den galligen Menschen gehört, die sich leicht aufregen und nachts immer zur Leberzeit erwachen (1 Uhr bis 3 Uhr), sollte man eine langfristige Leberkur mit der Leberklette in Erwägung ziehen, das Kraut ist z. B. in dem bewährten Leberfunktionsmittel *Metamarianum B12 N* (von Meta Fackler enthalten).

Doch die »Leberklette« bewährt sich ebenso bei Reizdarm. Wer seinen Darm jeden Tag spürt, eine Neigung zu krampfartigen Bauchbeschwerden und Durchfällen hat, sollte den Odermennig als Helferpflanze wählen. Vor allem langfristige Teekuren sind in Kombination mit heilenden Harzen hilfreich.

Nicht zuletzt heißt das Gewächs im Volksmund auch »Sängerkraut«. Allein deswegen müsste es eigentlich auch »Kraut des Apollon« heißen, denn der Sonnengott mit der Leier liebt natürlich auch den Gesang. Die Abkochung der blühenden Pflanze wurde früher zusammen mit Honig als regenerierendes und Stimmband straffendes Gurgelmittel verwendet. Sänger und Redner, deren Stimmbänder von Überanstrengung angegriffen und chronisch entzündet sind, schätzen das Sängerkraut heute noch (z. B. Agrimonia eupatoria Urtinktur von Spagyra; 1:1 mit Wasser oder Tee verdünnt zum Gurgeln). Die enthaltenen Gerbstoffe (bis zu 10 %) straffen die Stimmbänder und lindern chronische Entzündungen derselben.

Sonnenhut – Das Immunsystem anfeuern

Ein besonders heißblütiges Gewächs hielt erst vor einigen Jahrhunderten Einzug in unsere Gärten: der Sonnenhut (Echinacea angustifolia, E. pallida und E. purpurea). Ursprünglich kommt er aus Nordamerika, wo die Indianer den Pflanzenbrei seit langem zur Verhütung von Wundinfektionen als Auflage gebrauchen oder auch Schlangenbisse damit behandeln.

Im Garten bevorzugt er die sonnigsten Plätze. Von oben betrachtet sehen die Blüten wie glutrote Sonnenscheiben aus. Der rötliche Blütenboden mit dem Strahlenkranz aus rosa Zungenblüten zeigt bereits den erwärmenden und kräftigenden Charakter. Astrologisch ordnet man Echinacea gleichermaßen der Sonne wie auch dem Mars zu. Neben der Sonne ist der Mars der feurigste Planet. Er verleiht dem Korbblütler seinen erwärmenden Charakter und seine Wirkung auf das Immunsystem.

In der Korbblüte erkennen wir das Sonnensymbol: den Punkt mit dem Kreis. Hier steht es allerdings nicht für Herz und Kreislauf, sondern deutet vielmehr das

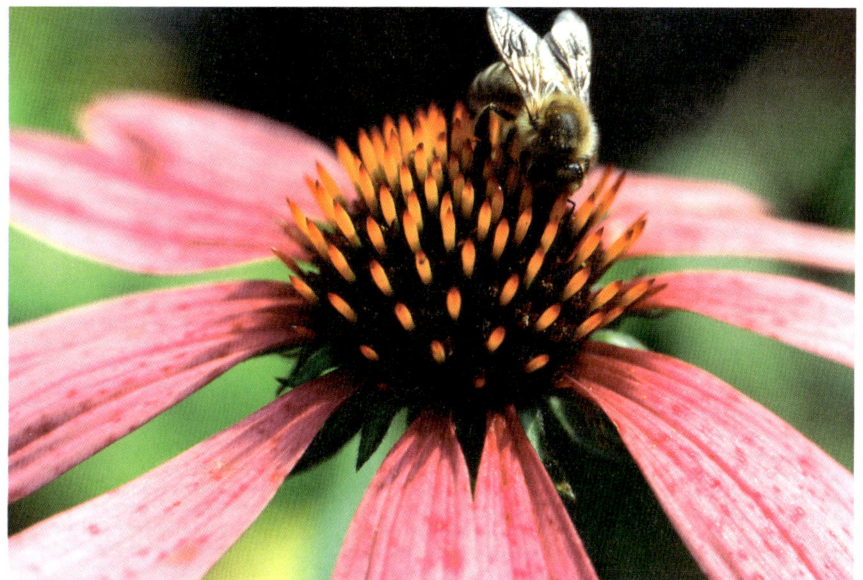

Echinacea gleicht einer glutroten Sonne – ein Zeichen für ihre erhitzende Kraft.

Ich und die Abgrenzung nach außen an. Eine solche Abgrenzung ist vor allem dann von Nöten, wenn wieder einmal Grippewellen übers Land ziehen, denn der Sonnenhut feuert das Immunsystem an und macht uns stark gegen Viren (siehe Rezept Seite 240).

Seine abwehrsteigernden Eigenschaften sind weitreichend bekannt. Inzwischen belegen zahlreiche klinische und pharmakologische Untersuchungen seine positive Wirkung auf das Immunsystem: Sonnenhut aktiviert die Blutabwehrzellen (z. B. Leukozyten, Phagozyten), stärkt das Immunorgan Milz, regt die Bildung von Immunglobulinen sowie von Interferon an und wirkt nachweislich antiviral (v. a. Herpes-Viren und Influenza-Viren).

Wir erinnern uns an einen Fall, der die Wirkung des Sonnenhuts skizziert. Eine Frau kam wegen akuter Erkältung mit Husten. Weil sich ihr Abwehrsystem bereits im Kampf mit Erregern befand, verordneten wir ihr unter anderem ein Echinacea-Präparat (z. B. *Esberitox N* Tabletten von Schaper & Brümmer) in geringer Dosierung. Sie rief einen Tag später an und beklagte sich, weil sie nun auch noch unter Fieber litt. Erst nach eingehender Befragung gab sie zu, dass sie im Lauf des Tages statt der verordneten dreimal zwei Tabletten etwa zwanzig Tabletten eingenommen hatte. Als sie sich wieder an die verschriebene Dosis hielt, klang das Fieber sofort wieder ab.

Der Sonnenhut regt die körpereigenen Abwehrkräfte so stark an, dass er die Körpertemperatur spürbar heben kann, was als positive Immunreaktion zu werten ist. Eben weil er so feurig wirkt, gebrauchen wir ihn manchmal sogar als »Ofenersatz«. Wenn man sich beispielsweise etwas unterkühlt hat, dann kann man die erwärmende Wirkung nutzen und zudem noch einer Erkältung vorbeugen (z. B. Stoßtherapie mit *Echinacin* Tabletten von Madaus). Echinacea ist eine bewährte Sonnenmedizin zur Vorbeugung und im Beginn akuter Infektionskrankheiten.

Bei chronischer Immunschwäche wie etwa Allergien oder Autoimmunerkrankungen sollte man mit dem Sonnenhut allerdings vorsichtig sein. Er facht nämlich Autoimmunprozesse an und kann mitunter auch Allergien verstärken. Bildhaft gesprochen könnte man das dauerhaft geschwächte Immunsystem mit einem alten Esel vergleichen, der keine großen Kraftreserven besitzt. Echinacea wirkt dann wie ein Peitschenhieb, der den armen Esel solange antreibt, bis er vielleicht völlig zusammenbricht. In solchen Fällen helfen eher die homöopathischen Zubereitungen. Tiefe Potenzen (z. B. Echinacea D6) wirken jedoch harmonisierend auf das Immunsystem ein und stärken die körpereigenen Abwehrkräfte tiefgreifend.

Rezept: Blütenzauber gegen düstere Gedanken

Die wohlriechenden Sommerblüten sind ein Geschenk der Sommersonne an traurige und verzagte Menschen. Der bunte Blütentee bringt wieder Licht und Farbe ins Leben.

Holunder-, Klatschmohn-, Königskerzen-, Lavendel-, Linden-, Ringelblumen- und Rosenblüten zu gleichen Teilen mischen. Zwei Esslöffel der Mischung mit 500 ml siedenden Wasser überbrühen, etwa acht bis zehn Minuten ziehen lassen, abseihen und bei Bedarf im trinkwarmen Zustand mit etwas echtem Bienenhonig gesüßt über den Tag verteilt trinken.

Zur Rezeptur: Holunder- und Lindenblüten übertragen das Licht und die Lebenswärme der Mittsommersonne. Klatschmohn beruhigt zwar, aber die rote Farbe spendet auch Seelenkraft. Die Königskerze richtet auf und heilt laut Hildegard von Bingen die Melancholie. Lavendel besänftigt das Gemüt und klärt den Geist. Ringelblumenblüten heilen die Wunden der Seele. Die Rosenblüten vermitteln Harmonie und Liebe.

Rezept: Wenn die Angst an die Nieren geht

Sorgen, Ängste oder Stress belasten die Nieren. Eine Nierenstärkung empfiehlt sich vor allem dann, wenn eine Neigung zu ziehenden Schmerzen in der Nierengegend oder zu Kopfschmerz mit Augenbeteiligung (Blasenmeridian) besteht.

- Cuprum metallicum Dil. D8 (Kupfer)
- Juniperus communis Dil. D2 (Wacholder)
- Piper methysticum Dil. D6 (Rauschpfeffer)
- Renes Dil. D8 (Nieren)
- Solidago virgaurea Urtinktur (Goldrute)

jeweils 20 ml

Über eine Apotheke von Spagyra bestellen und mischen lassen oder die Einzelstoffe bestellen (www.spagyra.at) und selber mischen.

Dosierung: Kurmäßig zwei bis drei Monate lang 2- bis 3-mal täglich 15 bis 25 Tropfen in etwas Wasser einnehmen.

Ergänzung: Wohltuend bei seelischer Überlastung sind außerdem Ingwer-Nierenwickel (siehe Seite 93) und Einreibungen der Fußsohlen mit *Kupfersalbe rot* von Wala.

Rezept: Reizdarmtee

Wer unter Nahrungsunverträglichkeiten leidet, seinen Darm täglich spürt, zu krampfartigen Bauchbeschwerden, Durchfällen oder weichem, klebrigen Stuhl neigt, sollte nachfolgende Teemischung lange fort gebrauchen.

- Ehrenpreis, echter 40 g
- Majoran 20 g
- Odermennigkraut 50 g
- Ringelblumenblüten 20 g
- Schafgarbe mit Blüten 30 g
- Walnussblätter 20 g
- Wegwartenwurzel 20 g

Mischen, zwei Teelöffel mit 200 ml kochendem Wasser überbrühen, etwa 8 bis 10 Minuten ziehen lassen, abseihen und ungesüßt trinken, kurmäßig 6 bis 8 Wochen lang 3 bis 4 Tassen täglich, danach bei Bedarf 1 bis 2 Tassen täglich.

Ergänzung: Bei stärkeren Beschwerden empfiehlt sich zusätzlich eine Kur mit Weihrauch oder Myrrhe (z. B. *Myrrhinil-Intest* von Repha).

Rezept: Ozonschutz mit Sommerpflanzen

Die Blüten der Königskerze und der Malve enthalten viele Schleimstoffe. Trinkt man sie als Tee, so legen sich diese wie ein Schutzfilm über die Schleimhäute der Atemwege und verhindern, dass Heizungsluft die Bronchialschleimhaut austrocknet oder dass Atemgifte wie etwa Ozon die Schleimhaut angreift. Odermennig strafft die Stimmbänder und lindert chronische Entzündungen im Rachen. Der Spitzwegerich regeneriert die Bronchien. Bereits ein bis zwei Tassen lindern daher ozonbedingtes Halskratzen oder auch Heiserkeit.

Königskerzenblüten 20 g, Käsepappelblüten (Malve) 20 g, Odermennigkraut 40 g und Spitzwegerichblätter 20 g mischen, zwei Teelöffel der Mischung mit 200 ml siedendem Wasser überbrühen, etwa 8 bis 10 Minuten ziehen lassen und bei Bedarf im trinkwarmen Zustand mit etwas echtem Bienenhonig süßen.

Bei chronischer Reizung von Rachen, Kehlkopf und Stimmbändern kann man den Tee ergänzen durch *Bronchi Plantago* Globuli von Wala.

Rezept: Ich-Stärkung bei Infektanfälligkeit

Wer sich jeden Infekt einfängt, der gerade wieder umgeht, kann es einmal mit folgender Rezeptur versuchen. Sie erwärmt und feuert das Immunsystem auf sanfte Weise an, indem sie die Abwehrzellen im Blut vermehrt und auch die Stimmung stabilisiert. Längerfristig eingenommen strukturiert sie die seelischen und körperlichen Abwehrkräfte.

- Echinacea purpurea Urtinktur (Sonnenhut)
- Ferrum phosphoricum Dil. D8 (Eisenphosphat)
- Hypericum perforatum Dil. D2 (Johanniskraut)
- Lachesis Dil. D8 (Buschmeister)
- Silicea Dil. D12 (Quarz)

jeweils 20 ml

Über eine Apotheke von DHU bestellen und mischen lassen.

Dosierung: Sobald Grippewellen umgehen, vorbeugend 2- bis 3-mal täglich 20 bis 30 Tropfen pur oder in etwas Wasser einnehmen. Im Beginn von grippalen Infekten empfiehlt sich eine Stoßtherapie mit bis zu 20 Tropfen stündlich. Bei ausgeprägter Infektanfälligkeit kann man zusätzlich *Meteoreisen* Globuli von Wala einnehmen (2- bis 3-mal täglich. 10 bis 15 Globuli) sowie reichlich Vitamin C und Zink (z. B. *CeTeBe Abwehrplus* Kapseln).

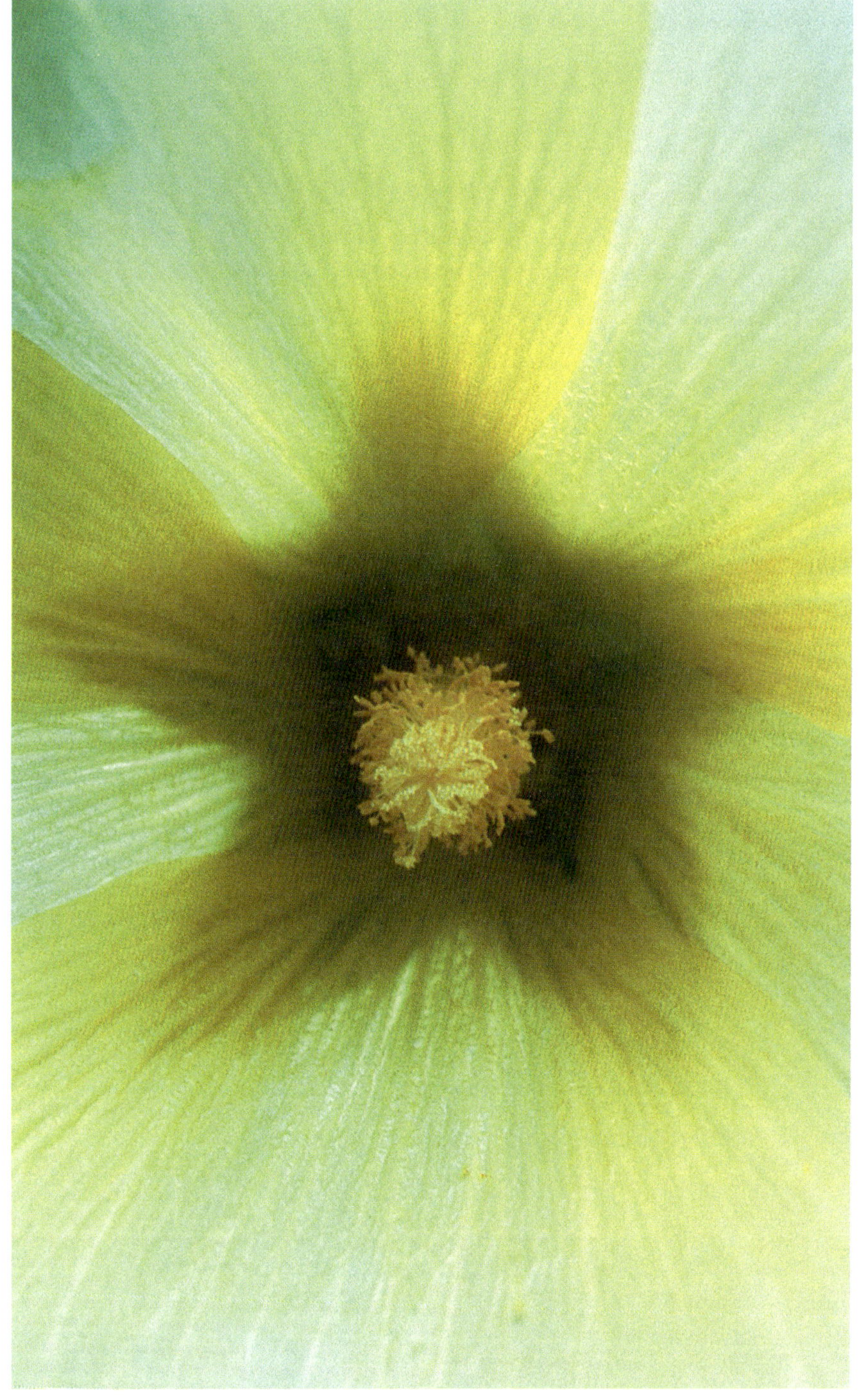

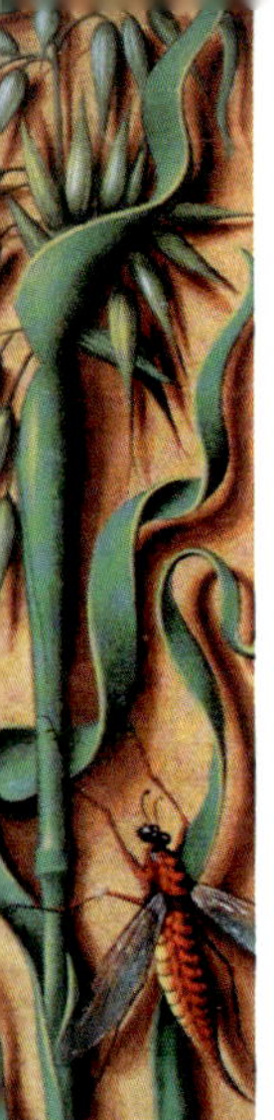

Herbst – Der Abschied von der Sonne

Wenn der Herbst beginnt (23. September), scheint es, als ob die Sonne noch einmal selbst auf die Erde herabsteigt, um die Landschaft in ein rotgoldenes Gewand zu hüllen. Mit dem feurigen Farbenspiel der herbstlichen Natur will sie uns über das Ende des Sommerhalbjahres hinwegtrösten.

Rückzug der Vegetationsgeister

Wenn sich die Kraft der Sonne allmählich erschöpft, ziehen sich die Vegetationsgeister wieder unter die Erde zurück. Im Gleichklang mit der Natur beginnt auch für uns eine Zeit des Rückzugs und der Vergeistigung. So manchem legt sich ein Hauch von Melancholie auf das Gemüt, wenn die ersten Stürme das goldene Laub von den Bäumen fegen, und vielen fällt der Abschied von den wärmenden Sonnenstrahlen schwer. Aber der Geist der Sonne lebt in unzähligen Samen, Früchten oder Wurzeln fort, und mit diesen überstehen wir die dunkle Jahreshälfte mühelos. Nicht zuletzt ist der Herbst eigentlich sogar eine Freudenzeit. Schließlich beschenkt die Sonne den Menschen zu keiner Jahreszeit reicher. Das althochdeutsche Wort »herbist« bezeichnet die Zeit, in der die Früchte reif sind. Die meisten Korn-, Feld- und Baumfrüchte sind zu Herbstbeginn zwar längst eingeholt. Nun folgen aber die ausgelassenen Ernte- und Weinfeste, die in alter Zeit noch eine wochenlange Periode der Sinnesfreuden einläuteten.

Herbstzeitlose – Lichtblume des Jahresabends

Wenn Herbstzeitlose (Colchicum autumnale) die Wiesen schmücken, ahnen wir bereits, dass die Natur bald in ihren Winterschlaf versinkt. Der Volksmund nennt sie »Winterkünderin«, »Winterhauch« und »Abendmai« (mai = Blume), denn ihre Blüten verabschieden das Sonnenhalbjahr.

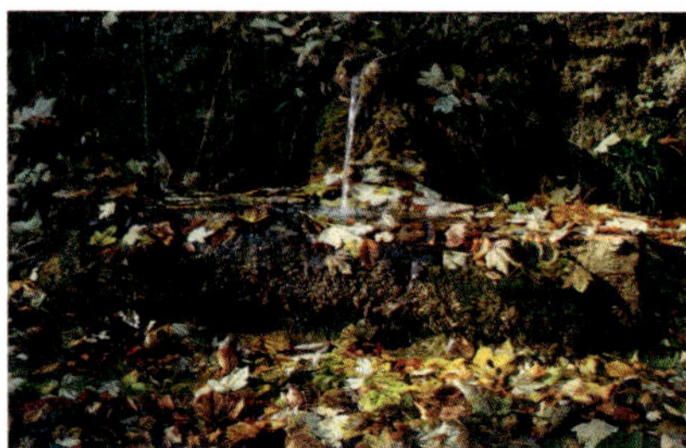

Quellbrunnen im herbstlichen Eibenwald bei Paterzell.

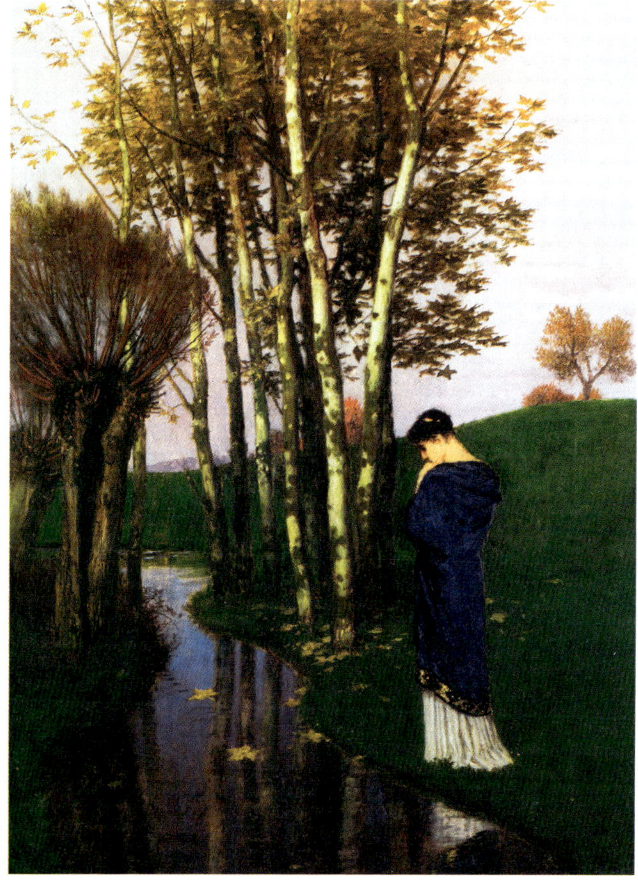

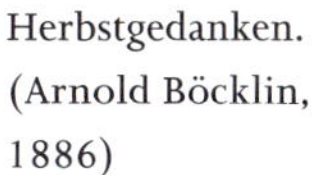

Herbstgedanken. (Arnold Böcklin, 1886)

Die Lichtblume des Jahresabends scheint mit ihrer Leuchtkraft das herbstliche Farbenspiel der übrigen Natur noch übertrumpfen zu wollen. Ein strahlenartiges Büschel safrangelber Staubblätter entspringt den blassvioletten Blütensternen. Man lasse sich aber von dem bezaubernden Anblick nicht täuschen, denn die blattlose Blüte mit dem violetten Schimmer birgt einen mächtigen Pflanzengeist. Ihr botanischer Name, Colchicum autumnale, leitet sich von Kolchis ab, der Heimat der Giftmischerin Medea. Die Pflanze ist für Menschen wie auch für Tiere giftig.

Traurigen Ruhm erlangte in den achtziger Jahren ein Fall, der durch die Presse ging. Ein Mann, der sich eine Bärlauchsuppe zubereiten wollte, sammelte versehentlich die Blätter der Herbstzeitlosen. Kurz nach dem Verzehr erkrankte er und starb schließlich im Krankenhaus. Diese fatale Verwechslung hätte nicht sein müssen, denn Bärlauch riecht knoblauchartig, und zudem meidet er die sonnigen Wiesen, welche die Herbstzeitlose besiedelt.

Septembermorgen
»Im Nebel ruhet noch die Welt, noch träumen Wald und Wiesen: Bald siehst du, wenn der Schleier fällt, den blauen Himmel unverstellt, herbstkräftig die gedämpfte Welt in warmem Golde fließen.« (Eduard Mörike)

Erfahrene Volksheilkundler begegnen der Pflanze nicht immer mit dem Respekt, den sie üblicherweise den Giftpflanzen entgegenbringen. Für sie ist die Herbstzeitlose heute noch eine Schutzpflanze vor den Schäden des Winters. Manche bestreichen die Augenlider mit der ersten Blüte im Herbst: Dies soll den ganzen Winter über munter halten. Andere bereiten aus der »Zeitlosen« eine Salbe gegen Frostschäden. Solche Salben gebrauchte man einst zur Einreibung von Krebsgeschwüren. Heute nutzt man meist nur noch die homöopathischen Verdünnungen. Zum Beispiel ist Colchicum D4 in *Lymphdiaral DS* Salbe von Pascoe enthalten, die sich unter anderem zur Begleitbehandlung von Lymphknotenschwellungen und Lymphabflussstörungen bewährt hat.

Das Hauptanwendungsgebiet der Herbstzeitlosen ist jedoch die Gicht. Ein Loblied auf die Heilwirkung bei dieser häufigen Stoffwechselerkrankung singt vor allem Rudolf Fritz Weiß in seinem Lehrbuch der Phytotherapie: »Eine Unmenge von Geheimmitteln gegen die Gicht enthalten nichts anderes als Colchicum. Ein Schmerzanfall, der nicht prompt auf Colchicum reagiert, ist keine Gicht!«

Die Heilwirkung bei Gicht führt man in erster Linie auf Colchicin zurück. Das Alkaloid hemmt die Aktivität sogenannter Fresszellen (Phagozyten), welche die Harnsäurekristalle sonst aufnehmen und dadurch eine Entzündungsreaktion in Gang bringen würden. Der Wirkstoff hat sich in wissenschaftlichen Studien außerdem als zellteilungshemmend erwiesen. Er gilt als zytostatisches Mitosegift. In Versuchen bildete der Wirkstoff, wenn er knapp unter die Haut gespritzt wurde, Tumore

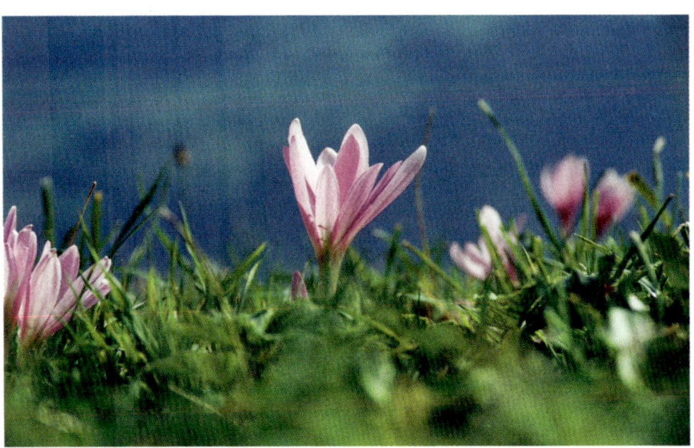

Die Herbstzeitlose (Colchicum autumnale) heißt im Volksmund »Winterkünderin«, weil ihre Blüte das Sonnenhalbjahr verabschiedet.

Tipp: Therapiekonzept bei Gicht

Bei den schmerzhaften Gelenksentzündungen durch Harnsäurekristalle (Gicht) ist guter Rat teuer. Abgesehen von Basenkost hilft dann nur noch eine Arznei, die möglichst rasch die Entzündung lindert. Die homöopathischen Tiefpotenzen der Herbstzeitlosen wie etwa Colchicum D4 leisten dies; im Akutfall genügen meist 3- bis 5-mal täglich 8 bis 10 Globuli. Noch stärker wirkt der homöopathisch verdünnte Hauptwirkstoff der Herbstzeitlosen: Colchicinum D4 Globuli von Remedia.

Ergänzend sollte man die Ausscheidung von Harnsäure über die Nieren fördern. Hierzu hat sich *Vollmers Grüner Hafertee N* bewährt. Im akuten Anfall trinkt man von diesem Tee mindestens einen halben Liter täglich. Der Tee ist noch wirksamer und schmackhafter, wenn man den frischen Saft einer Bio-Zitrone sowie ein bis zwei Teelöffel echten Bienenhonig beimengt. Zusätzlich verschaffen kühlende Breiumschläge mit frisch gequetschtem Giersch (Aegopodium podagraria) Linderung. Das alte Gichtheilkraut kann man außerdem das ganze Sonnenhalbjahr über mit der Nahrung zuführen (z. B. in Suppen oder auf Brot), dann leitet es ebenfalls Harnsäure aus.

zurück. Doch man kann auch Salben mit Colchicum (z. B. *Thyreodoron*-Salbe von Weleda, verschreibungspflichtig!) beispielsweise bei oberflächlichen Tumoren oder als Begleitmittel bei inoperablem Schilddrüsenkrebs versuchen.

Der Herbst entspricht im Lebenskreis dem Alter. Daher verwundert es nicht, dass die Herbstzeitlose als Heilpflanze für den Lebensabend erweist, wenn der Stoffwechsel und das Immunsystem allmählich erlahmen und erkalten. Gerade weil sie »zeitlos« ist und erblüht, wenn sich die übrige Vegetation zurückzieht, dient sie dem alternden Körper als Heilmittel.

Kornfrüchte – Abschiedsgeschenke der Sonne

Im antiken Griechenland begannen am 20. September, also schon kurz vor der Tagundnachtgleiche, die Feiern zu Ehren der Korngöttin Demeter. Im Gegensatz zu unserem gesitteten Erntedankfest dauerte dieser Fruchtbarkeitskult wochenlang, denn er bildete den rauschhaften Abschluss der Ernte. Im Grunde genommen war es ein Dankfest zu Ehren der Sonne, denn erst ihr Licht und ihre Wärme haben den Kornsegen hervorgezaubert. Darum dürfen wir, wenn wir vom Sonnenwirken reden, die goldenen Meere der Kornfelder nicht vergessen. In ihnen wohnt der Korngeist, den wir flüstern hören, wenn sich die Ähren raschelnd im Wind wiegen. Dies ist ein freundlicher und lichter Vegetationsgeist, denn er nährt sich von den belebenden Strahlen der Sonne und überträgt ihre Kräfte auf uns.

Korngeist spendet Fruchtbarkeit und ewige Jugend

Kornfrüchte wie Hafer oder Hirse sind uralte Fruchtbarkeitssymbole. Seit der Antike spielen sie in den Hochzeitsbräuchen vieler Völker eine Rolle. Je nach Gegend bewirft man Brautpaare bis heute mit Hafer oder Hirse und neuerdings auch mit Reiskörnern, um Kindersegen zu bewirken. Im Grunde verbirgt sich dahinter ein Sonnenritual, bei dem die fruchtbarkeitsspendenden Sonnenkräfte des Korngeistes auf den Menschen übergehen sollen.

Aber die Macht des Korngeistes reicht noch weiter! Er hütet nämlich das Geheimnis der Wiedergeburt. In jedem Samenkorn ruht ein Lebensgeist, der auf seine Erweckung durch die belebenden Sonnenstrahlen wartet. Weil der Same schließlich keimt und neues Leben aus sich gebiert, symbolisieren samenreiche Pflanzen wie Granatapfel, Hirse oder auch Schlafmohn die Verjüngung der Seelen im Totenreich. Dieses Motiv spiegelt sich im Ahnenkult wieder, den unsere Großeltern noch zu Beginn des 20. Jahrhunderts pflegten. Mit dem kirchlichen Seelausläuten zu Allerheiligen (1. November) streuten sie Mohnsamen von den Gräbern bis nach Hause, um die Seelen der Verstorbenen heimzuführen. Sie heizten die Stuben, stellten Hirsebrei und Wein auf den Tisch, ganz so, als ob der Tote noch unter ihnen weilen würde. Dies ist ein schöner Brauch, wenn man bedenkt, dass er das Urvertrauen in die Unbesiegbarkeit des Lebens bezeugt. Würden wir solche Bräuche heute noch ernst nehmen, dann wäre der moderne Mensch nicht derart von der Angst vor dem Tod geplagt! Der Tod wäre dann nur eine andere Ausdrucksform des Lebens, ein vorübergehender Ruhezustand, der in die Wiedergeburt mündet. Nichts anderes beweisen uns die Sonne und mit ihr die Natur immer wieder!

Hafer – Sonnennahrung für Körper und Seele

Jede Getreideart hat ihre eigene Bedeutung: So brachte uns die Gerste das Bier, das flüssige Gold; die samenreiche Hirse war die traditionelle Fruchtbarkeits- und Seelenspeise; der sonnige Weizen ergibt unser tägliches Brot. Im Gegensatz zu anderen

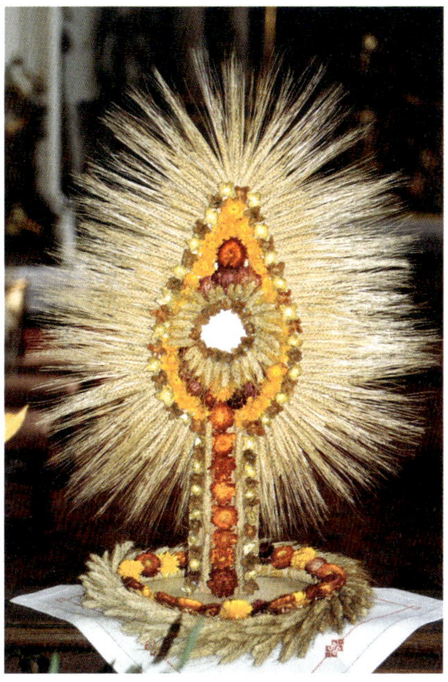

Sonnenmonstranz aus Getreide zu Erntedank, aufgenommen im Kloster Schäftlarn bei München.

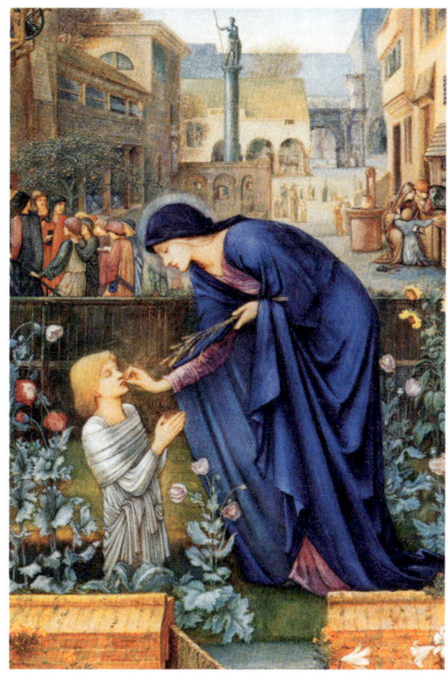

Im Garten der Demeter, hier als Maria in blauem Mantel dargestellt. (The Prioress' Tale, Edward Burne-Jones, 1865)

Grundnahrungsmitteln wie etwa Kartoffeln, die unter der Erde heranreifen, oder Salate, die heute zumeist sogar ohne Erde und unter UV-Lampen in riesigen Gewächshäusern gezogen werden, reifen unsere Getreide nach wie vor durch direktes Sonnenlicht heran. Aus diesem Grund speichern alle Kornfrüchte besonders viel Sonnenkraft in sich und man kann sie daher Sonnennahrung nennen. Mit eben diesem Gold der Äcker beschenkt uns die Sonne, bevor sie ihrem winterlichen Exil entgegeneilt.

Von den Kornfrüchten, in denen der Geist der Sonne wohnt, wollen wir den Hafer (Avena sativa) besonders hervorheben. Er ist nämlich nicht nur eine wertvolle Nahrungspflanze, sondern auch ein Heilmittel der Sonne mit vielfältigen Anwendungsmöglichkeiten.

Wenn der Hafer sticht

Schon die Germanen bauten den Hafer seit frühester Zeit an. Zunächst diente er ihnen als Tierfutter – das altnordische Wort »hafr« bedeutet »Nahrung des Bocks«. Der Ziegenbock, das heilige Tier ihres Donnergottes Thor, bezog seine Kraft von dem Süßgras, und Wodans Rosse erhielten Hafer als Opfergabe.

Doping-Rezept: Kraft und Ausdauer in Extremsituationen

Haben Sie einen Marathon oder eine anstrengende Bergtour vor sich, oder fordert Ihr Alltag außerordentliche Anstrengungen? Diese Rezeptur regt Kreislauf sowie Blutbildung an und verleiht Durchhaltevermögen. Auch wer sich allgemein überfordert fühlt oder sich nach langen Krankheiten nicht mehr richtig erholt, kann es mit diesen Krafttropfen versuchen.

- Acidum phosphoricum Dil. D6 (Phosphorsäure)
- Avena sativa Urtinktur (Hafer)
- Eleutherococcus Urtinktur = D1 (Taigawurzel)
- Ferrum sidereum Dil. D6 (Meteoreisen)
- Urtica dioica Urtinktur (Brennnessel)

jeweils 20 ml

Über eine Apotheke von DHU bestellen und mischen lassen. Dosis: Je nach Reaktion 2- bis 3- mal täglich 15 bis 25 Tropfen in etwas Wasser einnehmen.

Der Praxistipp: Nervenstärke für die Suchtentwöhnung

Gehören Sie auch zu den Nikotinsüchtigen, die sich immer wieder erfolglos das Rauchen abgewöhnen wollen? Sonnenpflanzen ersetzen zwar nicht den eisernen Willen, den eine Entwöhnung von der Nikotinsucht erfordert. Dafür lindern sie Entzugserscheinungen. So stärkt der Hafer die Nerven, der Rosmarin regt den

Das Kraftfutter der Pferde ist jedoch mehr als nur nahrhaft. Reiter wissen, dass Pferde geradezu süchtig nach Hafer sind und durch größere Mengen in rauschartige Zustände geraten. Schlaue Pferdehändler geben ihren müden Schindmähren reichlich Hafer, damit sie sich heißblütig gebärden und leichter verkaufen lassen. Inzwischen weiß man auch, warum der Hafer »sticht«: Ein Alkaloid namens Avenin erregt und berauscht die Tiere (G. Madaus: Lehrbuch der biologischen Heilmittel).

Dass uns der Hafer gleichermaßen »sticht«, erfahren wir durch eine Südtiroler Sage. In der Gegend um Vals lebten einst die »Habergäule«, zwei Urmenschen, die sich ausschließlich von Haferbrei, Haferknödeln und Haferschrot ernährten. Dies verlieh ihnen derart übermenschliche Kräfte, dass sie ihren Pflug vor lauter Übermut selber zogen.

Hafer mobilisiert in der Tat die Kraftreserven und gilt daher als Aufbaunahrung in der Rekonvaleszenz. Will man körperliche Höchstleistungen erbringen, dann braucht man es nur den Leistungssportlern nachzumachen. Wenn sich zum Beispiel

Kreislauf an und verbessert die Konzentration. Eisenarsenat stärkt den Willenspol bei Suchterkrankungen, und Thymian entspannt und reinigt die Lungen. Breitwegerich ruft sogar Widerwille gegen Tabak hervor.

- Avena sativa Urtinktur (Hafer)
- Ferrum arsenicosum Dil. D8 (Eisenarsenat)
- Plantago major Urtinktur (Breitwegerich)
- Rosmarinus officinalis Urtinktur = D1 (Rosmarin)
- Thymus vulgaris Urtinktur (Thymian)

jeweils 20 ml

Über eine Apotheke von Spagyra bestellen und mischen lassen oder selber bestellen (www.spagyra.at) und selber mischen. Dosierung: Bei Verlangen nach Nikotin, fünf Tropfen im Mund zergehen lassen oder in etwas Wasser einnehmen.

Ergänzend empfiehlt sich in der ersten Zeit möglichst viel zu schlafen, ausgedehnte Spaziergänge zu unternehmen und eine Entgiftungskur durchzuführen (z. B. Basenbäder, Saunieren, Lungen reinigende Teekuren oder eine blutreinigende Frühjahrskur). Erfahrungsgemäß lässt sich das akute Verlangen nach Nikotin von Tag zu Tag etwas rascher verdrängen. Wichtig ist, dass man von Anfang an versucht, den Kaffee, das Feierabendbier oder Sonnenuntergänge auch ohne Nikotin zu genießen, denn diese bergen eine hohe Rückfallgefahr in sich. Notfalls kann man sich zusätzlich mit nikotinfreiem Kräutertabak ausrüsten (siehe Seite 90).

ein Marathonläufer auf einen Wettkampf vorbereitet, dann ernährt er sich fleischarm und verzichtet auf raffinierten Zucker. Hafer und andere Getreidearten gehören allerdings auf den täglichen Speiseplan, denn sie verleihen die nötige Ausdauer.

Hafer macht Nerven wie Drahtseile

Die sonnenverwöhnte Kornfrucht bewährt sich ebenso als Arznei bei nervöser Erschöpfung, insbesondere nach körperlicher wie auch geistiger Überarbeitung. Sie stärkt die Nerven und richtet den Geist wieder auf. Dies sieht man dem Getreide schon an: Trotz der schweren Kornlast knicken die dünnen Halme bei Wind oder Regen nicht sofort ein. Der hohe Gehalt an Kieselsäure verleiht ihnen Standhaftigkeit. Im übertragenen Sinne eignet sich der Hafer daher für Menschen, die nur über ein zartes Nervenkostüm verfügen, sich rasch überfordert fühlen und in der ständigen Furcht leben, dass sie unter ihrer Last zusammenbrechen könnten. In solchen Fällen steigert der Hafer (z. B. Ceres *Avena sativa Urtinktur*) wieder spürbar die Belastbarkeit und macht Nerven wie Drahtseile.

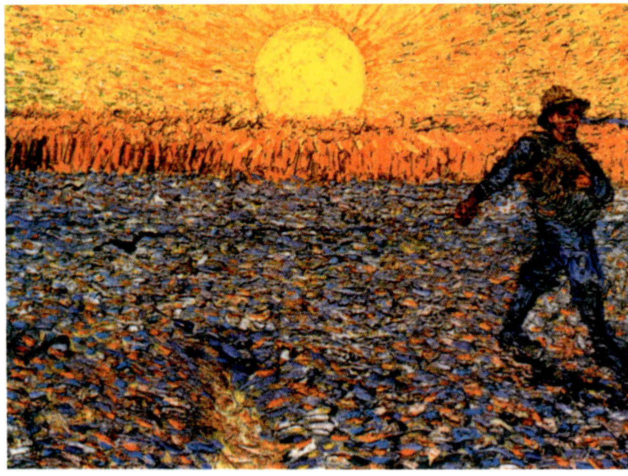

Sämann bei untergehender Sonne. (Vincent van Gogh, 1888)

Der Hafer findet sich auch in vielen bewährten Naturheilmitteln für den Schlaf. Besonders geeignet sind Arzneikombinationen mit Hafer, wenn das Einschlafen wegen zu großer Erschöpfung und innerer Unruhe einfach nicht gelingen will. Die Betroffenen leiden dann entweder unter zu heißen oder zu kalten Füßen (Störung im Nierenmeridian) und müssen nachts immer wieder zum Wasserlassen raus. Seine Heilwirkung richtet der Hafer nämlich auf die Nieren und die Nebennieren,

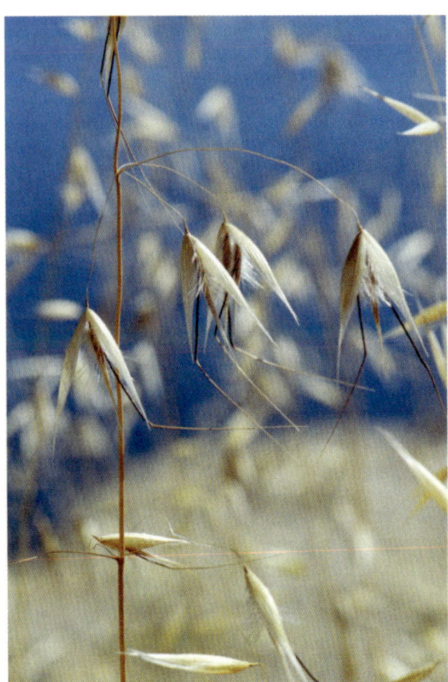

Mit dem Sprichwort »Der Hafer sticht« ist die Kraft spendende und mild aphrodisierende Wirkung der sonnenverwöhnten Kornfrucht gemeint.

die unter anderem für die Verarbeitung von Außeneinflüssen und Stress zuständig sind. Weil die besonders eiweißreiche Kornfrucht in sehr großen Dosen die Nieren reizen kann, liegt er in Nerven- und Schlafmitteln jedoch meist in potenzierter Form vor (z. B. *Avena comp.*, Globuli von Wala).

Neben dem drohenden Nervenzusammenbruch, heutzutage auch Burn-out genannt, gehört nicht zuletzt auch die Suchtentwöhnung zu den traditionellen Anwendungsgebieten dieser sonnigen Kornfrucht. In der Fachliteratur wird immer wieder über die Heilerfolge berichtet, die Ärzte mit Hilfe von Hafer bei Alkohol-, Morphium- oder Opiumsucht erzielen konnten (siehe Gerhard Madaus: Lehrbuch der biologischen Heilmittel, Seite 654). Wir konnten immerhin bei der Raucherentwöhnung gute Erfahrungen sammeln (siehe Rezept Seite 248).

Wurzeln – Sonnenkräfte aus der Unterwelt

Wenn sich die Vegetationsgeister allmählich wieder unter die Erde zurückziehen, konzentrieren bestimmte Heilpflanzen ihre Kräfte in den Wurzeln. Der Herbst ist daher die Zeit der Wurzelgräber. Viele der Wurzelpflanzen bergen Sonnenkräfte in sich und tragen dies bereits durch ihre gelben Blüten zur Schau, z. B. Blutwurz, Berberitze oder Enzian. Dennoch wollen wir unser Augenmerk nur auf drei sonnenhafte Wurzelpflanzen richten, die sich auf besondere Weise zum Heil- und Lichtzauber eignen.

Silberdistel – Blütensonne mit Dornenkranz

Viele Disteln tragen das Sonnenprinzip in sich, aber unter ihnen gibt es eine, deren Ausstrahlung alle anderen in den Schatten stellt: die Silberdistel (Carlina acaulis). Ihre Korbblüten, die sich an sonnigen Standorten wie etwa auf Alm- oder Magerwiesen im Altweibersommer öffnen, muten wie silberne Sonnenscheiben an. Die Blütensonnen sind ganz dem Licht zugewandt. Weil sie sich bei Regen schließen, heißen sie im Volksmund »Wetterdisteln«.

Die strahlenden Blüten waren lange Zeit ein begehrter Wandschmuck, dem man magische Kräfte zusprach. Wären sie nicht mit einem messerscharfen Dornenkranz bewaffnet, dann hätte man sie vielleicht längst ausgerottet. Heute stehen sie unter Naturschutz. Doch allein ihr Anblick kann den Lichthunger sättigen und verrät

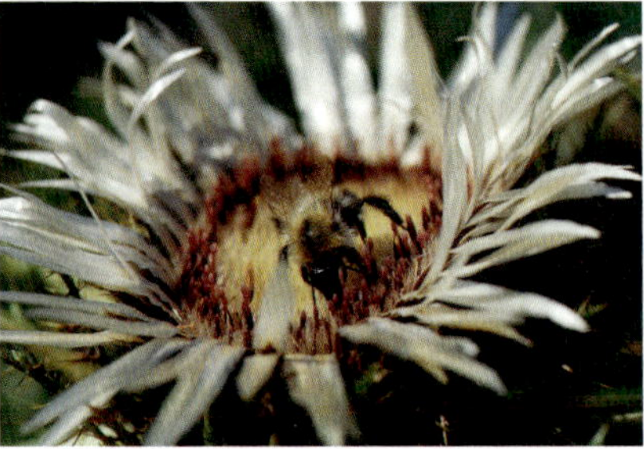

Die Silberdistel war eine Kraftpflanze des germanischen Sonnengottes Frey – ihre Vielsamigkeit zeigt die Fruchtbarkeitsspenderin an.

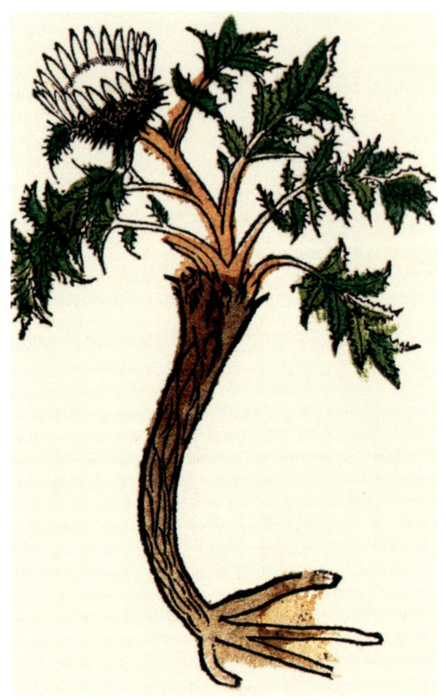

Die Silber- oder Wetterdistel aus dem Kräuterbuch des Lonicer, Ausgabe 1679.

auch, wie man sich effektiv schützt. Die Silberdistel ist in jedem Fall eine Helferpflanze für Menschen, die sich leicht an die Wand drängen oder beeinflussen lassen und denen der natürliche Schutzwall fehlt. Weil wir uns mit einer Pflanze nicht nur die Summe ihrer Wirkstoffe einverleiben, sondern vielmehr noch deren Grünkraft und Pflanzenwesen, kann die Silberdistel solchen Menschen zu natürlicher Wehrhaftigkeit verhelfen. Darüber hinaus erdet die Wurzel kopflastige Menschen.

Im Alpengebiet hängt die Silberdistel heute noch über manchen Stalltüren, wo sie das Vieh vor Seuchen bewahren soll. Dieser Brauch, wie auch der botanische Gattungsname Carlina, gehen auf Karl den Großen zurück.

Der Legende zufolge wütete einst eine todbringende Seuche in seinem Heer. In seiner Verzweiflung bat er in inbrünstigem Gebet um einen göttlichen Rat. Daraufhin erschien ihm im Traum ein Engel. Dieser riet ihm, einen Pfeil abzuschießen und versprach, dass die Pflanze, die von dem Pfeil getroffen würde, heilsam gegen die Seuche sei. Karl der Große tat wie ihm geheißen, schoss einen Pfeil ab und dieser traf die Silberdistel.

Die Legende deutet bereits die Heilkraft der Silberdistel an. Bewiesen ist heute, dass in der Wurzel Wirkstoffe vorkommen, die in der Tat »seuchenwidrig« sind, indem sie das Wachstum verschiedener Krankheitserreger hemmen: »Der Acetonextrakt, das ätherische Öl und Carlinaoxid besitzen eine starke antibakterielle Wirkung.

Getestet wurden u. a. Staphylokokken, Enterokokken, Salmonellen und Shigellen« (siehe Wichtl: Teedrogen).

Schon lange bevor dieser Stoff bekannt war, nutzten Volksheilkundler die antibiotischen Kräfte der Wurzelabkochung innerlich bei Durchfällen und äußerlich zur Wundwaschung.

Die in Rotwein gesottene Wurzel steht ferner in dem Ruf, übermenschliche Kräfte zu verleihen. Paracelsus berichtete über einen Mann, der eine Silberdistel bei sich trug und dadurch »Neunmannsstärke« erlangte. Doch für diesen Kraftzauber müsste man dem Aberglauben zufolge am Johannistag noch vor Sonnenaufgang eine neunblütige Silberdistel graben. Wer die Silberdistel kennt, weiß jedoch, dass sie nur relativ selten neun Blüten trägt und auch meist erst im August erblüht.

Dennoch handelt es sich um eine Kraft spendende Wurzel, mit der man den Darm sanieren kann. Manche vergleichen den menschlichen Darm mit der Wurzel eines Baumes, denn beide dienen der Resorption von Nährstoffen. Ein intakter Darm ist also unser Kraftquell. Die Silberdistel reinigt ihn tiefgreifend, und wenn man sie kurmäßig einnimmt, bemerkt man bald, dass man besser für die Schlachten des Alltags gerüstet ist. Doch für eine Kur besorgen wir uns die Wurzel über den Handel (z. B. im Kräuterladen), um die Naturbestände zu schonen.

Die Wurzel hat einen leicht schweißigen, fast animalischen Geruch, der ihr den Namen »Eberwurz« eingetragen hat. Der Eber war das heilige Tier des germanischen Sonnengottes Frey, und die Eberwurz war seine heilige Blume. Dies versteht sich als Hinweis auf eine weitere traditionelle Anwendung: Die vielsamige Kraftpflanze des Frey steigert nämlich die Potenz und die Fruchtbarkeit der Männer. Eine Kinderwunschpatientin, deren Mann die Eberwurz zur Fruchtbarkeitssteigerung verordnet bekam, berichtete einmal, dass sie ihren Mann sogar anziehender fand. Das liegt möglicherweise daran, dass eine Eberwurz-Kur »männlichere« Körperausdünstungen bewirkt und sozusagen von innen heraus parfümiert.

Wegwarte – Himmelblauer Sonnenwirbel

Eine weitere Heilwurzel säumt unsere Wegränder und blüht derart bezaubernd, dass sie alle Blicke auf sich zieht: die Wegwarte (Cichorium intybus). Beinamen wie »Sonnenbraut«, »Sonnenwende«, »Sonnenwirbel« oder »Wegeleuchte« deuten an, dass es sich wiederum um eine Lichtpflanze handelt. Wie so viele blaue Blumen hat man einst auch die Wegwarte gegen Melancholie gebraucht. In der Volksmedizin gilt der Wurzeltee heute noch als Geheimmittel gegen den Kummerspeck, den sich manche vor lauter Liebeskummer zulegen.

Vor allem aber ist die Wegwarte die Symbolpflanze der Sehnsucht – ein altes Märchen erzählt warum: Es war einmal eine Prinzessin, die hatte sich in einen armen Ritter verliebt. Doch den Ritter zog es fort, denn er musste auf Kreuzzug gehen. Zum Abschied begleitete ihn die Prinzessin noch ein Stück des Weges. Bevor er davonritt, hüllte der Ritter das Mädchen in seinen himmelblauen Mantel. Fortan harrte sie sehnsüchtig am Wegrand auf seine Rückkehr. Da wollte das Volk die Prinzessin überzeugen, sie möge doch wieder ins Königreich zurückkehren. Doch sie entgegnete nur: »Eh als ich lass das Weinen stehn, will ich lieber auf die Wegscheidt gehn, ein Feldblum dort zu werden.«

Seither entfaltet die verwandelte Prinzessin ab der Sonnenwende jeden Morgen noch vor Sonnenaufgang ihre himmelblauen Blüten. Ihrer Symbolik entsprechend diente die Wurzel zeitweilig sogar zum Liebeszauber. Dazu wickelten die Frauen mancherorts eine ganze Pflanze in eine Männerhose und benutzten diese als Kopfkissen. Im Traum sollte ihnen dann der künftige Mann erscheinen. Daher lautet einer ihrer vielen Beinamen »Bräutigamsaug« (vergleiche Heinrich Marzell: Wörterbuch der deutschen Pflanzennamen, Seite 990).

Doch die Wegwarte galt keineswegs nur im Volksglauben als Orakelblume. Sogar Paracelsus hat behauptet, dass sich die Wurzel nach sieben Jahren in einen Vogel verwandelt. Mit dem Vogel meinte er vermutlich die geistige Botschaft, welche diese blaue Traumblume, wenn man sie in der richtigen Art und Weise gebraucht, übermitteln kann.

Wer seinen Geist für die Botschaften der Schicksalsgötter öffnen will, sollte die blauen Blüten noch vor Sonnenaufgang sammeln und zu einer Mondtinktur verarbeiten (siehe Seite 113), auch um ihre empfindlichen Farbstoffe (Anthocyane) zu erhalten. Abends, bevor man ins Bett geht, kann man dann einige Tropfen von diesem Blütenauszug einnehmen oder auf das Dritte Auge tupfen. Manchmal erhält man auf diese Weise im Schlaf entsprechende Hinweise.

Der blaublühende Korbblütler verfügt jedoch gleichermaßen über beachtliche Heilkräfte. Wie der Name sagt, gedeiht er bevorzugt entlang von Bahntrassen, Straßen oder Wegrändern. Feinstaub, Reifen- oder Schienenabrieb, Autoabgase oder Her-

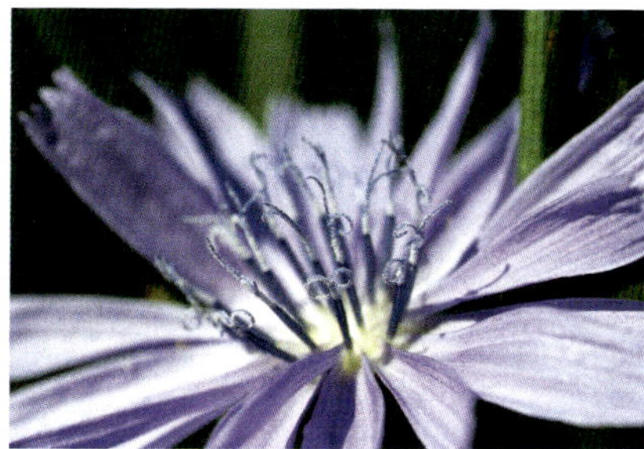

Die himmelblauen Wegwartenblüten hießen in alten Kräuterbüchern »Sonnenwirbel«.

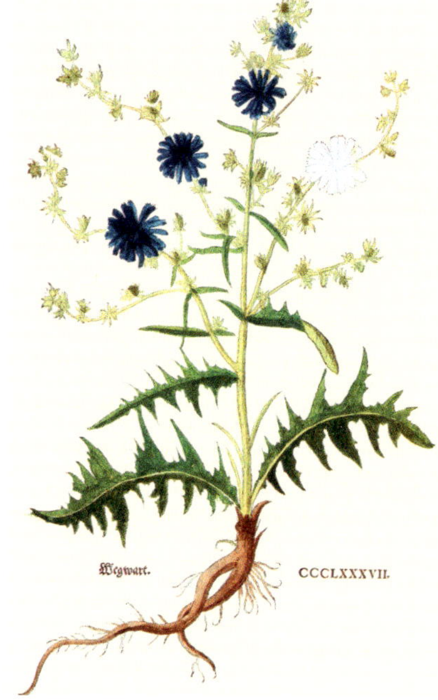

Die Wegwartenwurzel regt die Verdauung an, reinigt die Bauchspeicheldrüse und stärkt die Leberfunktion. (Aus dem Kräuterbuch des Leonhard Fuchs, 1543)

Rezept: Schwermetallentgiftung mit Wurzeln

Diese Teekur sollte man bei Schwermetallbelastung, z. B. nach Entfernen von Zahnamalgam, zwei Monate lang durchführen. Die Wurzeln mobilisieren die Problemstoffe aus ihren Depots und begünstigen die Ausscheidung von Metallen (z. B. Quecksilber) über Harn, Schweiß und Stuhl. Auch wer sich keine Zahnsanierung leisten kann, sollte sich mit dieser Kur zweimal jährlich je vier bis sechs Wochen lang entgiften.

Angelikawurzel, Eberwurz, Klettenwurzel, Liebstockwurzel, Meisterwurz und Wegwartenwurzel zu gleichen Teilen mischen. Zwei gehäufte Esslöffel der Mischung mit 500 ml kochendem Wasser überbrühen und zehn bis fünfzehn Minuten ziehen lassen, zunächst zwei bis sechs Wochen lang täglich ½ Liter über den Tag verteilt trinken. Hinweis: Teemuffel können die Wurzeln auch vier Wochen lang in Weinbrand ausziehen und von diesem Extrakt 2-mal täglich einen Teelöffel in einem Glas Wasser einnehmen. Der Tee (wie auch der Alkoholauszug) ist jedoch nicht für Schwangere geeignet, auch bei Neigung zu Gallensteinkolik und bei starker Lichtexposition sollte man auf Angelikawurzel verzichten.

bizide können ihm kaum etwas anhaben. Er beweist große Toleranz gegenüber Umweltgiften, und eben darin offenbaren sich seine Heilkräfte speziell bei Umwelterkrankungen. Wegwarte entzieht belasteten Böden die Metalle und reinigt auch unseren Körper tiefgreifend (siehe Rezept Seite 255).

Die Hauptwirkung konzentriert sich auf den gesamten Magen-Darm-Trakt und insbesondere auf die Leber sowie auf die Bauchspeicheldrüse, welche sie von abgelagerten Metallen oder Pestiziden reinigt. Vor allem wer unter diversen Nahrungsunverträglichkeiten leidet, nach dem Essen häufig müde ist, Blähungen und klebrigen Stuhl hat, sollte die Wegwarte rege gebrauchen (z. B. *Cichorium/Pancreas comp.* Globuli von Wala.

Erzengelwurz – Die Botin des Lichts

Nur die heil- und zauberkräftigsten Pflanzen erhalten so ehrenvolle Namen wie die Erzengelwurz, die in den alten Kräuterbüchern »edle Angelika« oder »Heiliggeistwurz« heißt. Ihr botanischer Name Angelica archangelica beinhaltet gleich zwei Mal den Engel (latein. angelus)! Himmlischen Ursprungs sollen auch ihre vortrefflichen Heilkräfte sein. Jakobus Tabernaemontanus, einem der Väter der Kräuterheilkunde, schien es noch »als wenn der Heilige Geist selber oder die lieben Engel dem menschlichen Geschlechte diese heilsame Wurzel geoffenbart hätten«. Einer Sage zufolge soll der Erzengel Raphael höchstpersönlich einen kranken Einsiedler auf diese Heilpflanze aufmerksam gemacht haben (vergleiche Marzell: Wörterbuch der deutschen Pflanzennamen, Seite 373). In Wahrheit ist sie ein Schutzengel in Pflanzengestalt!

Die Erzengelwurz kann bis zu drei Meter hoch werden und einen armdicken Stängel mit prächtigen Kugeldolden bilden. Die bei uns heimische Waldengelwurz (Angelica silvestris) steht ihr mit knapp zwei Metern kaum nach. Kurz vor der Blüte, wenn diese noch in den Hüllblättern stecken, erinnert das edle Gewächs manchmal in seiner Gestik an eine Madonna. Im Zwielicht der Dämmerung verwandelt sich die Pflanze mit den hell schimmernden Blütendolden in eine mit dem Wind tanzende Waldnymphe. Wo wir sie antreffen, dort finden wir unser inneres Licht. An solchen Plätzen spielen vor Sonnenauf- und nach Sonnenuntergang freundliche Naturwesen.

Begleiten wir den Erzengel unter den Heilpflanzen zurück zu seinen Ursprüngen. In Island erhebt sich ein sagenumwobener Tafelvulkan. Die Einheimischen nen-

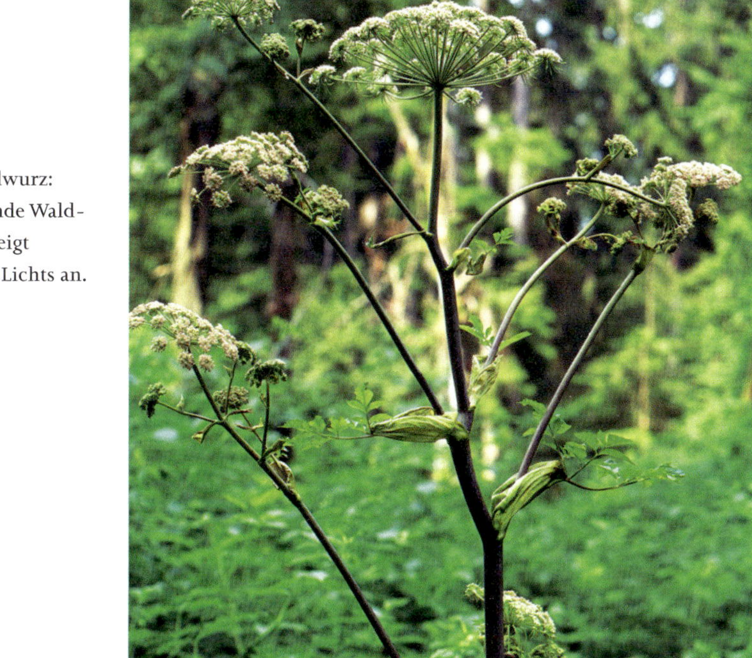

Waldengelwurz: Die tanzende Waldnymphe zeigt Plätze des Lichts an.

nen ihn »Königin aller Berge« und die Mythenforscher halten ihn für die germanische Götterburg Asgard. Vielleicht wurde die Angelika einst aus den fruchtbaren Lavafeldern am Fuß dieses Götterthrones geboren. In ihrer Heimat glüht die Sonne zur Sonnenwende noch um Mitternacht, und eben dieses Licht trägt sie in sich. Kein Wunder, dass der Volksmund sie auch »Angstwurz« nennt – mit ihr als Helferpflanze braucht man die Dunkelheit jedenfalls nicht mehr zu fürchten.

Die Alten kannten die schutzmagischen Kräfte dieses Erzengels unter den Heilpflanzen: »Sie verjagt alle Hexen, Druden, Geister und Kobolde, hilft gegen den Hexenschuss (Ulcera magica), und wer sie bei sich trägt, ist vor allen bösen Einflüssen gesichert« (siehe Ritter von Perger: Deutsche Pflanzensagen, Seite 139).

Diese Sonnenpflanze behütet also vor Dämonen der Finsternis, durchlichtet den Geist und reinigt die Aura (z. B. *Ceres Archangelika Urtinktur*). Wer sich vor der Schattenwelt der Nacht fürchtet, sollte diese Botin des Lichts bei sich tragen. Wenige Samen in der Tasche, ein kleines Stück der Wurzel als Amulett, einige Tropfen des ätherischen Öls vor der Nase und vor allem die unmittelbare Nähe dieser Pflanze strahlen Geborgenheit aus. Zusammen mit der »Mondwurz« (Baldrian) ergibt sie auch einen bewährten Schlaftrunk, der die Alben und Nachtmahre ihrer dunklen Mächte beraubt (siehe Rezept).

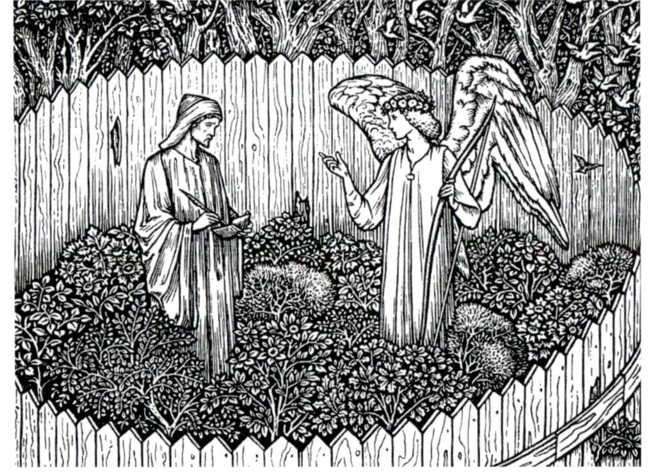

Noch Paracelsus war der Ansicht, dass das wahre Wissen einem von Engelwesen offenbart wird. (Holzschnitt von Edward Burne-Jones, um 1880)

Rezept: Lichtblick in der Nacht
Angst vor der Dunkelheit, Albträume oder Schlaflosigkeit infolge von düsteren Gedanken sind das Wirkungsgebiet dieses Schlaftrunkes. Je einen Teelöffel Baldrianwurzel und Erzengelwurz mischen und mit 250 ml kaltem Wasser übergießen. Ein bis zwei Stunden sollte der Kaltansatz ziehen, dann kurz zum Sieden bringen, abseihen und vor dem Schlafengehen trinken. Beide Lichtpflanzen besänftigen das Gemüt und beschützen unsere traumwandelnde Seele in der Nacht.

Die allesheilenden Sonnenkräfte

Worin liegen ihre weitreichenden Heilkräfte begründet? Die Erzengelwurz scheint ihre Kraft direkt von der Sonne zu beziehen. Mit ihrer erhellenden und erwärmenden Wirkung steht sie ebenbürtig neben dem Johanniskraut. Wie das Johanniskraut so enthält auch die Angelika Lichtwirkstoffe (siehe Seite 80). In der Engelwurz finden sich rund 20 verschiedene Furanocumarine, welche bei Hautkontakt oder bei hochdosierter Dauereinnahme im Zusammenspiel mit Sonnenlicht phototoxische Hautreaktionen hervorrufen können.

In der gelben Johanniskrautblüte erkennen wir das Sonnenhafte auf den ersten Blick. In der Engelwurz manifestiert es sich in der Lichtgestalt der Pflanze, in ihrem gelblichen Pflanzensaft sowie in ihrem Geschmack. Nimmt man ein Stück Wurzel in den Mund, dann schmeckt dieses zuerst bitter-aromatisch und etwas erdig. Erst nach einigen Augenblicken entfaltet sich ein mildes, aber nachhaltiges Brennen auf der

Zunge, das in ein Taubheitsgefühl übergehen kann. Dieser brennend-feurige Geschmack zeigt die erwärmenden Kräfte an.

Ziehen wir die getrocknete und zerkleinerte Wurzel (aus Apotheke oder Kräuterladen) etwa sechs Wochen lang in einem 50- bis 60-prozentigen Alkohol-Wasser-Gemisch aus, so erhalten wir ein vielseitig verwendbares Sonnenelixier. Das Feuer der Mitternachtssonne ist sozusagen in die Flasche gebannt. Diese Tropfen haben ein breites Wirkungsspektrum, denn wir haben es mit einer allesheilenden Sonnenpflanze zu tun. Wenn man in zwei Begriffen zusammenfassen will, welche Kräfte in diesem bemerkenswerten Doldenblütler wirken, dann sind dies Durchlichtung und Lebenswärme.

Die Verdauung anfeuern

Zum Lebensabend hin erkaltet der Mensch auf ähnliche Weise, wie auch das Sonnenfeuer im Herbst seine Kraft verliert. Der Alterungsprozess beginnt meist in der Magenschleimhaut, die bei älteren Menschen immer weniger Verdauungssäfte produziert. Aus diesem Grund verwertet man die zugeführte Nahrung mit zunehmendem Alter immer schlechter und verliert in der Folge an Lebenskraft. Eben weil Angelika den Magen erwärmt und die Verdauungssäfte ins Fließen bringt, heißt sie »Heiligenbitter« oder »Magenwurz« und findet sich in verdauungsfördernden Lebenselixieren (z. B. *Schwedentrunk Elixier* von Infirmarius).

Solche »Magenbitter« helfen aber nicht nur alten Leuten. Wir erinnern uns an ein mehrstündiges und äußerst opulentes Weihnachtsmahl, das wir nur genießen und unbeschadet überstehen konnten, weil Freunde uns das »Afra Elixier« von der Augsburger Hofapotheke geschenkt hatten. Die Kräutertropfen enthalten unter anderem Erzengelwurz. Als wir schon fast geplatzt waren, erinnerten wir uns an das Elixier und genehmigten uns zwischen den Gängen ein Likörgläschen. Dieses schaffte sofort wieder Platz für Nachschub – dieser Tipp richtet sich speziell an die genussfreudigen Leser, die im Zeichen des Stiers geboren sind.

Schutz vor Pestilenz

Die Erzengelwurz feuert aber nicht nur die Verdauung an, sondern auch das Immunsystem. Schon Paracelsus bemerkte: »Ihr Saft ist die höchste Arznei gegen innere Infektionen durch die Luft und ein Schutzmittel gegen die Pest.« Während der Pest-

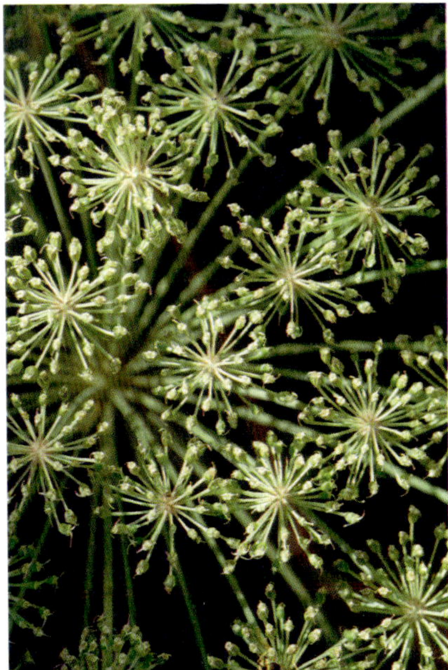

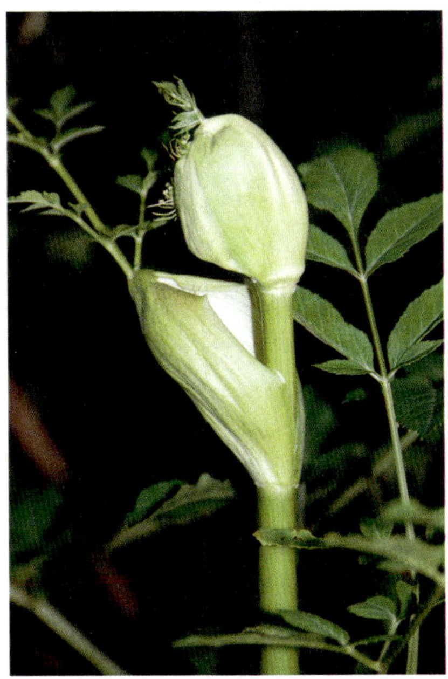

züge trugen manche Ärzte stets ein Stück der Wurzel bei sich und kauten daran, wenn sie Kranke besuchten.

Aus Pestzeiten soll auch die Überlieferung eines Volksheilmittels stammen, das sich »Essig der vier Räuber« nennt. Die dazugehörige Geschichte besagt, dass einst vier Räuber durch das von der Seuche leer gefegte Land zogen und unbeschadet die Häuser von Pestopfern ausraubten. Als die vier endlich gefasst waren, gestanden sie ihr Geheimnis. Mit Hilfe eines speziell zubereiteten Kräuteressigs, der unter anderem Angelikawurz enthielt, hatten sich die vier Räuber vor der Ansteckung mit Pestbazillen geschützt.

In der Angelika finden sich tatsächlich antimikrobielle Pflanzeninhaltsstoffe. Die Pflanze schützt sich nämlich selbst durch ihre Inhaltsstoffe (z. B. ätherische Öle und Gerbstoffe) vor Fäulnisbakterien und Schimmelpilzen. Glücklicherweise schützen ihre Wirkstoffe auch uns vor Krankheitskeimen. Ob die Engelwurz nun tatsächlich vor der Pest bewahrt, sei dahingestellt. Mit dem Begriff »Pestilenz« war früher ohnehin jede durch die Luft übertragene Infektion gemeint. Den Beinamen »Cholerawurzel« hat sie sicherlich nicht umsonst erhalten und als »Brustwurz«, so einer ihrer vielen weiteren Namen, hemmt sie das Wachstum von Hustenerregern und wirkt außerdem der Verschleimung der Bronchien entgegen.

Links: Kurz vor der Blüte nehmen Engelwurzen oftmals eine madonnenhafte Gestalt an. Die Samen eignen sich als Rauchopfer an die Engel, denn die Angelika verkörpert das lichte Prinzip.

Rechts: Aus der Angelikawurzel bereitet man bis heute noch in manchen Klöstern Lebenselixiere und Verdauungsschnäpse.

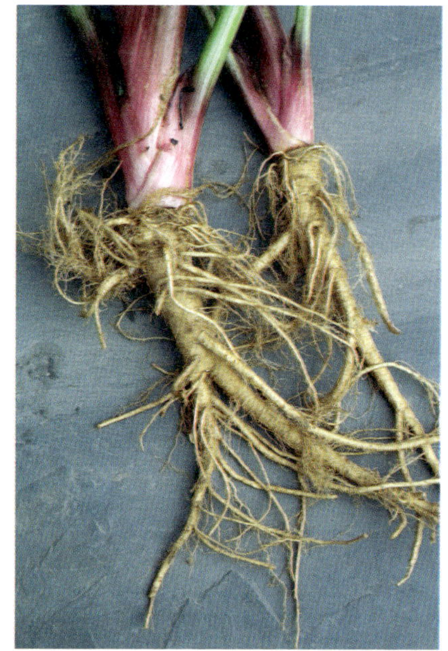

Ein Kraut gegen Tod und Teufel

Der Volksmund behauptet nicht ganz zu Unrecht, dass gegen jedes Leid ein Kraut gewachsen sei. Zwar hilft noch keines gegen den Tod, aber mit einem solchen Schutzengel wie der Erzengelwurz können wir den Sensenmann zumindest auf einen späteren Zeitpunkt vertrösten. Sie ist nämlich traditioneller Bestandteil mehrerer lebensverlängernder Elixiere und heißt daher »Theriakwurz«. Neben Schlangenteilen war die Angelika der wohl wichtigste Bestandteil des »Theriak«.

Auch der »Klosterfrau Melissengeist« hätte es ohne diese Wurzel kaum zu seinem Ruhm gebracht. Seit bald vierhundert Jahren hat sich das aus mehreren Sonnenpflanzen hergestellte Destillat bewährt und gehört zur Grundausstattung jeder Haus- und Reiseapotheke. Egal ob Kreislaufbeschwerden, Nervosität, krampfartige Bauch- oder Regelbeschwerden, leichte Kopf- oder Zahnschmerzen – Melissengeist lindert alle möglichen Beschwerden! An besonders turbulenten Tagen kann man einen Teelöffel davon in einem Glas Wasser verdünnt als stresswidriges Mittel nutzen. Das entspannt die Nerven und wirkt in der rechten Dosis gebraucht sogar leicht beschwingend. Man sollte nur aufpassen, dass dies nicht zur Gewohnheit wird, denn es gibt vor allem viele ältere Damen, die sich mit Melissengeist regelmäßig bei Laune halten und diesem Lebenselixier gegenüber ein gewisses Suchtverhalten entwickeln.

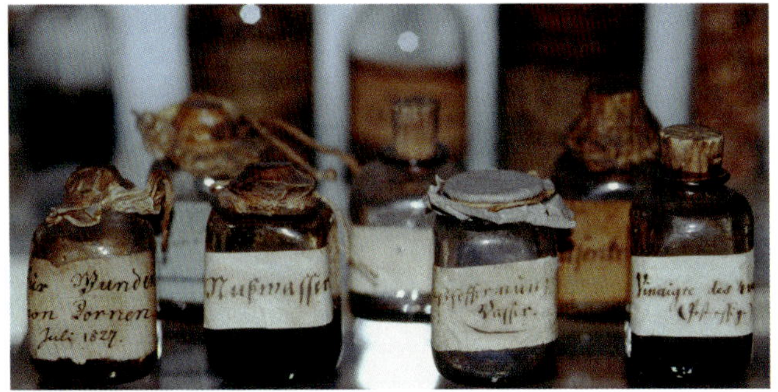

Im Pharmaziehistorischen Museum in Basel kann man einen Wundtrank aus Dornen sowie andere Geheimrezepte wie etwa den Pestessig bewundern.

Die Heilkraft dieser edlen Sonnenheilpflanze scheint beinah unerschöpflich. Selbst bei Lymphknotenschwellungen, Eierstockszysten, Frigidität oder Unfruchtbarkeit von Frau und Mann kann das engelhafte Gewächs Beistand leisten. Dennoch wollen wir nur noch auf eines hinweisen: Der Volksmund kennt die Angelika schließlich noch als »Giftwurz«. Bergarbeiter verwendeten die Wurzel schon vor Jahrhunderten, um gegen den vergiftungsbedingten Kräftezerfall anzukämpfen. Ihre durch und durch reinigende Wirkung macht sie bei der schleichenden Vergiftung durch Zahnamalgam heute noch unentbehrlich (siehe Rezept Seite 255).

Der Wein – Götterblut und Lebenselixier

Ohne den Wein wäre der goldene Oktober wohl nur ein trüber Herbstmonat. Mit dieser Kultpflanze kommen wir nämlich zum wahren Höhepunkt des Jahresabends: zu den Weinfesten. In ihnen schwingt immer noch ein Hauch des rauschhaften Treibens mit, das einst zu Ehren des Weingottes Dionysos stattfand. Dem Mythos zufolge entspross die Weinrebe, der »Baum der Freude«, dem Herzen dieser schillerndsten Gottheit der Antike.

Im Dionysoskult ging es allerdings weniger um das profane Vergnügen. Das Weintrinken galt vielmehr als sakraler Akt, denn der Wein repräsentierte das Blut der Götter, das den Menschen die gotterfüllte Ekstase vermittelte. Zu diesem Zweck versetzte man das Einweihungsgetränk damals mit bewusstseinserweiternden Pflanzen. Wir sprechen schließlich heute noch von der »Blume des Weines«; ursprünglich waren damit Bilsenkraut, Stechapfel, Tollkirsche oder auch Fliegenpilz gemeint, die zusammen mit dem Götterblut Einblicke in die ekstatische Seele des Gottes gewährten (vergleiche Rätsch: Heilkräuter der Antike).

Wir haben uns zwar längst von dem rauschhaften Dionysoskult entfremdet, dennoch bildet er eine Wurzel unserer Kultur. Der Gott brachte das Gewächs mit sei-

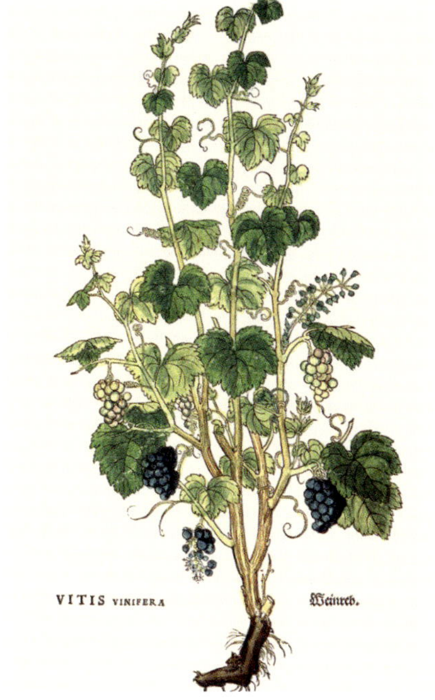

Weinrebe aus dem Kräuterbuch des Leonhard Fuchs, 1543.

nem Kult von Kleinasien über Griechenland nach Italien und schließlich durch die Römer zu uns. Aufgrund seiner Zauberkräfte war der Wein bald bei fast allen kultischen Handlungen vertreten und ersetzte letztendlich auch das Blutopfer. In Kult und Ritus tritt er immer wieder und bis heute statt Blut auf; ein Beispiel ist das Abendmahl, bei dem er das Blut Christi verkörpert. Nicht zuletzt inspirierten sich unsere berühmtesten Denker am Wein. Paracelsus und Goethe sind nur zwei der vielen Weinliebhaber, die es zu Weltruhm brachten. Ihre Werke zeugen von Genius, aber der Saft der Inspiration war gewiss daran beteiligt.

Über die heilsamen Kräfte des Weines

Die Weinrebe spendet aber keineswegs nur berauschenden Saft. Seit mehr als fünftausend Jahren rankt sie sich an den Säulen der Heilkunst empor, denn sie liefert gleich eine Vielzahl von Arzneien.

Eines der wichtigsten Heilmittel, das uns die Rebe schenkt, ist der Wein selbst. Über seine Tugenden und Untugenden lassen sich die alten Kräuterbücher noch seitenlang aus. Es scheint, als hätte der Wein ebenso viele Freunde wie Feinde. Und dabei wies bereits der Arztvater Hippokrates auf die Bedeutung der richtigen Dosis hin: »Der Wein ist ein Ding, in wunderbarer Weise für den Menschen geeignet, vorausgesetzt, dass er bei guter und bei schlechter Gesundheit sinnvoll und in rechtem

Die zwölf Tugenden des Weins

Erstlich bessert er die Verdauung, zum anderen treibt er den Harn, drittens macht er die Missfarbigen lieblich rot, viertens bringt er einen guten Geruch, zum fünften stärkt er die Natur der Geburt. Zum sechsten erfreut er das Gemüt und Blut, zum siebten und achten erquickt er die natürliche Hitz und machet er gute Hoffnung. Zum neunten machet er den Menschen keck und kühn in der Gefahr. Zum zehnten machet er des Jammerns und Elends vergessen. Zum elften vertreibt er den Geiz von den Leuten und macht sie freigiebig. Zum zwölften machet er alte Männer und Weiber jung. In Summa – guter Wein ist halbes Leben. (Albertinus, 1604)

Maße verwendet wird, übereinstimmend mit der Verfassung der einzelnen Person.« Hippokrates gebrauchte Wein nicht nur innerlich, sondern auch zur Reinigung von Wunden; aufgrund des Alkohols und der Gerbsäuren hat er in der Tat eine desinfizierende Wirkung. Seinerzeit zählte er jedoch schon zu den Grundnahrungsmitteln, denen man außerordentliche Kräfte zusprach. Er verlieh dem Krieger Mut, stärkte die Arbeitskraft, nährte die Seele und spendete den Kranken neue Lebenskraft. Plinius (1. Jahrhundert n. Chr.) führte bereits Hunderte von Heilmitteln mit Wein auf – damit räumte er dem Vagabund unter den Heilpflanzen sozusagen einen Ehrenplatz in der Kräuterheilkunde ein.

In seinen Anbaugebieten gilt der Wein schon lange als Heilmittel und Lebenselixier. Eine internationale WHO-Studie konnte dies nur bestätigen: Obwohl die Franzosen elfmal mehr Wein trinken als die Amerikaner, erliegen sie dreimal seltener einer Herz-Kreislauf-Erkrankung.

Dafür soll unter anderem der tägliche Genuss kleiner Mengen(!) Rotwein guter Qualität verantwortlich sein. Damit wollen wir natürlich niemanden zum Trinken animieren – es sei denn, dies wäre aus gesundheitlichen Gründen erforderlich!

Viele, die unseren heilkundlichen Rat suchen, sind erstaunt, wenn sie statt der erwarteten Verbote die Empfehlung erhalten, Pflanzenextrakte oder auch bestimmte homöopathische Arzneien in etwas Wein einzunehmen. Ein Großteil der so erzielten Erfolge geht darauf zurück, dass man sein Heilmittel plötzlich sehr gerne und ganz regelmäßig einnimmt. Doch wir folgen damit nur einer alten Tradition, denn der Wein bewährt sich als »Medizinpferd«, weil er – ähnlich wie Zucker – die heilsamen Stoffe ohne Umwege ins Blut transportiert.

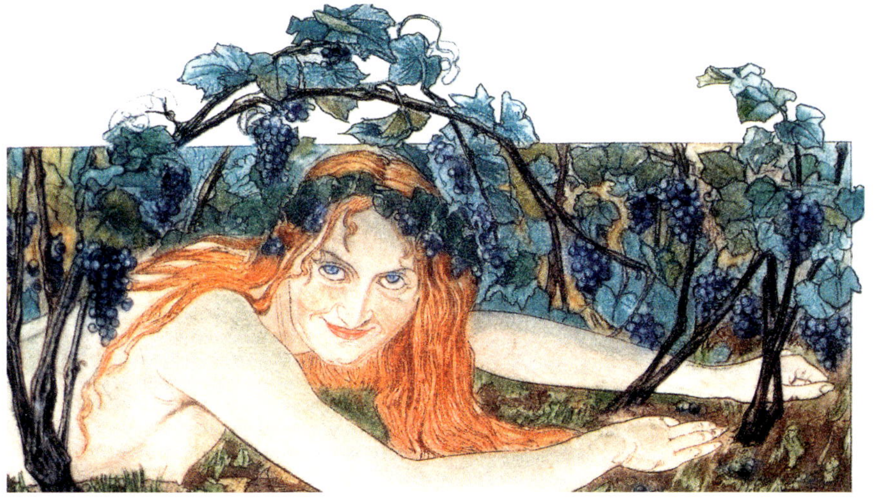

»Les fleurs du mal: cul-de-lampe pur L'Ame du vin.« (Carlos Schwabe, 1896-1899)

Wein als Medizinpferd

Bevor der Wein durch die Römer ins sonnenarme Deutschland kam, war es üblich, Heilpflanzen in Honigmet oder Ziegenmilch zu sieden. Der Wein lief diesen Lösungsmitteln rasch den Rang ab. Bei der Durchsicht alter Kräuterbücher stößt man ab dem 15. Jahrhundert fast nur noch auf Weinrezepte (und Destillate). Berühmte Kräuterkundige wie Hildegard von Bingen und Paracelsus empfahlen, Pflanzenteile in Wein zu sieden oder anzusetzen oder zu Pulver zerstoßen in Wein einzunehmen. Dies ist auch heute noch empfehlenswert, sofern es sich nicht um Arzneien handelt, deren Wirkungen sich durch Alkohol negativ verstärken (z. B. Psychopharmaka).

Zum einen zieht der Wein die wasser- wie die fettlöslichen Pflanzeninhaltsstoffe gleichermaßen aus. Der Heilgeist der Pflanze geht also in vollem Umfang in den Trank über. Zum anderen wird der Wein bereits ab der Mundhöhle resorbiert und nimmt einen Teil der Wirkung ohne Umwege mit ins Blut. Nicht zuletzt vereint man durch Verabreichung von Arzneien in Wein auf elegante Weise Heilung und Genuss miteinander, was sich insbesondere bei »Medikamentenmuffeln« bewährt.

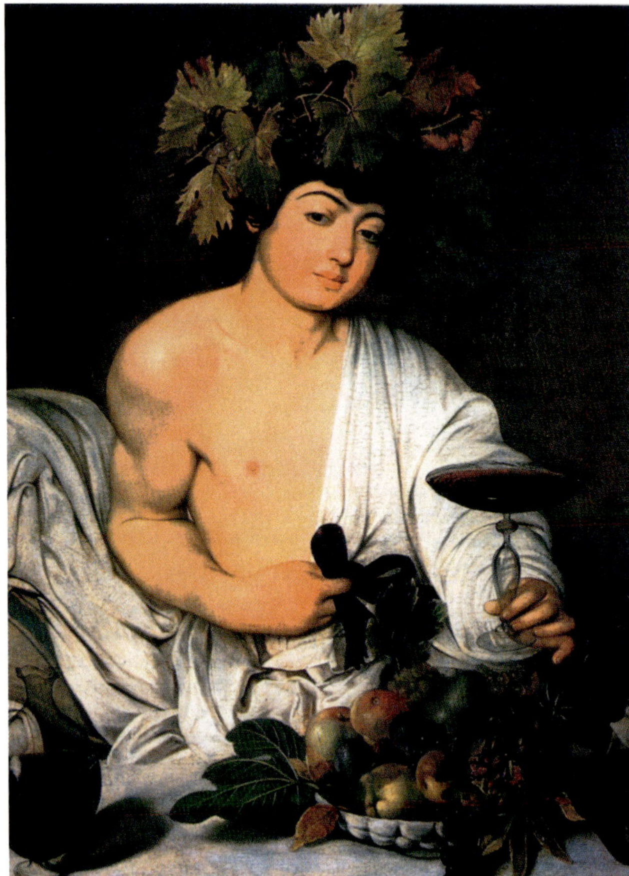

Aus dem Herzen des Dionysos (röm. Bacchus) wuchs die Weinrebe, der »Baum der Freude«. (Caravaggio, Michelangelo, 1545)

Vermittler zwischen Himmel und Erde

Doch im Wein wohnt noch eine andere Kraft. Die Weinrebe kann bis zu zwanzig Meter tiefe Wurzeln entwickeln! Abgesehen davon, dass der Rebstock aus diesem Grund Hitze und Dürre gut verträgt, weist dies auch auf seine Erdungskräfte hin. Der Rebstock vereint gewissermaßen das Oben mit dem Unten, er verbindet Sonnen- und Erdkräfte miteinander. Dies macht den sonnenverwöhnten Wein geradezu zu einer harmonisierenden Universalmedizin für den Menschen, der sich genau in der Mitte dieser Kräfte befindet.

Heilende Rebe – heilige Rebe

Noch viele Heilmittel aus der Rebe ließen sich hier anführen, z. B. die entgiftenden, kräftigenden und blutbildenden Traubensäfte oder der Weinessig, die Geheimwaffe der Volksmedizin (siehe Tabelle). Nicht zuletzt hätten auch die Weinblätter Beachtung verdient, weil sie gerade das heilen, was der rauscherzeugende Rebsaft hervorgerufen hat. Sie regenerieren nämlich die von übermäßigem Weingenuss geschädigte Leber! In Summa behält Hieronymus Bock Recht, der in seinem »Kreutterbuch« von 1577 schrieb: »Alles, was am Rebstock ist, mag man zur Arznei brauchen.« Und wenn wir Plinius nacheifern wollten, müssten wir dieses Buch der Weinrebe allein widmen.

Rezept: Trank der Freude

Dieser Trank erfreut sich inzwischen großer Beliebtheit. Er eignet sich als Geburtstags- oder Hochzeitsgeschenk oder als Aperitif zur Auflockerung der Stimmung auf Partys. Weil er die Lebensfreude wecken soll, kommt er ohne den stimmungsaufhellenden und euphorisierenden Safran nicht aus – Safran blüht ja auch zur Zeit der Weinernte! Mit der Rose, der Königin der Blumen lenken wir die Freude in die Tiefen der mystischen Liebe. Vanille erwärmt die Seele. Zimt erhitzt das Blut in den Lenden und steigert die Abwehrkräfte. Mit beiden leiten wir die Freude vom Kopf in den Körper. Koriander entkrampft den Bauchraum und entspannt die Seele. Muskatnuss wirkt ebenfalls krampflösend und je nach Dosis auch euphorisierend.

So wird's gemacht: Ein bis zwei Handvoll Rosenblütenknospen, zwei bis drei aufgeschlitzte Vanilleschoten, drei Zimtstangen und einen Esslöffel frisch zerquetschte Koriandersamen in ein Glas geben (ca. 750 ml Fassungsvermögen). Das Ganze mit ca. 500 ml Portwein übergießen und je ein bis zwei Messerspitzen Muskatnuss und Safran einrühren. Gut verschlossen an einem warmen Platz (z. B. neben dem Kachelofen oder auf einer sonnigen Fensterbank) drei bis vier Tage ziehen lassen, dann abseihen, in die Flasche füllen und kühl lagern. Schon ein bis zwei Likörgläschen öffnen die Sinne für die Freuden des Lebens.

Die Heilkräfte der Weinrebe

Wein

Blutbildung: Kranke und Wöchnerinnen erhielten früher Weinsuppe zur Kräftigung; bewährt sind eisenhaltige Rotweine.
Herz-Kreislauf-Erkrankungen: Der regelmäßige Genuss kleiner Mengen Rotwein senkt aufgrund der enthaltenen Polyphenole das Risiko von Gefäßerkrankungen.

Weintrauben

Blutbildung: In der Kinderheilkunde gehören die vitaminreichen und eisenhaltigen roten Traubensäfte zu den beliebten Stärkungsmitteln (z. B. Rotbäckchen).
Entgiftende Herbstkur: Eine Herbstkur mit frisch gepresstem Saft weißer Trauben treibt den Harn und leitet Stoffwechselschlacken über die Nieren aus.

Weinblätter

Krampfadern: Der regelmäßige Genuss von Weinblättern stärkt die Venen; verantwortlich sind sogenannte Polyphenole, die das Bindegewebe und die Blutgefäße festigen.
Lebererkrankungen: Einige Heilmittel für chronische und degenerative Leberleiden enthalten Weinblätter (z. B. *Hepatodoron* Tabletten von Weleda). Ihre leberregenerierende Wirkung beruht ebenfalls auf Polyphenolen.

Weinessig

Fieberwasser: Volksmediziner empfehlen, bei Fieber Essigwasser zu trinken; fiebersenkend sind auch Wadenwickel mit lauwarmem Essigwasser.
Erkältungen: In Form von Inhalationsdampfbädern reinigen Essigdämpfe die Atemwege (z. B. 1 Esslöffel Weinessig auf 250 ml heißen Kamillentee).
Erkältungsprophylaxe: Im Zimmer aufgestellter Essig gilt als vorbeugendes Mittel; wegen der antiseptischen Wirkung von Essigdämpfen sollen Arbeiter in Essigfabriken nicht an Tbc erkranken.

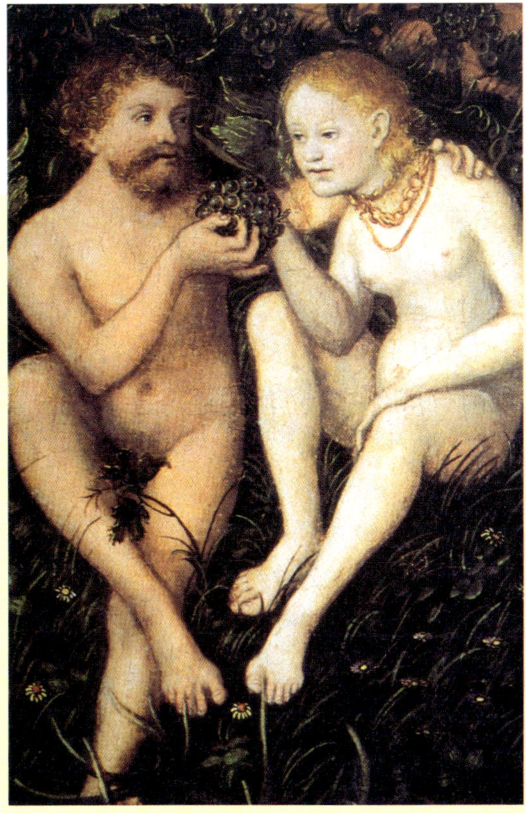

Liebespaar mit Wein,
»Das goldene Zeitalter« (Detail).
(Lucas Cranach d.Ä., 1530)

Weingeist

Wunddesinfektion: Weingeist (70-prozentig) tötet eine Vielzahl von Bakterien.
Verbrennungen: Umschläge mit verdünntem und leicht erwärmtem Weingeist (50-prozentig) sind eine Erste Hilfe bei leichten Verbrennungen.
Einreibung bei Kolik: Die Einreibung mit verdünntem und leicht erwärmtem Weingeist (50-prozentig) ist ein altes Hausmittel bei Bauchkrämpfen.

Weinstein = Tartarus

Entgiftung: Als spagirische Zubereitung oder als Homöopathikum zur Auflösung von Ablagerungen wie Nieren-, Blasen oder Gallensteinen sowie zur Ausscheidung von Stoffwechselschlacken, z.B. bei chronischen Hautleiden, Gicht und Rheuma, enthalten in *Solunat Nr. 18*, früher im Handel unter dem Namen *Splenetik* Tropfen von Soluna oder *Tartarus spag.* Tropfen von Phönix.

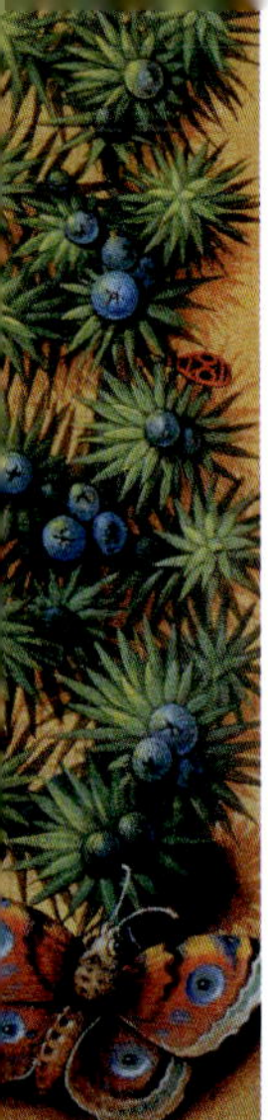

Winter – Geburt der unbesiegbaren Sonne

Im Winter ziehen sich die Vegetationsgeister endgültig in die Unterwelt zurück, und die Natur versinkt in einen todesähnlichen Schlaf. Deswegen empfinden viele die kalte Jahreszeit als beängstigend oder als Hort finsterer Mächte. Doch in der längsten Nacht des Jahres vollzieht sich mit der Wintersonnenwende (21.12.) ein bedeutendes Mysterium – die Geburt des Lichts aus der tiefsten Dunkelheit.

Aber noch ist es nur ein Funken wie im Anbeginn der Welt, und magische Kräfte beherrschen die Welt. Im Zwielicht der Dämmerung scheinen sich in dieser Zeit die Grenzen zwischen den Welten aufzuheben. Tiere sprechen mit den Menschen. Die Ahnen sitzen mit zu Tisch. Einblicke in die Zukunft wie auch in das Reich der Geister sind möglich. Dementsprechend ist das Pflanzenbrauchtum im Mittwinter mehr als nur ein Licht- und Abwehrzauber.

Die Saturnalien

Besonders orgiastisch feierten einst die alten Römer die Wiedergeburt des Lichts. Sieben Tage, vom 17. bis 23. Dezember, verwandelten wilde Feste und Maskentänze Rom in ein Tollhaus. Es war die Zeit der »Saturnalien«.

Mit der Wintersonnenwende tritt die Sonne in das Tierkreiszeichen Steinbock ein. Der Regent dieses Zeichens ist der Planet Saturn, den die Römer als Gott des Ackerbaus und der Viehzucht verehrten. Die Ausschweifungen ihm zu Ehren sollten die Erde also fruchtbar machen. Auch erinnerten die Feste an das sagenumwobene »goldene Zeitalter«, in dem alle Menschen frei gewesen sein sollen. Ein Brauch war daher der Rollentausch zwischen Sklaven und freien Bürgerns Roms. Saturn war für die Römer aber auch der »Herr der Toten« und die »Sonne der Nacht«. Im Winter war er allerdings versöhnlich gestimmt, und die Feste ihm zu Ehren sollten vor allem die Wiederkehr der Vegetationsgeister und des Frühlings sichern.

Einweihung in die Mysterien der Sonne

Kaum waren die Saturnalien vorbei, da kam schon der nächste Festtag. Am 25. Dezember feierte man im alten Rom den Geburtstag der unbesiegbaren Sonne – »dies natalis solis invicti«.

Der »Sol invictus Kult« geht auf die persische Mysterienreligion des Sonnengottes Mithras zurück. Er war das weitschauende, immer wachende Auge des Lichtgottes Ahura mazda, der den Gegenpol zu den dunklen Kräften Ahrimans bildete. In-

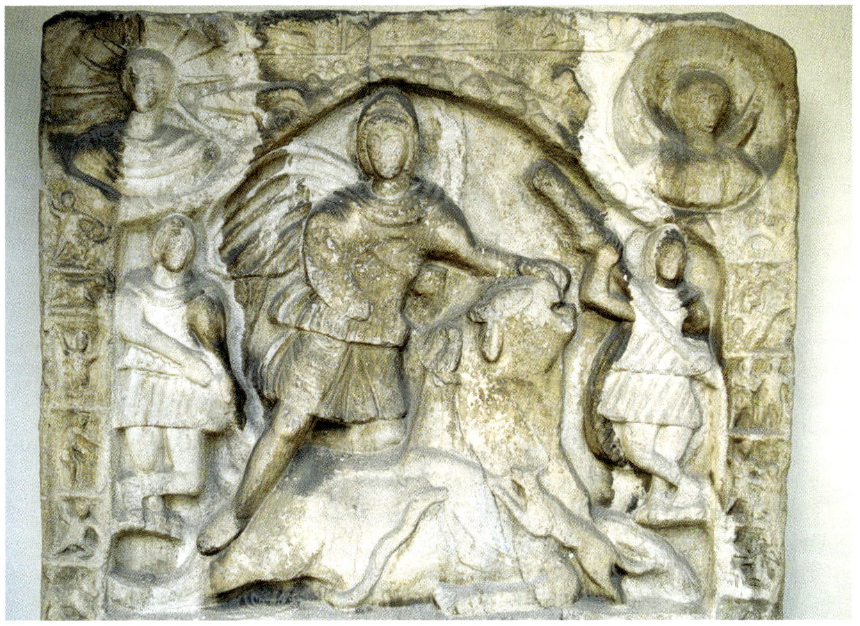

Mit den Ritualen zu Ehren des Mithras, den man auch als »sol invictus« bezeichnete, feierte man im alten Rom die Wiedergeburt der Sonne.
Mithras, der Verbündete der Sonne, tötet den Urstier und wird dadurch zum Bringer der irdischen Fruchtbarkeit. Er wird flankiert von zwei Begleitern mit erhobener und gesengter Fackel, sie symbolisieren Abend- und Morgenstern. Sonne und Mond, die zwei Lichter, sind Vater und Mutter des Lebens. (Stele in Sterzing/Südtirol, 3. Jahrhundert n. Chr.)

dem Mithras den heiligen Stier tötet, ein Symbol für die Überwindung seiner triebhaften Natur, und selbst den Märtyrertod stirbt, siegt das Licht im Kampf gegen die Finsternis. Die Wintersonnenwende war der Zeitpunkt seiner Wiedergeburt.

Die geheime Initiation in die Mysterien des Mithras erfolgte über sieben Stufen, analog den sieben kosmischen Grundkräften. Jede Stufe führte den Suchenden näher zum Licht. Die drei höchsten Weihegrade sind besonders interessant. Der erste Grad, der dem Mond entsprach, diente zur Reinigung des Geistes von dunklen Kräften. Danach folgte die Einweihung in die Sonne, wodurch der Mensch sein Selbst erkannte; ab diesem Moment hieß er »Sonnenläufer«. Als höchste Stufe galt die Initiation in die Mysterien des Saturns. Durch sie konnte der Suchende das kosmische Licht begreifen. (vergleiche Marion Giebel: Das Geheimnis der Mysterien, S. 195ff.).

Die Einweihungsstufen von Mond, Sonne und Saturn entstammen der uralten Vorstellung von einer göttlichen Trinität, wobei Mond und Sonne die zwei Pole menschlichen Bewusstseins bilden; C. G. Jung nannte sie Anima und Animus.

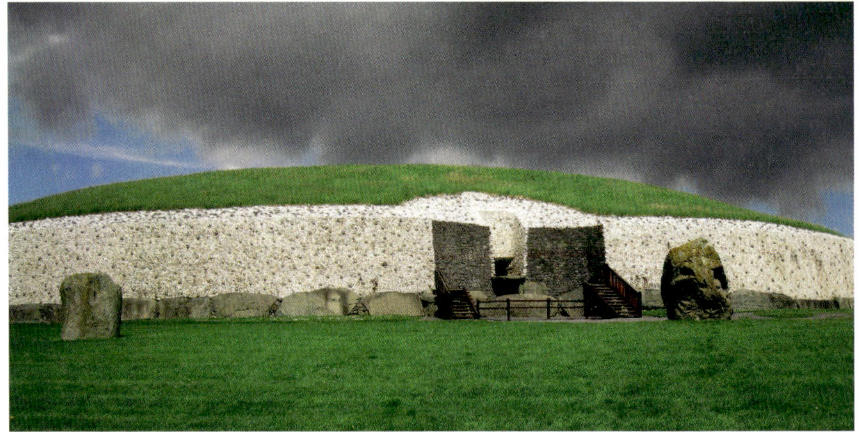

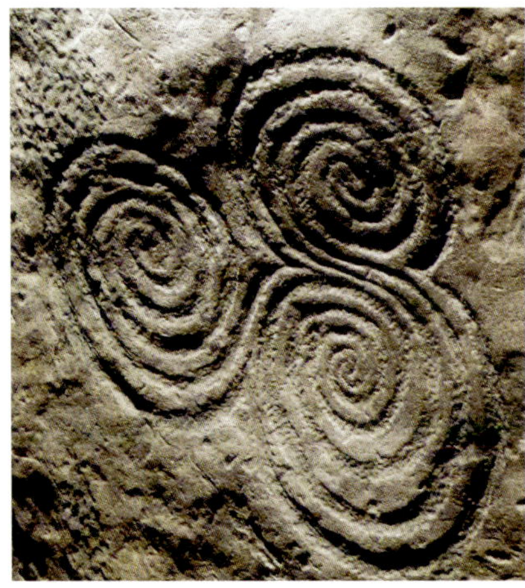

Der eigentliche Name der Kultanlage Newgrange in Irland ist »die Höhle der Sonne«. Nur zum Sonnenaufgang zur Wintersonnenwende erleuchten die Strahlen der Sonne tief im Inneren des »Grabhügels« ein Trefot, das uralte Symbol des Lebens.

Saturn, der Dritte im Bunde, ist der »Hüter der Schwelle« zur Sphäre des Göttlichen; einer seiner Namen ist »Lichtbringer«. Man könnte ihn auch als schattenhaften Geist des Lichts bezeichnen. Sein Wesen beschrieb Goethe, als er Mephisto sprechen ließ: »Ich bin ein Teil des Teils, der anfangs alles war, ein Teil der Finsternis, die sich das Licht gebar, das stolze Licht, das nun der Mutter Nacht den alten Rang, den Raum ihr streitig macht.«

Erst indem man die Polarität von Licht und Dunkelheit als Einheit empfindet, ist eine Einweihung in die kosmischen Geheimnisse möglich. In der Astrologie entspricht Saturn daher auch der Berufung und der inneren Wahrheit, die der Selbsterkenntnis des Sonnenwesens Mensch entspricht. Indem wir die Prüfungen des Saturns bestehen, erwacht unser Bewusstsein, und Dunkelheit verwandelt sich in Licht.

»Ein Mensch kann, je nach der Konstellation am Himmel, das lange Leben Saturns erlangen oder sich selbst zu einem Sonnenkind machen.« (Paracelsus)

Besonders lebendig wird diese Vorstellung an Kultorten der Sonnenverehrung. Im Irischen Newgrange, einer uralten Stätte des Ahnenkults, kann man beispielsweise erleben, wie nur einmal im Jahr, nämlich zum Sonnenaufgang zu Mittwinter durch ein kleines Loch über dem Eingang ein Sonnenstrahl durch einen dunklen langen Gang auf ein magisches Symbol trifft, das Trefot. Die dreifache Spirale zeigt den Bezug der Sonne zu Geburt, Leben und Tod.

Der Sonnentempel bei den Externsteinen im Teutoburger Wald bei Detmold, einer der berühmtesten Kultstätten in Deutschland aus heidnischer Zeit, ist ebenfalls auf den magischen Moment des Sonnenaufgangs zur Wintersonnenwende ausgerichtet.

Dies sind nur zwei Beispiele von vielen Kultorten der Wintersonne. Andere nehmen dagegen Bezug zur Sommersonnenwende, oder sie sind auf den Frühlingspunkt ausgerichtet. Immer ist jedoch der Osten der Bezugspunkt, also die Himmelsrichtung, aus der die Sonne aufgeht, denn der Osten ist auch der Orient, von dem sich das Wort Orientierung herleitet. Im Inneren solcher Sonnentempel kann man manchmal auf besonders intensive Weise sein höheres Selbst erkennen – die Quintessenz der Erkenntnis ist der einfache, aber tiefgründige Satz: »Ich bin das Licht – das Licht ist in mir!«

Das Julfest – Die Feier des Sonnenrades

Der Geburtstag der Sonne hieß bei den Germanen »Jul« (Rad), und die heilige Nacht war dem Sonnengott Frey und der Fruchtbarkeitsgöttin Freya geweiht. Mit magischen Zeremonien beschworen unsere Vorfahren einst die Wiedergeburt des Lichts. Das rituelle Verbrennen eines Julbockes aus Eichenholz sollte die Sonne anfeuern. Die Asche verstreute man anschließend als Fruchtbarkeitszauber auf die Felder.

Immergrüne Pflanzen, Symbole für die unvergängliche Kraft der Sonne, schmückten die Häuser. Kränze versinnbildlichten den ewigen Kreislauf des Werdens und Vergehens wie auch die Unsterblichkeit der Sonne. Ein Überbleibsel aus dieser Zeit sind unsere Adventskränze. Die vier Kerzen verkörpern die vier magischen Eckpunkte im Jahreskreis.

Zum Fest gehörte einst auch der Tanz um fruchttragende Bäume, der diese aus dem Winterschlaf erwecken sollte. Opfergaben sollten Götter, Ahnen und Geister versöhnlich stimmen.

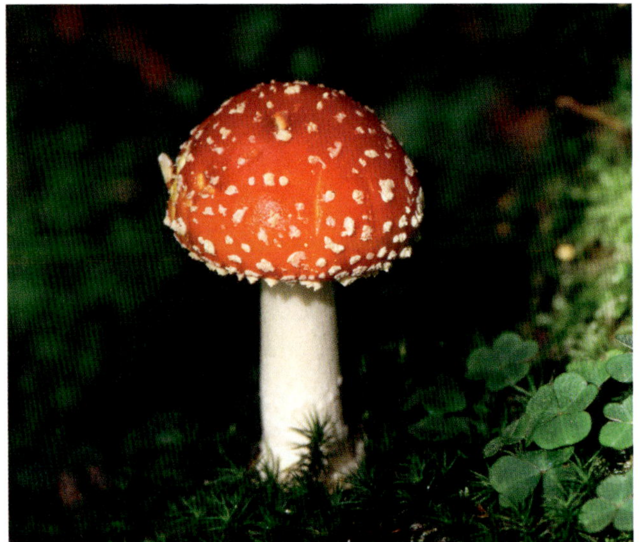

Der Fliegenpilz entstand, weil Odin mit seinem achtbeinigen Ross zur Wintersonnenwende über den Himmel jagte. Dabei tropfte etwas Speichel herunter und befruchtete die Erdenmutter Wala – neun Monate später erwuchs daraus der heilige Pilz.

Als Festessen musste ein Eber, das heilige Tier des Frey, sein Leben lassen. Sein Blut befruchtete die Erde, und bei seinen Borsten schwor man heilige Eide. Zu Ehren der Götter Odin und Thor durfte zum Festschmaus das Julbier nicht fehlen. Doch es enthielt ursprünglich auch berauschende Zutaten wie den Fliegenpilz. Dem Mythos zufolge entstand der Pilz, als der Speichel von Odins Pferd auf den Boden fiel und dabei die Erdenmutter Wala befruchtete.

Wer die Wirkung von Fliegenpilz kennt, der versteht, warum man zur Wintersonnenwende Geister sah oder warum die Tiere plötzlich sprechen konnten. Im Fliegenpilzrausch fanden die nordischen Schamanen nämlich Eingang in die Geisterwelt, aus der sie den Rat der Ahnen holten. Eben weil unsere Vorfahren den Fliegenpilz für ihre Visionssuche zu nutzen wussten, gilt er bis heute als ein Glückssymbol.

Die magische »Zeit der Zwölften«

Bis heute sind die Nächte, die der Weihnacht folgen, etwas ganz Besonderes und Heiliges. Voller Magie und Zauber sind die zwölf Nächte vom 25. Dezember bis zum 6. Januar, auch »Zeit der Zwölften« genannt, in der sich die Grenzen zwischen den Welten aufheben.

Wegen der Unwirtlichkeit des Winters heißen sie auch »Raunächte«. Weitere Namen sind »Freinächte« oder »Schwarze Nächte«, weil Dämonen und Hexen nun besondere Kräfte erlangen. Die Volksnamen »Schweignächte« oder »Stille Nächte« deuten an, dass es sich um eine Zeit der Besinnung handelt, in der sich die innere Stimme am besten wahrnehmen lässt. Um tiefere Einblicke in die Zukunft zu erlangen, befragten die Menschen seit Urzeit allerlei Orakel, von denen uns einige erhalten geblieben sind. Die Orakelzeit beginnt bereits am 4. Dezember mit dem Barbarazweig: Traditionell bricht man dazu Kirschbaumzweige und stellt diese in der Stube in eine Vase. An der Zahl der Blüten, die sich in den zwölf Raunächten öffnen, kann man erkennen, wie die Ernte in den entsprechenden Monaten des kommenden Jahres ausfallen wird. Doch bis heute wird bei diesem Ernteorakel viel getrickst: Schlägt man die Zweigenden ein wenig mit dem Hammer und stellt sie anschließend in warmes Wasser, dann erblühen sie nämlich viel leichter.

Auch auf die Träume sollte man in den zwölf »Losnächten« besonders achten, denn sie gehen wiederum im kommenden Jahr in Erfüllung. Nicht zuletzt ist auch das Bleigießen zu Silvester eine alte Orakeltechnik, wobei das Blei der Planetenkraft des Saturns untersteht, dem Wintergott und »Hüter der Schwelle«.

Vor allem im Alpenraum finden in dieser naturmagischen Zeit Perchtenläufe statt. In manchen Gegenden gehen die »Schönperchten« und die »Schiachperchten« um. Ihren Namen haben diese Wintergeister von der Erdgöttin Perchta, in die sich die große Göttin im Winter verwandelt.

Die Schiachen (schiach = hässlich) unter den Perchten sind furchteinflößende Gestalten mit zottigen Gewändern, zersausten Haaren und diabolischen Fratzen. Die zentrale Figur der Umzüge trägt jedoch eine Maske mit zwei Gesichtern, welche das lichte und das dunkle Prinzip verkörpern: Vorn ist sie dämonenhaft, hinten eine Sonnenscheibe. Ursprünglich sollten die Perchtenläufe die Sonne und mit ihr die Natur aus ihrem Winterschlaf wecken. Die Wildheit ist aber nur eine Seite des Winters, denn immer wieder verzaubert Frau Holle die Natur mit einem schneeweißen Gewand der Stille.

Die Zeit der Räucherungen

Der wichtigste Brauch zwischen den Jahren ist das Räuchern. Daher nennt man die Raunächte auch »Rauchnächte«. Im traditionsbewussten Alpengebiet, vor allem aber in katholischen Gegenden geht man in der Hauptrauchnacht, zu Heilig Drei Könige, noch heute mit einer Räucherpfanne durch Haus und Stall, um das Haus,

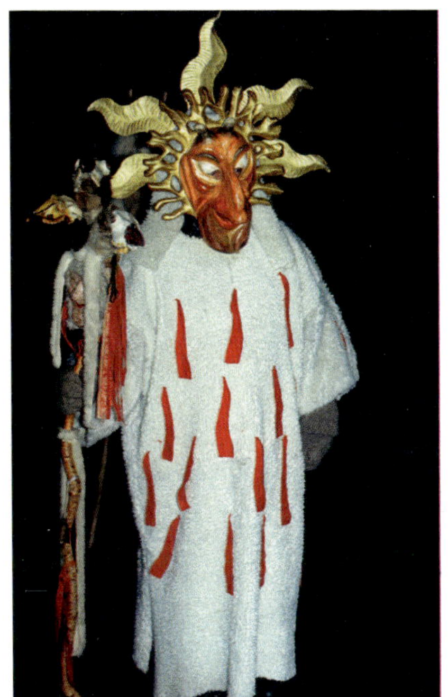
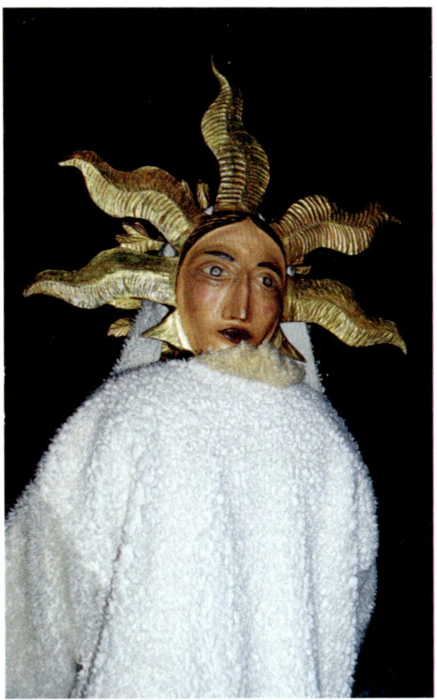

Perchtenlauf in Kirchseeon: Die Hauptfigur trägt eine Maske mit zwei Gesichtern: Die vordere Seite verkörpert die Dunkelheit, die hintere die Geburt der Sonne.

seine Bewohner und das Vieh mit dem geweihten Rauch von Wacholder oder Weihrauch zu reinigen und vor allerlei Zauber zu schützen. Nach der Räucherung malt der Pfarrer, oder auf entlegenen Gehöften auch das Familienoberhaupt, mit einer geweihten Kreide Kreuze und die Buchstaben +C+M+B+ sowie die Jahreszahl über die Haustür. Die drei Buchstaben stehen einerseits für die drei Magier aus dem Morgenland, Caspar, Melchior und Balthasar. Andererseits verbirgt sich dahinter ein alter Haussegen: Christus mansionem benedicat (Christus segne dieses Haus) und die Abkürzung der drei heiligen Frauen Katharina, Margarethe und Barbara.

Die Räucherung erfüllt dabei gleich mehrere Zwecke. Zum einen markiert sie den heiligen Raum und trennt das Alltägliche vom heiligen Moment. Zum anderen dient sie als Opfer an die Götter und Geister. Darüber hinaus versetzt der heilige Rauch den menschlichen Geist in einen anderen Zustand und macht empfänglicher für die göttlichen Botschaften. Daher gehören Räucherungen seit Urzeiten nicht nur zum Mittwinterkult sondern sie leiten auch viele andere kultischen Handlungen und Rituale ein.

Prinzipiell lassen sich alle aromatischen Kräuter, Samen, Wurzeln oder Baumharze verwenden. Sogar mineralische Stoffe wie Schwefel, Schlangenhäute oder ge-

»Räucherungen (...) durchdringen alles und erschließen die Pforten der Elemente und der Himmel, dass der Mensch durch dieselben hindurch die Geheimnisse des Schöpfers, die himmlischen Dinge und was über den Himmeln ist, sehen und erkennen kann.« (Agrippa von Nettesheim)

trocknete Exkremente von Tieren findet man in alten Räucherrezepturen. Mit solch scheußlich riechendem Rauchwerk vertreibt man zwar sicher alle bösen Geister, aber die guten Geister fliehen dann leider ebenfalls. Daher gebraucht man in den Rauchnächten lieber Wacholder oder wohlriechende Harze, um eben die guten Geister zu locken.

Gold, Weihrauch und Myrrhe

Die gebräuchlichsten Räucherstoffe sind Weihrauch und Myrrhe. Zusammen mit Gold waren sie die Geschenke der drei Magier aus dem Morgenland an die Lichtgeburt Jesus. Noch heute feiert man dieses Ereignis am 6. Januar. Ursprünglich war der Tag der Epiphanie (Erscheinung einer Gottheit) der alte Geburtstag von Jesus. Erst später verlegte man ihn auf den 25. Dezember, an dem die Römer die Geburt der unbesiegbaren Sonne feierten: »Sol invictus« war übrigens früher einer der Ehrentitel von Jesus.

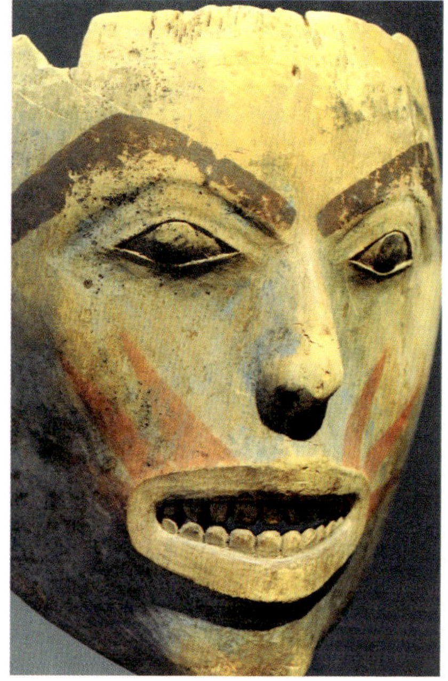

Auch in anderen Kulturen gibt es Maskentänze zu Ehren der Sonne, die an die Perchtenläufer aus dem Alpenraum erinnern – hier die Sonnenmaske eines Inuit-Schamanen um 1800. (Rietberg Museum, Zürich)

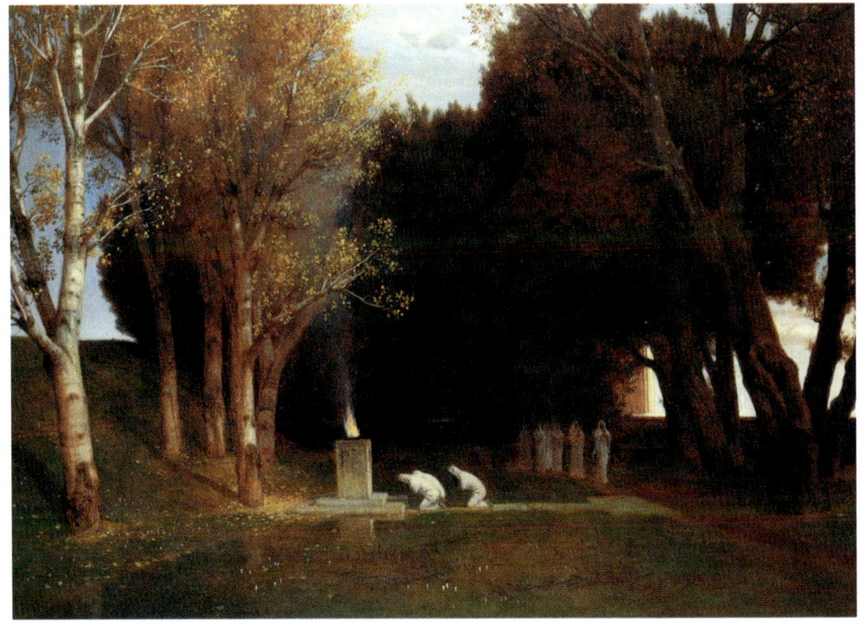

»Heiliger Hain«, Räucherung zu Ehren der Sonnengötter. (Arnold Böcklin, 1882)

Nun stellt sich natürlich die Frage, was die drei Geschenke bedeuten. Da auch Jesus eine Sonnengottheit ist, gehört das Gold natürlich zu seinen Attributen – aber warum Weihrauch und Myrrhe?

Weihrauch – der Gottestau

Unter Weihrauch versteht man eigentlich jeden geweihten oder heiligen Rauch, doch auf Olibanum, das wohlriechende Harz des arabischen Weihrauchbaums (Boswellia carterii) trifft diese Bezeichnung besonders zu. Kaum ein Räucherstoff ist besser geeignet, eine Atmosphäre des Magischen zu schaffen und ein Gefühl der religiösen Erhabenheit zu erzeugen.

Daher war der Weihrauch schon in der Antike der Klassiker schlechthin und findet in der katholischen Kirche bis heute sowohl im Gottesdienst als auch im immer noch praktizierten Exorzismus(!) Verwendung. Doch ob man damit wirklich böse Geister vertreiben kann, hatte bereits Paracelsus bezweifelt, denn er schrieb: »O du einfältiger und törichter Priester, der du von diesen Dingen gar nichts weißt, weniger als nichts, da du hierin das Gegenteil lehrst und mit dem guten lieblichen Rauchwerk die bösen Geister vertreiben willst, so sie doch nichts lieber haben und ihnen nichts angenehmer ist, als sich zu dem guten Geruch hinzubegeben, seien es nun gute oder böse Geister. (...) Denn der gute Rauch von Myrrhe und Weihrauch und dergleichen mehr, ist nichts anderes als ein Opfer für die Geister, wodurch wir sie zu uns bringen können.«

Wesentlich sind daher die Zugaben zum Weihrauch, um die Wirkung zu steuern. Traditionell wird Weihrauch mit Myrrhe und anderen Harzen wie Mastix und vor allem mit dem wehrhaften Wacholder oder mit dem schwefelartigen Stinkasant gemischt, um die dunklen Mächte abzuwehren.

Weihrauch, von dem die Beduinen sagen, es seien die »Tränen der Sonne«, ist also immer als Opfergabe zu verstehen und eine Botschaft an die himmlischen Mächte. Dies erklärt auch, warum die Magier aus dem Morgenland gerade dieses Räucherwerk als Geschenk für Jesus bei sich hatten.

Myrrhe – Der Schweiß der Sonnengötter

Wenn Olibanum einen sinnlichen Geruch hat, dann ist der süßliche Duft von Myrrhe die Quintessenz des Sinnlichen.

Auch Myrrhe (Commiphora molmol) ist ein Baumharz, von dem die Ägypter meinten, es wäre der Schweiß der Sonnengötter. Es diente vor allem zur Einbalsamierung der Toten sowie zur Salbung der Könige. Da Jesus ein Sonnenkönig ist, darf Myrrhe zu seiner Huldigung also nicht fehlen.

Während der Duft von Olibanum etwas Betäubendes an sich hat, ist der von Myrrhe eher erheiternd. In antiken Schriften heißt es: »Lege Myrrhe auf dein Haupt und folge deinem Wunsch und deinem Vergnügen.« Hierzu muss man wissen, dass man in biblischen Zeiten während einem Fest manchmal Duftkugeln auf dem Kopf trug.

Die Ägypter sahen in der Myrrhe dagegen einen »Vertreiber der Narrheit«. Eine Räucherung mit dem Götterschweiß und »die Sorgen, welche den Tag über bedrücken, werden zerstreut, ja auch die Einbildungskraft wird gleich einem Spiegel geglättet« (Plutarch).

Als Geschenk an Jesus symbolisiert Myrrhe die Überwindung des Zeitlichen, den Sieg des Lebens über den Tod und die Transzendenz des Sinnlichen.

»In jedem Geruch wohnt ein geistiges Wesen höherer oder niederer Natur. Sehr hohe gute Wesenheiten wohnen im Weihrauch; sie ziehen uns direkt in die Höhe zu Gott.« (Rudolf Steiner)

Die besonderen Heilkräfte von Weihrauch und Myrrhe

Wird ein harzbildender Baum verletzt, dann schließt er seine Wunden mit Harzen und verhindert auf diese Weise, dass Krankheitserreger oder Parasiten eindringen. Was dem Baum als eine Art Wundkork und Infektionsschutz dient, hilft uns ebenso, denn Harze verfügen über antimikrobielle und entzündungswidrige Heilkräfte. Die entzündungshemmende Wirkung der im Weihrauch enthaltenen Boswelliasäuren gilt als wissenschaftlich bestätigt. Im Gegensatz zu anderen entzündungswidrigen Heilpflanzen wie etwa der Kamille eignen sich Harze vor allem zur Behandlung von chronischen Entzündungen und Geschwüren sowie von Autoimmunleiden wie Rheuma oder Colitis ulcerosa. Als besonders wirkungsvoll erweist sich hier der indische Weihrauch (z. B. *120 BS-85 Weihrauchkapseln* aus Boswellia serrata nach Dr. med. Alexander Michalzik), der längerfristig und hoch dosiert eingenommen die Entzündungsschübe bei Rheuma wie auch die Durchfallschübe bei Colitis ulcerosa reduziert.

Myrrhe verfügt ebenfalls über beachtliche Heilkräfte. Der Heilmittelhersteller Repha hat eine Arznei geschaffen, in der die Gift bindenden Eigenschaften der Kaffeekohle mit den entzündungswidrigen und antimikrobiellen Kräften von Kamille und Myrrhe zusammentreffen, so dass diese Naturarznei ein starkes Gespann zur Bekämpfung von entzündlichen Darmerkrankungen ist. *Myrrhinil Intest* von Repha bewährt sich ebenso zur Basisbehandlung von Darmpilz (z. B. sechswöchige Kur mit 3- bis 5-mal täglich 4 bis 5 Tabletten) wie auch als Akutmittel bei infektiösen Reisedurchfällen oder bei chronischer Durchfallneigung infolge von Reizdarm, Colitis ulcerosa oder Morbus Crohn.

Heilmittel aus dem Morgenland

Zusammen mit Gold sind Weihrauch und Myrrhe ein unschlagbares Gespann. Wie wir wissen, ist das Lichtmetall das beste Hilfsmittel, um die wahre Natur des Menschen zu begreifen. Gleich der Sonne, die morgens mit ihrem Licht die Dunkelheit vertreibt, ist die Selbsterkenntnis, die das Gold bewirkt, ein Erwachen aus dem Schlaf der Unbewusstheit. Diese Wandlung findet ihre Entsprechung in der Geburt des Gottessohnes, dem Logos der Sonne.

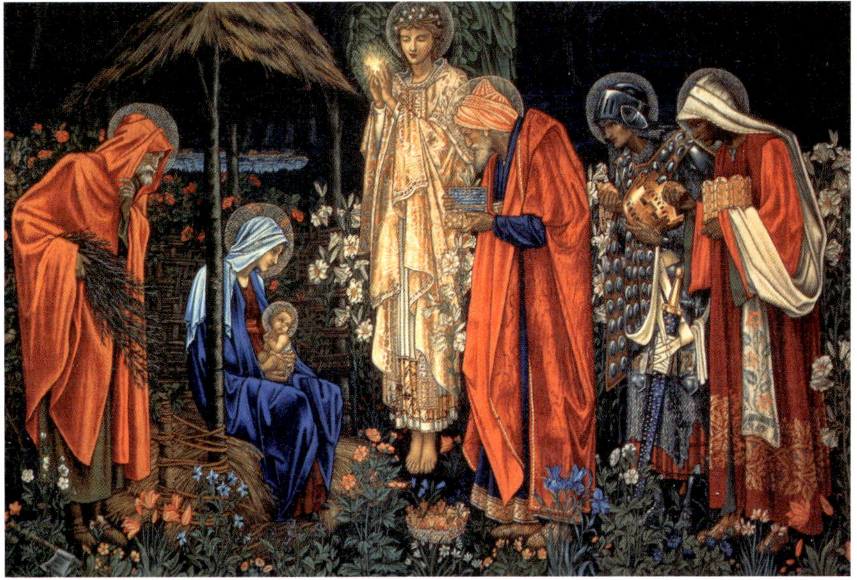

Die Opfergaben der drei Magier aus dem Morgenland an die Lichtgeburt Jesus. (Edward Burne-Jones, 1888-1891)

Olibanum verkörpert die Heiligkeit dieses Mysteriums. Das Harz entfaltet seine Wirkung vor allem im Geistigen des Menschen. Es bildet eine Brücke zwischen den Gehirnhälften und koordiniert so deren Funktionen. Myrrhe wirkt dagegen vorwiegend auf der sinnlichen Ebene. Es erzeugt aber nicht nur Lust, sondern auch ein wunderbares Gefühl von Leichtigkeit und Unbeschwertheit.

Der Handel liefert gleich mehrere Präparate auf der Basis von Gold, Weihrauch und Myrrhe, die sich vor allem in der Herstellung deutlich unterscheiden.

Die anthroposophische Heilfirma Wala stellt aus potenziertem Gold (Aurum D6), Weihrauch (Olibanum D3) und Myrrhe (Myrrha D3) ein Präparat namens *Aurum comp.* her, das in Form von Globuli oder als Injektionslösung wie auch als Salbe erhältlich ist. Die Geschenke der drei Magier an die Lichtgestalt Jesus sind in Tiefpotenzen enthalten und sollen den Geist durchlichten. Zu den Anwendungsgebieten gehören daher geistige Entwicklungsstörungen. Doch das Mittel eignet sich ebenso zur Anregung der Persönlichkeitsentwicklung, wenn man vom Saturn geprägt ist oder einen Steinbock-Aszendenten hat.

Mit *Aurum comp.* Salbe von Wala, in der die Harze nicht homöopathisch sondern stofflich enthalten sind, eignet sich zur Durchlichtung von Narbengewebe. Vor allem veraltete und verhärtete Narbenwülste sollte man täglich mit dieser Sonnensalbe einmassieren, dann wird das Gewebe wieder weicher, und langfristig entstört dies die Narbe auch.

Die Firma Weleda liefert mit *Olibanum comp.* ein ganz ähnliches Präparat in flüssiger Form oder als Ampullenpräparat. Jedoch wird kein gewöhnliches Gold verwendet, sondern ein Goldspiegel (*Aurum metallicum praeparatum;* siehe auch Seite 152). Diese gereinigte und »vergeistige« Goldvariante wird mit Potenzen eines alkoholischen Extrakts von Weihrauch und Myrrhe gemischt.

Die verwendeten Potenzen sind unterschiedlich – Gold D30, Weihrauch D12, Myrrhe D6 – die hohe Potenz wirkt auf das Geistige, die mittlere Potenz auf das Seelische und die Tiefpotenz auf der Organebene.

Im Sinne der Trinität, der auch die drei Magier selbst entsprechen, wirkt das Mittel besonders ausgleichend, und es verhilft den geistigen Kräften besser in das Körperliche einzugreifen. Es ist daher vor allem zur Behandlung von seelischen Traumen geeignet, da durch die seelische Erschütterung die geistigen Kräfte nicht mehr genügend im Körperlichen verankert sind.

Die Tiefpotenzen in *Aurum comp.* aktivieren die Goldprozesse dagegen etwas zur »inneren« Sonne hin, während die höheren Potenzen in *Olibanum comp.* eher auf Menschen passen, die sich vom inneren Licht geistig abgewendet, bzw. die den Kontakt verloren haben.

Der Initiator dieser Gold-Weihrauch-Myrrhe-Kombinationen war der Heilpädagoge Karl König, Begründer der »Camphill-Bewegung für Heilpädagogik«. Die Arznei auf der Basis der Königsgeschenke diente ihm vor allem zur Behandlung von traumatischen Folgen rund um die Geburt und bei seelisch bedingten Entwicklungsstörungen im frühen Kindesalter.

Bei dem dritten Präparat *Myrrha comp.*, in Tropfenform von Weleda erhältlich, ist die Herstellung besonders intensiv mit dem Mysterium der Wintersonnenwende verknüpft; das Präparat wird in flüssiger Form als D8, D10, D20 und D30 geliefert.

Hier werden die drei Bestandteile nicht einfach gemischt, sondern in einem aufwendigen Verfahren miteinander verschmolzen. Unter mildem Wärmeeinfluss wird Blattgold mit Myrrhe verbunden. Danach wird Weihrauch auf glühenden Kohlen entzündet, und der Rauch strömt als »Opfergabe« lange Zeit durch das Gold-Myrrhe-Präparat. »Im nächsten Verarbeitungsschritt wird die beräucherte Zwischenstufe in geschmolzenem Zucker eingehüllt. Dadurch wird das feine Aroma des Weihrauchs eingefangen und die Verbindung der drei Substanzen befestigt. Nach dem Erstarren erfolgt ein einstündiges Verreiben, das zu *Myrrha comp.* D1 führt. Alle

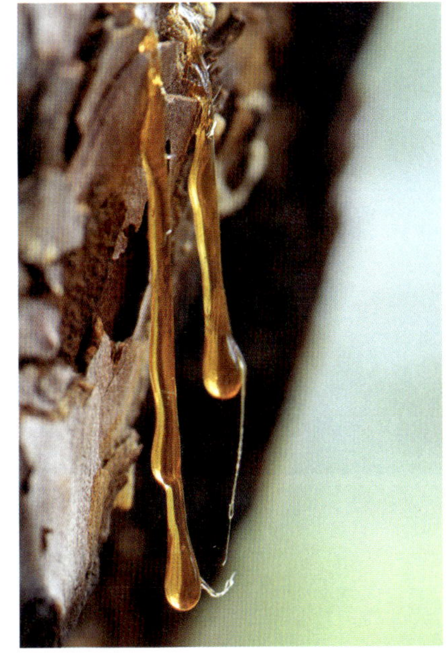

Das aus einer Verletzung austretende Kiefernharz erinnert an Honig oder flüssiges Gold, daher bezeichnet man Harze auch als »stoffgewordenes Sonnenlicht«. (Wilhelm Pelikan)

Herstellungsschritte mindestens bis zur D3 werden nur in den frühen Morgen- und Abendstunden zwischen dem 25. Dezember und dem 6. Januar ausgeführt!« (Wolfram Engel, 2007)

Diese wahrhaft mystisch zubereitete Sonnenmedizin eignet sich besonders als Begleitmittel zur Bewältigung von Lebenskrisen und Schicksalsschlägen. Durch die Anwendung kann man diese vielleicht als Transformation begreifen. Schließlich sind Krisen immer eine Gelegenheit, geistig zu reifen. Die tieferen Potenzen wirken dabei eher auf der organischen Ebene, während für die geistige Auseinandersetzung mit dem Schicksalhaften eher die höheren Potenzen in Frage kommen.

Wesentlich ist bei der Einnahme von Naturarzneien in solchen Lebensphasen aber auch, dass man nicht nur ein Mittel mehrmals täglich zu sich nimmt, sondern dass die Einnahme mit einem Heilritual begleitet wird, zum Beispiel mit einem Gebet, einer Räucherung und einer kleinen Opfergabe und sei es nur eine Blume, mit der man den Hausaltar schmückt. Denn schon in den Jahrtausende alten Papyrus Ebers stand geschrieben, dass das Heilmittel zusammen mit dem Zauber wirkt (vergleiche Christian Rätsch: Heilkräuter der Antike).

Der nordische Weihrauch

Lange bevor der Weihrauch in unseren Breiten Einzug hielt, räucherten die keltischen Priester bereits heimische Pflanzen, die dem orientalischen Räucherwerk

Rezept: Nordischer Weihrauch

Lange bevor der Weihrauch in unsere Breiten gelangte, verwendeten die nordischen Völker vor allem Immergrüne, Baumharze und Bernstein zur Räucherung. Aber auch andere Pflanzen wie die schutzmagische Engelwurz eignen sich dafür.

- Angelikasamen 1 Teelöffel
- Bartflechte 2 Teelöffel
- Bernsteinbruch ½ Teelöffel
- Fichtennadeln 1 Teelöffel
- Immergrünblätter 1 Teelöffel
- Kiefernsprossen 2 Teelöffel
- Kiefernharz 1 Esslöffel
- Mistelkraut 1 Teelöffel
- Wacholderbeeren und -nadeln je 1 Esslöffel
- Tannennadeln 2 Teelöffel

Bis auf Bernstein (Mineralienfachhandel) sind alle Zutaten in Läden für Räucherbedarf oder in Kräuterläden erhältlich.

Herstellung von Räucherkegeln: Die Bestandteile in einem Mörser zerkleinern und in einer Schüssel vermischen. Gelbildner (Tylose H 300) im Verhältnis 1:10 mit kaltem Wasser ansetzen, ab und zu umrühren und nach etwa einer Stunde in die zerkleinerten Pflanzenteile einarbeiten. Die feuchte Masse zu Kegeln kneten und auf Backpapier drei bis vier Tage lang trocknen lassen – fertig! Nun kann man die Räucherkegel in den Rauchnächten in einem feuerfesten Räuchergefäß auf glühende Räucherkohle setzen und den Rauch im Uhrzeigersinn durch die Räume tragen.

durchaus gleichwertig sind, zum Beispiel Bernstein. Kaum ein Räucherstoff ist sonnenhafter als das »Gold des Nordens« (siehe Seite 142). Doch die Natur bietet auch in den Alpenländern eine Vielzahl wohlriechender Harze, Kräuter, Wurzeln oder Samen, die sich für die Räucherrituale zwischen den Jahren eignen. Während einem Gang durch die winterliche Natur begegnen uns viele Gewächse, die das empfangene Sonnenlicht in Aromastoffe umwandeln.

Die wichtigsten Bestandteile eines »nordischen Weihrauchs« finden wir unter den immergrünen Pflanzen. In die Immergrünen ziehen sich die Vegetationsgeister im Winter zurück, in ihnen lebt der Lebensfunke der Sonne fort. Daher verkörpern

»Ferner sind dem Phöbus (der Sonne) heilig alles, was (...) immergrünend nicht des Winters Strenge fürchtet.« (Agrippa von Nettesheim)

Immergrüne wie Buchsbaum, Mistel oder Tanne die unbesiegbare Kraft der Sonne. Dies macht sie nicht nur zu wertvollen Heilmitteln, sondern eben wegen ihrer Symbolik spielen sie im Ahnenkult eine Rolle. Seit Jahrtausenden ist es üblich, mit immergrünen Pflanzen Gräber zu schmücken. Sie sind eine Botschaft, dass das Leben nicht mit dem Tod endet, sondern ewig währt. Im ewigen Grün lebt die Sonnenseele des Menschen bis zu ihrer Wiedergeburt weiter. Immergrüne Pflanzen sind daher die eigentlichen Mysterienpflanzen der Wintersonnenwende.

Mysterienpflanzen der Wintersonne

Efeu – Himmelsleiter und Götterschmuck

Seine besonderen Kräfte bezieht der sich rankende Efeu (Hedera helix) wie kaum eine andere Pflanze aus der Erde, aus der er sich wie eine Himmelsleiter spiralig empor windet (helix = Spirale).

Die Griechen sahen im Efeu eine Verkörperung des Dionysos, den sie auch »Kissos«, den Efeugott, nannten. Er übernahm in der Winterzeit die Regentschaft in der Orakelstätte des Sonnengottes Apollon in Delphi. Seine Anhängerinnen, die Mänaden, bekränzten sich mit Efeuranken und versetzten bei ihren Umzügen die Menschen in Angst und Schrecken. In ihrer dionysischen Besessenheit entfesselten sie in sich die ganze Wildheit der Natur.

Wie die Mänaden schmückten sich auch einige Tänzer bei Perchtenumzügen mit Efeu. In den immergrünen Blättern sahen unsere Vorfahren eine Verkörperung der »alles liebenden Waldmutter«. Schlangengleich windet sie sich um ihre Geliebten und verwandelt Bäume wie auch alte Gemäuer in verwunschene Plätze. An keiner Burgruine, an keinem Kloster oder Schloss fehlt das düstere Grün.

Plätze, an denen der Efeu üppig gedeiht, sind für Menschen eher schädlich. Nach längerem Aufenthalt fühlt man sich vielleicht müde und depressiv, denn Efeu bevorzugt Störzonen, also Wasseradern oder Erdverwerfungen; daher erklärt sich der Glaube, dass es an solchen Plätzen spuken soll. Im Efeu verbergen sich aber nicht nur Geister, sondern auch die Ahnen, weshalb man ihn bis heute als Symbol des ewigen Lebens auf Gräber pflanzt. Das verwundert keineswegs, wenn man bedenkt, dass Efeu, entgegen den üblichen Rhythmen der Natur, im Herbst blüht und im Winter

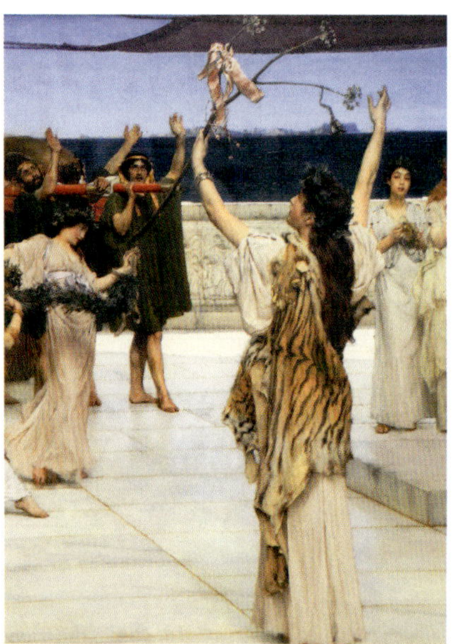

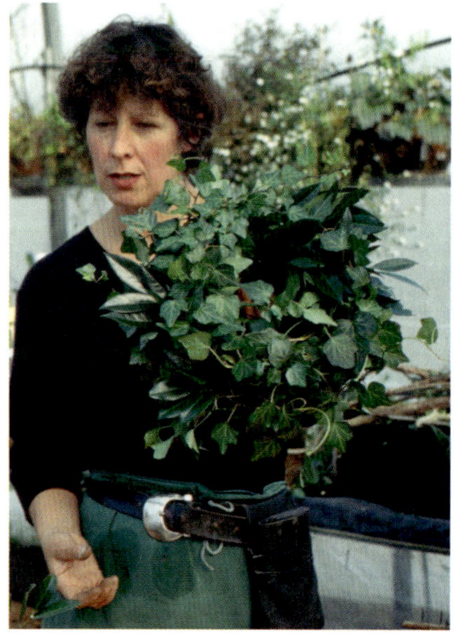

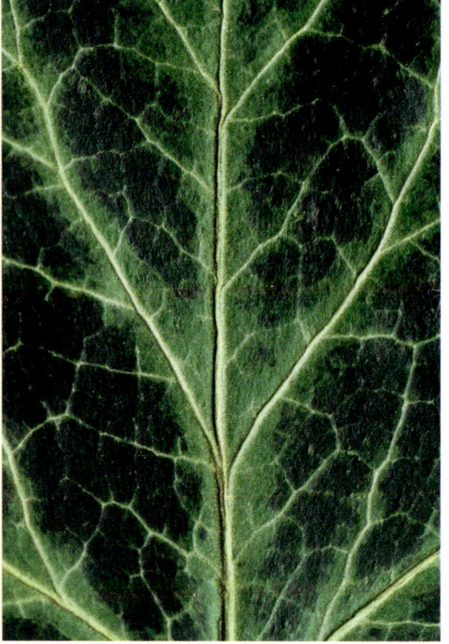

Bacchantin mit Efeukranz und Thyrsosstab. Bacchus/Dionysos hieß auch »Kissos«, der Efeugott. Im Winter übernahm er die Regentschaft in Delphi. (»Eine Weihung an Bacchus«, Lawrence Alma Tadema, 1889)

Als Kranzkraut symbolisiert Efeu die Unsterblichkeit.

Die milchig hellen Blattadern im Efeu zeigen seine Urverwandtschaft zur Lymphe an, für die Hedera helix in homöopathischen Verdünnungen ein Heilmittel ist.

fruchtet. Wie die Pflanze der kalten Jahreszeit trotzt, so sollen auch die Seelen der Verstorbenen mit ihrer Hilfe ohne Schaden durch die Unterwelt gelangen.

Quintessenz ewiger Lebenskraft

Pflanzen, die sich auf Störzonen wohl fühlen, neutralisieren die Unheilskräfte an solchen Orten und sind daher oftmals Heilmittel für Leiden, die durch den längerfristigen Aufenthalt an solchen Plätzen entstehen. Sofern man also in der Nähe eines wuchernden Efeus wohnt und seitdem unter Infektanfälligkeit leidet, sollte man den Efeu als Heilpflanze versuchen. Die Kletterpflanze gehört nämlich zur Familie der Araliazeen und ist somit verwandt mit dem tonisierenden Ginseng und mit dem immunmodulierenden Eleutherokokkus. Wie seine berühmten Verwandten dient der Efeu ebenfalls als Tonikum und Lebenselixier. Schon Hippokrates sah in ihm die »Quintessenz ewiger Lebenskraft; Siechen und Schwindsüchtigen verlängert er das Leben«.

Zur Steigerung der Lebenskraft empfiehlt es sich täglich ein junges Efeublatt zu essen. Besonders hilfreich sind Efeuextrakte auch bei chronischer Bronchitis, denn die enthaltenen Saponine verflüssigen das Bronchialsekret, erleichtern dadurch das Abhusten und wirken zudem noch antimikrobiell (z. B. *Ceres Hedera comp.*).

Da Efeu zu den Jodlieferanten zählt, kann er jedoch die Schilddrüse aktivieren. Der Arzt und Mistelexperte Johannes Wilkens nennt ihn deswegen sogar »das pflanzliche Thyroxin« (Johannes Wilkens: Misteltherapie). Bei Autoimmunerkrankungen, Entzündungen oder Überfunktion der Schilddrüse muss man mit dem jodhaltigen Efeu allerdings vorsichtig sein und sollte lieber auf homöopathische Verdünnungen zurückgreifen (z. B. Hedera helix D6).

Nicht nur sein ewiges Grün ist eine Signatur der Lebenskraft. Betrachtet man ein Efeublatt genauer, dann fallen einem die hell leuchtenden Blattadern auf – innerlich verwendet, bringt Efeu gleichsam Licht in die dunklen Ecken des Körpers hinein. Doch der Signaturenlehre zufolge deuten die milchhellen Blattnerven die Urverwandtschaft zur Lymphe an, und potenzierter Efeu findet sich in der Tat in bewährten Lymphheilmitteln (z. B. *Hedera comp.* von Ceres). Ein Geheimtipp zur kosmetischen Anwendung ist nicht zuletzt auch seine entgiftende Wirkung auf das Bindegewebe. Cellulitis lässt sich daher mit Efeu behandeln (*Zelloran-Salbe* von Pekana).

Rezept: Lungenteemischung

- Andorn 40 g
- Damianablätter 40 g
- Efeublätter 20 g
- Ehrenpreis, echter 30 g
- Lungenkraut 30 g
- Thymian 40 g

Mischen, zwei gehäufte Teelöffel mit 200 ml kochendem Wasser überbrühen, etwa 8 bis 12 Minuten ziehen lassen, abseihen und bei Bedarf im trinkwarmen Zustand mit etwas echtem Bienenhonig süßen, bei akuter Bronchitis zwei bis fünf Tassen täglich trinken.

Bartflechte – Das Kleid des wilden Mannes

Manche Perchten tragen während ihrer winterlichen Umzüge auch Gewänder aus Bartflechte (Usnea barbata). Diese »wilden grünen Männer« versinnbildlichen die unerschöpfliche Kraft der Vegetation. Ihr Lärmen und Stampfen soll die Fruchtbarkeitsgeister der Natur zur baldigen Rückkehr ermuntern. In christlichen Legenden taucht der »Mann in Grün« immer wieder als Stellvertreter des Teufels auf, denn die wilden Tänze in grünem Gewand haben ihren Ursprung in der heidnischen Naturverehrung.

Bartflechten trifft man eigentlich nur im Gebirge an, wo sie wie grünes Lametta meist von alten Fichten, Lärchen oder Tannen herabhängen und den Gebirgswald in einen Märchenwald verwandeln. Die langen zottigen Bärte brauchen die von Nebelschwaden und Wolken durchfeuchtete Bergluft. Ihr Geschmack ist würzigwarm, und ihr Geruch erinnert ein wenig an Schweiß. In der Parfümerie ist es vor allem das ganz ähnlich riechende Eichenmoos, das manchen Männerparfüms eine gewisse animalische Note verleiht. Auf Räucherkohle entfaltet die Bartflechte einen warm-würzigen Duft und lässt das Rauchwerk gut qualmen.

Wie auch andere Flechten, zum Beispiel Lungenflechte oder Isländisch Moos, gehört die Bartflechte zu den Kraftmitteln. In erster Linie stärken und reinigen

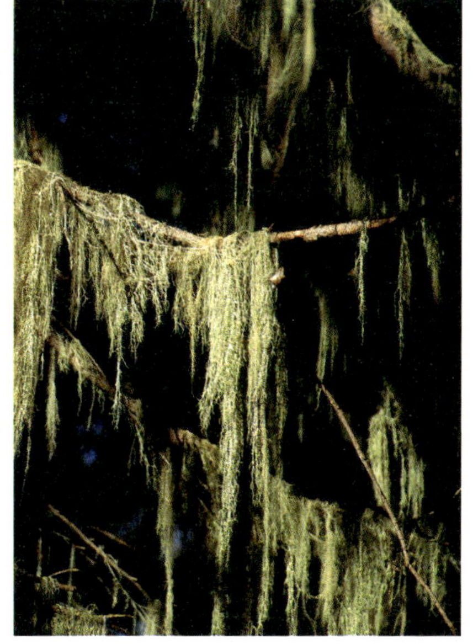

Wenn Bartflechten wie Girlanden von den Bäumen hängen, dann verwandeln sie den Gebirgswald in einen Märchenwald.

Flechten die Lungen. Sie enthalten nämlich Flechtensäuren, die nachweislich über beachtliche antibakterielle und antimykotische Kräfte verfügen. In der Volksmedizin heilt man mit dem Bartflechtentee daher infektiöse Lungenleiden wie die Tuberkulose; die nah verwandte Lungenflechte wird aus demselben Grund Tieren zum Schutz vor Tbc gefüttert. Weit schmackhafter und bei Bronchitis sowie als Begleitmittel bei Keuchhusten bewährt ist der *Weleda Flechtenhonig*, der gleich mehrere antimikrobiell wirksame Flechten enthält.

Buchsbaum – Schutz vor finsteren Mächten

Eine weitere Seelenpflanze, die man auf Friedhöfen anpflanzt, damit sie die Ruhe der Toten bewahrt, ist der Buchsbaum (Buxus sempervirens). Zuerst zur Signatur: Der Mond zeigt sich in der unverwüstlichen Vitalität dieser Pflanze. Auch die kleinen weißlich-gelben Blüten mit ihrem betäubenden Duft sind mondenhaft. Die Sonne zeigt sich dagegen im sechskantigen Stängel und im Aufbau der Frucht, die an ein Hexagramm erinnert (vergleiche Seite 32). Den Saturn findet man im harten Holz und, zusammen mit der Sonne, auch im ewig währenden Grün.

Die Lebensrute des Nikolaus

Als Symbolpflanze der unbesiegbaren Sonne ist uns der Buchs bereits in den Weihbüscheln zu Palmsonntag begegnet. Wenn am 6. Dezember der Nikolaus von Haus zu Haus geht, dann hat er wiederum eine Rute aus drei Buchsbaumzweigen bei sich,

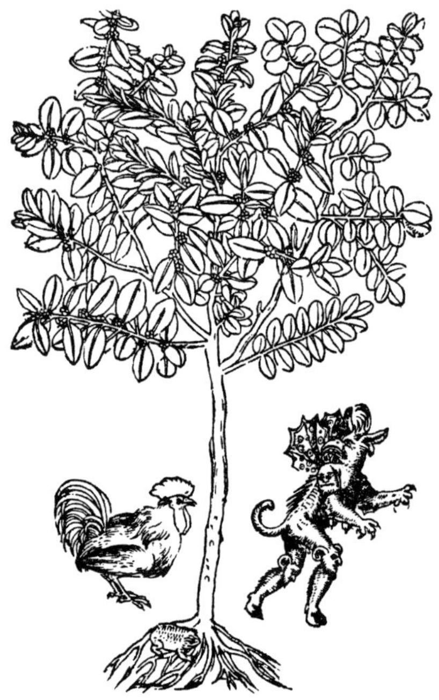

Wie der Hahn den Aufgang der Sonne verkündet, so vertreibt der immergrüne Buchsbaum die Kräfte der Finsternis. (Hieronymus Bock, 1577)

an denen Äpfel und Nüsse hängen. Ursprünglich kam er jedoch keineswegs, um die Guten zu belohnen und die Bösen zu strafen. Durch die Berührung mit der »heidnischen Lebensrute« sollte vielmehr die Kraft der Vegetation auf den Menschen übertragen werden.

Das Grün des Lebens steckt also im Buchs. Daher findet man in alten Kräuterbüchern zuweilen Darstellungen, auf denen der Teufel vor dem Buchs flieht. Im Volksaberglauben heißt es sogar, dass der Buchsbaum die Hexen in Zählzwang versetzen soll. Aus diesem Grund findet man links und rechts von Eingangstüren häufig Buchsbäumchen. Wenn nachts Hexen umgehen und auf den Buchsbaum treffen, dann müssen sie nämlich zwanghaft die vielen Blätter zählen, und weil sie damit einfach nicht zum Ende kommen, können sie gar nicht mehr hexen. Hinter diesem Aberglauben verbirgt sich wiederum eine tiefere Botschaft: Der immergrüne Buchs galt unseren heidnischen Vorfahren als winterlicher Rückzugsort für die Vegetationsgeister. Die Hexe war in der nordischen Mythologie die Großmutter des Winters und verkörperte somit das todbringende Prinzip. Die Macht der Vegetationsgeister ist jedoch so groß, dass sogar Hexen und der Teufel höchstpersönlich Ehrfurcht haben und gebannt sind oder gar fliehen.

Nicht zuletzt pflanzt man den Buchsbaum rund um Gräber an. Dahinter steckt ein alter Bannzauber. Der Buchsbaum bildet nämlich eine unüberwindliche Barriere gegen die Geisterwelt. Wenn also die Verwandten verhindern wollen, dass die Unruhegeister aus dem Totenreich wiederkehren, dann grenzen sie die Gräber einfach mit Buchs und Eisenzäunen ein – dem Aberglauben zufolge kann kein Totengeist eine solche schutzmagische Schwelle überwinden.

Während das schutzmagische Brauchtum mehr oder weniger bewusst weitergepflegt wird, ist der immergrüne Strauch als Heilmittel beinah in Vergessenheit geraten – dabei sind seine Wirkungen durchaus bemerkenswert. Auf Hildegard von Bingen geht beispielsweise die Empfehlung zurück, aus Wein, Süßholz und Buchsbaum einen Trank zu brauen, »damit dieser den inneren Unrat austreibe«. Die jungen Sprossen von Buchsbaum wirken schweißtreibend, fiebersenkend, leicht abführend, antirheumatisch und mild beruhigend. In manchen Gegenden galt ein Blättersud sogar als Chininersatz bei Malaria. Weil Buchsbaumblätter leicht giftig (d.h. stark wirksam) sind, gebraucht man heute innerlich nur noch die Tiefpotenzen (z. B. Buxus sempervirens ab D3 von DHU).

Äußerlich angewandt ist er eines der besten Haarwuchsmittel. Immer wieder berichteten Frauen, dass ihnen ein Buchsbaumshampoo die Haarpracht gerettet habe. Dieses Shampoo muss man jedoch selber machen: Dazu nimmt man ein Glas mit 150 bis 200 ml gehopftes Bier und quirlt ein Eigelb hinein; die Eihaut lässt sich mit der Gabel herausziehen. Das Bier-Eigelb-Gemisch vermengt man nun mit derselben Menge Buchsbaumblättertee (2 TL pro Tasse überbrühen und etwa 10 bis 15 Minuten ziehen lassen) und träufelt schließlich noch wenige Tropfen ätherisches Rosengeranienöl hinein. Nun kann man das Gemisch wie ein Shampoo in die feuchten Haare einmassieren, eventuell kurz einwirken lassen und dann gründlich ausspülen. Damit sich die Haare leichter kämmen lassen, spült man zuletzt mit Essigwasser (z. B. 1 EL Bio-Apfelessig auf ½ Liter lauwarmes Wasser). Sofern man das Buchsbaumshampoo konsequent zwei Mal wöchentlich statt üblicher Shampoos gebraucht, kann sich die Haarpracht wieder regenerieren.

Fichte und Tanne – Lichtsäulen zum Himmel

Obwohl der Weihnachtsbaum in unserem Kulturkreis tief verwurzelt scheint, handelt es sich um einen recht neuzeitlichen Brauch, dass man zur Weihnachtszeit eine geschmückte Tanne oder Fichte in die Stube stellt. Unsere heidnischen Vorfahren, die Kelten und Germanen, verehrten Bäume zutiefst und umtanzten den »Wintermai« (»mai« steht für Blume oder Pflanze) einst an seinem natürlichen Standort. Sicher-

Rezept: Gesund durch den Winter

Früher zählte man das Leben eines Menschen nicht nach seinen Geburtstagen, sondern nach den Wintern, die er überlebte. Mit immergrünen Pflanzen und der Eiche als Kraftbaum, kommt man aber auf jeden Fall gesund durch die kalte Jahreszeit.

- Buxus sempervirens D4 (Buchsbaum)
- Hedera helix D2 (Efeu)
- Pinus silvestris Urtinktur (Lungenkiefer)
- Quercus robur Urtinktur (Eiche)
- Usnea barbata Urtinktur = D1 (Bartflechte)

jeweils 20 ml

Über eine Apotheke von Spagyra bestellen und mischen lassen oder selber bestellen und mischen (www.spagyra.at); Dosis: vorbeugend 2-mal täglich 15 bis 20 Tropfen.

Wegen ihrer abwehrsteigernden Wirkung eignen sich vor allem Echinacea-Präparate als Ergänzung, z. B. *Esberitox* N Tabletten von Schaper & Brümmer.

lich schmückten sie ihre Hütten und Stallungen in der gefährlichen Winterszeit ebenfalls mit immergrünen Zweigen. Dass jedoch Abertausende von Bäumen eigens für diesen Zweck in Monokulturen gezogen werden, um nach wenigen Tagen als Baumleichen aufgetürmt auf ihren Abtransport zur Müllverwertung zu warten, hätten unsere naturverehrenden Ahnen wohl nicht verstanden.

In der heidnischen Naturreligion spielten Bäume eine zentrale Rolle. Sie bildeten die Weltenachse und den Stammbaum der Menschheit, galten als Wohnorte der Götter, und besonders alte und beeindruckende Bäume dienten den Priestern als Kultplatz.

Diese Verehrung der Bäume als Bindeglieder zwischen Erde und Himmel, Menschenwelt und Götterwelt, ist dem modernen Menschen leider völlig abhandengekommen. Dabei sind Mensch und Baum unzertrennlich miteinander verknüpft. Denn Bäume atmen unser mit der Atemluft ausgestoßenes Kohlendioxid ein und scheiden ihrerseits Sauerstoff aus. Bäume sind also nicht nur Bindeglieder zu den kosmischen Kräften, sondern vielmehr die Lungen unserer Erde. Mehr als auf andere Bäume trifft dies auf Fichte (Picea abies) und Tanne (Abies alba) zu, die uns mit ihren immergrünen Zweigen im Winter erfreuen.

Der Wald war für unsere Vorfahren also ein heiliger Tempel. Für sie waren Bäume noch Tore zu den Göttern und ein Symbol für die lebenserneuernde mütterliche Kraft der Natur.

Eindrucksvoll beschreibt Wilhelm Pelikan seine Empfindungen beim Anblick von Fichten und Tannen: »Der Gang durch den Nadelwald schenkt uns eine Urstimmung des Naturdaseins, aus der die Melodie lange vergangener Schöpfungstage auf-

Nachthimmel mit Tannengeistern über den Bergen bei Delphi.

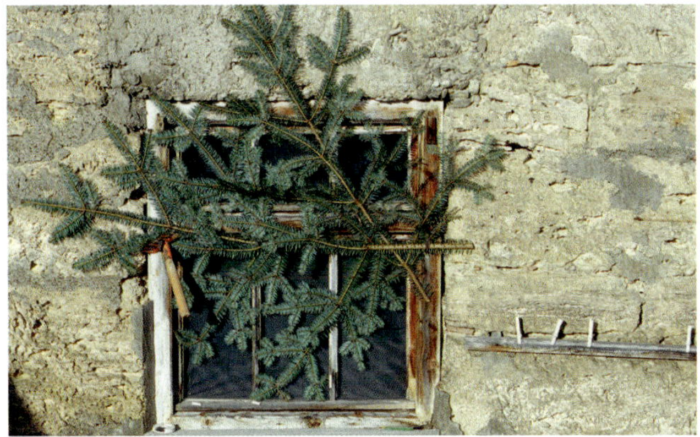

Fichtenzweige vor dem Stallfenster sollen die in den Raunächten umherziehenden Wintergeister fernhalten. Bauernhof in Burgeis, Südtirol.

steigt. Die feierlichen ernsten Empfindungen, die beim Betreten eines Tannendoms die Seele ergreifen, so dass man sich dem Urgrund der Schöpfung verbunden fühlt, sind ein Erahnen der geistigen Beschaffenheit der Gestirns-Macht, die bei den Koniferen (Nadelbäumen) Pate steht.« Diese himmlische Macht ist die dunkle Sonne Saturn.

Saturn, der zusammen mit der Sonne über die Immergrünen regiert, heißt auch »Hüter der Schwelle«, unter anderem weil ihm die letzten Lebensjahre vor dem Tod unterstehen.

Die ernste Tanne, Verkörperung saturnaler Kräfte im Pflanzenreich, trifft man daher häufig als Friedhofsbaum an. Einst war sie auch im Totenkult vertreten. Martha Sills-Fuchs erzählt in ihrem Buch »Wiederkehr der Kelten« von einen Brauch, den unsere Urgroßmütter pflegten: Bevor der Sarg geschlossen wurde, legte man den Verstorbenen noch einen Tannensamen in den Mund, damit die Seele durch den daraus wachsenden Baum wie durch einen Tunnel wieder in die kosmischen Gefilde eingehen kann.

Nadelbäume als Lebenselixier

Das altgermanische Wort »Firaha« bedeutet Föhre (Fichte) und Mensch zugleich. Fichte und Tanne haben eine ähnliche Gestalt, verfügen über ähnliche Heilkraft und Symbolik. Beide liefern bewährte Naturarzneien, deren Kräfte von antibiotisch bis schmerzlindernd reichen. Vor allem für die Lungen sind Fichte und Tanne eine Wohltat. Heilkräftig sind sowohl die Harze und die ätherischen Öle, als auch die jungen Triebspitzen beider Nadelbäume. Wir erinnern uns, dass die Harze »stoffgewordenes Sonnenlicht« sind. Dem Baum dienen sie bei Verletzung als Wundkork, und als Heilmittel verfügen sie generell über antimikrobielle und wundheilende Kräfte. Daher verwundert es nicht, wenn Rudolf Steiner speziell das Tannenharz bei der Zuckerkrankheit (Diabetes mellitus) empfohlen hat. Denn die ersten Anzeichen für einen gestörten Zuckerstoffwechsel sind schlechte Wundheilung und chronische Entzündungen. Eben dies sind die Hauptanwendungsgebiete für Harze, die innerlich beispielsweise als Milchzuckerverreibung zum Einsatz kommen und äußerlich in Form von Salben gebraucht werden könnten.

Doch das Harz lässt sich noch anderweitig verwenden. Insbesondere älteres Fichtenharz, das bereits milchig und trocken ist, dient Förstern und Naturkennern als Kaugummiersatz. Die Harze beider Koniferen kann man auch in Weingeist ausziehen und bei Muskel- oder Gelenksrheuma zur schmerzlindernden Einreibung gebrauchen. Nicht zuletzt bereiten Kräuterkenner im Frühling aus den Triebspitzen den Fichten- oder Tannensirup, ein volksmedizinisches Hustenelixier. Die anthroposophische Heilmittelfirma Wala stellt aus den Koniferen gleich zwei Lungenarzneien her: *Petasites comp.* Globuli enthalten Tannentriebspitzen und dienen der Lungenstärkung bei Bronchitis. *Plantago Hustensaft* enthält Fichtentriebspitzen und eignet sich als besonders milder und wohlschmeckender Hustensaft auch für Kleinkinder.

Zur Weihnachtszeit liefert die Tanne bis heute die Räucherkegel, die man in die Rauchmännchen aus dem Erzgebirge stellt. Allerdings kann man darüber streiten, ob der Rauch von Tannen- oder Fichtenharz nun gut riecht oder nicht. Wichtig ist die Wirkung: Die ernste Tanne reinigt die Atmosphäre, richtet auf und hilft, den Blick in der Zeit der Zwölften nach innen zu richten. Dabei sollte das Harz nur in kleinen Mengen in Räuchermischungen getan werden. Wesentlich erfrischender und entspannend wie ein Waldspaziergang riechen und wirken die frischen Tannennadeln oder auch Fichten- oder Kiefernsprossen als Beigabe zum »nordischen Weihrauch« (siehe Rezept Seite 284).

Vom Wacholdergeist

Eine der wichtigsten Zutaten für den »nordischen Weihrauch« findet man heute fast nur noch in Naturschutzgebieten in den Alpen, in Heide- und Moorlandschaften: den Wacholder (Juniperus communis). Sein botanischer Name bedeutet so viel wie »der ewig jung Erscheinende«. Für die Heiden war er noch der »Queckholter« (queck = lebendig); die gleiche Wortwurzel findet sich in dem Begriff »quicklebendig«, denn der Wacholder strotzt geradezu vor Lebenskraft und dient im Winter wiederum als Rückzugsort für die Vegetationsgeister. Daher das Sprichwort: »Vor dem

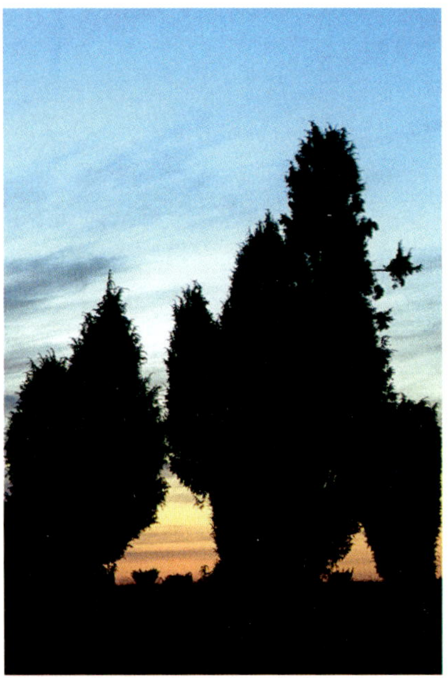

Wacholdergeister im Abendlicht in der Lüneburger Heide.

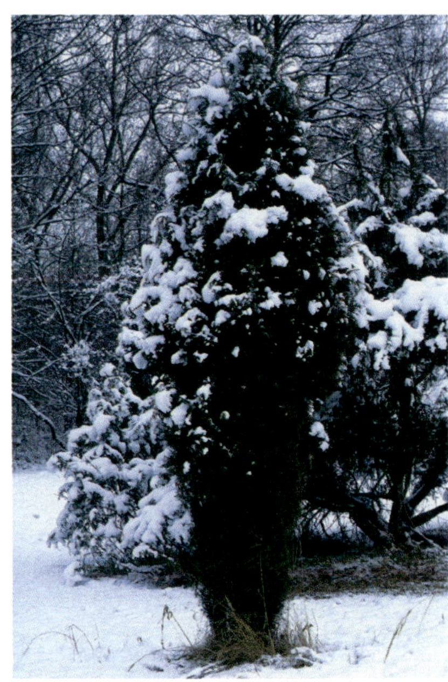

Der schutzmagische Wacholder ist einer der wichtigsten Bestandteile heiliger Räucherungen zu Ehren der Sonne.

Holler zieht der Bauer den Hut, vor dem Wacholder aber kniet er nieder.« Im Gegensatz zum Holunder schenkt der Wacholder dem Menschen das ganze Sonnenjahr über Heilmittel und darüber hinaus auch Rauchwerk.

Als Lebensbaum spielt das knorrige Zypressengewächs einst wie heute im Ahnenkult eine Rolle. Bis heute räuchert man im Alpengebiet Kranken- und Sterbezimmer mit Wacholder aus. Hippokrates soll mit Wacholder sogar die Pest aus Athen vertrieben haben.

Einer Südtiroler Legende zufolge sollen während der Pestzüge die Vögel von den Dächern gepfiffen haben: »Esst Kranawitt (Wacholder) und Bibernell, dann sterbt ihr net so schnell.« Wie so oft verbirgt sich auch dahinter wieder eine tiefere Wahrheit: Der Wacholder zählt zu den stärksten antibakteriellen Pflanzen unserer heimischen Flora.

Eben weil der Wacholderrauch einen gewissen Infektionsschutz bot, wurde der Wacholder während der Pestzüge im Alpengebiet beinahe ausgerottet. Doch seine antibakteriellen Kräfte gebrauchen Volksmediziner seit Jahrhunderten auch für den Magen. Großer Beliebtheit erfreut sich in der Volksmedizin die Wacholderbeerenkur nach Sebastian Kneipp als Heilmittel für den »schlechten Magen«: Dazu kaut man am ersten Tag fünf Wacholderbeeren und trinkt ein großes Glas Wasser. Am zweiten Tag kaut man fünf plus eine, also sechs Wacholderbeeren und trinkt wieder ein Glas Wasser dazu. Am dritten Tag kaut man sieben Wacholderbeeren ... Dies führt man fort bis man bei 15 Beeren angelangt ist und dann zählt man rückwärts. Also nimmt man jeden Tag eine Wacholderbeere weniger zu sich, bis man wieder bei den fünf Beeren angelangt ist. Wichtig ist dabei, dass man stets ein großes Glas Wasser zusätzlich trinkt und dass sich diese Kur nicht für Schwangere eignet oder für Menschen, die einen entzündlichen Prozess in den Nieren haben. Bei allen anderen werden die antimikrobiellen Kräfte der Wacholderbeeren krankhafte Darmkeime wie etwa Helicobacter pylori vertreiben.

Wacholder treibt Dämonen aus

Überall wo er vorkommt, dienen seine Beeren, seine Nadeln und sein Holz seit Jahrtausenden als Räucherstoffe. Weltweit gebrauchen ihn Heiler und Schamanen, um Krankheitsgeister auszutreiben. Doch was verleiht ihm diese großen Heil- und Zauberkräfte?

Seinen wehrhaften Charakter kann man bereits an den sehr stacheligen Nadeln erkennen. Auch sein wesenhaftes Erscheinungsbild zeigt das mächtige Pflanzenwesen an. Wacholder stehen auch gerne frei. Sie dulden es nicht, wenn sie durch andere Bäume bedrängt und beschattet werden. Eben darin zeigt sich auch ihr sonnenhaftes Wesen. Im übertragenen Sinn verhilft der Wacholder zu einer besseren Abgrenzung oder, wie der Kräuterkundige Wolf-Dieter Storl einmal gesagt hat: »Wacholder schafft Raum.«

Sein wehrhaftes Wesen nützt vor allem denjenigen, die sich von anderen leicht bedrängen lassen. Außerdem ist er zusammen mit der Engelwurz eine sehr bewährte Heil- und Räucherpflanze bei Angstzuständen. Der wohlriechende und reizarme Wacholderrauch reinigt die Atmosphäre wie auch die Aura von Menschen. Aber auch innerlich gebraucht hilft der Wacholder bei der Angstbewältigung.

Arzneilich gebraucht regen die Beeren in erster Linie die Nierentätigkeit an (z. B. *Wala Nierentonikum*), und eben die Nieren gelten als »Angstorgane«: In extremen Angstzuständen fällen in den Nieren manchmal blitzartig Oxalsäurekristalle aus und können mitunter sogar blutigen Harn verursachen. Befindet sich ein Mensch in einer seelischen Ausnahmesituation, dann sagt man auch: »Das geht ihm an die Nieren.«

»Die Zypresse ist sehr warm und bezeichnet das Geheimnis Gottes.« (Hildegard von Bingen)

Unter Dauerstress leiden ebenfalls die Nieren, beziehungsweise die Nebennieren, und der Wacholder stärkt die Nebennieren wiederum, weswegen er unter anderem beim Ausschleichen von Cortisonpräparaten hilfreich sein kann (z. B. *Phytocortal* von Steierl Pharma).

Zypresse – Die Krone der Unterweltsgötter

Wie der verwandte Wacholder gehört auch die Zypresse (Cupressus sempervirens) zu den Symbolen der Unsterblichkeit. In südlichen Gefilden trifft man den säulenförmigen Baum deshalb vor allem auf Friedhöfen an; aus klimatischen Gründen gedeihen bei uns häufig nur Scheinzypressen, die man wegen ihrer Giftigkeit nicht verwendet.

Seit der Antike trug die immergrüne Zypresse den Beinamen »Lebensbaum«. Ovid berichtete in den »Metamorphosen«, wie die Zypresse zum Baum der Trauer wurde: Ein Jüngling namens Kyparissos, den der Sonnengott Apollon besonders liebte, hatte als besten Freund einen zahmen Hirsch mit goldenem Geweih. Doch eines Tages tötete er aus Versehen sein geliebtes Tier. Für den Knaben brach die Welt zusammen und er wollte sich das Leben nehmen. Apollon forderte ihn auf, sich in sei-

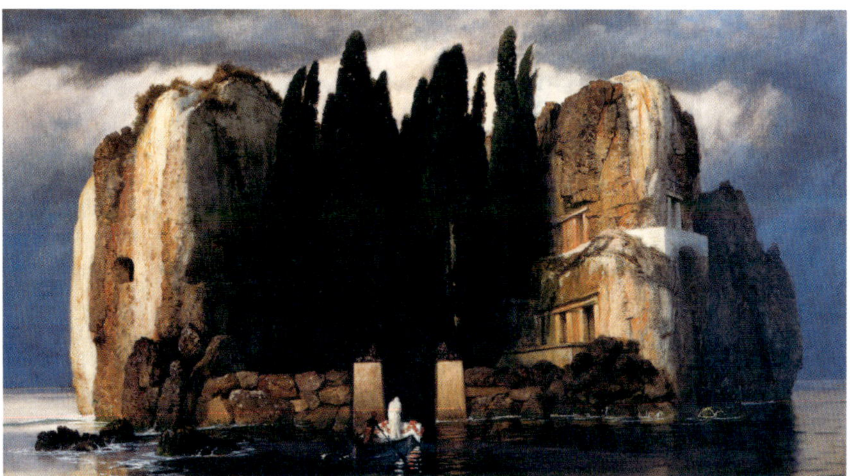

Die Zypresse ist der Baum der Trauer und ein Symbol für das ewige Leben. (Die Toteninsel, Arnold Böcklin, 1882)

Rezept: Trost in einsamen Stunden

Schicksalsschläge und Einsamkeit gehören zu den Prüfungen, die uns der Planet Saturn auferlegt, damit wir an ihnen reifen. Viele drohen aber daran zu zerbrechen. Folgendes Rezept spendet ein wenig Trost und Hoffnung.

- Angelica archangelica D6 (Erzengelwurz)
- Crocus sativus D2 (Safran)
- Cupressus sempervirens D6 (Zypresse)
- Helleborus niger D12 (Schwarze Nieswurz)
- Melissa officinalis Urtinktur (Melisse)

jeweils 20 ml

Über eine Apotheke von Spagyra bestellen und mischen lassen oder selber bestellen und mischen (www.spagyra.at). Je nach Bedarf und Reaktion ein- oder mehrmals täglich 10 Tropfen im Mund zergehen lassen. Die Mischung wird ideal ergänzt durch die morgendliche Einnahme von *Aurum/Apis regina comp.* Globuli von Wala (siehe Seite 216).

ner Trauer zu mäßigen. Doch als das nicht half, verwandelte er den Knaben in eine Zypresse. Betrübt sprach der Sonnengott: »Du wirst von mir betrauert werden, andere betrauern und den Trauernden beistehen.«

Agrippa von Nettesheim, ein Zeitgenosse des Paracelsus, erkannte in dem düster anmutenden Friedhofsbaum auch ein Attribut von Saturn und Puto: »... und die Zypresse, ein Trauerbaum, düster, von herbem Geschmack, starkem Geruch, schwarzem Schatten, mit scharfem Harz, reich an Früchten, von unvergänglicher Dauer und dem Pluto heilig« (De Occulta Philosophia).

Dem Unterweltsgott diente die Zypresse sowohl als Thron wie auch als Krone. Der balsamisch-würzige Rauch ihrer Triebspitzen besänftigt die Totengeister und stärkt die Nerven der Trauernden. Insbesondere nach Todesfällen oder Schicksalsschlägen wirkt eine Räucherung mit Zypresse wie Seelenbalsam (siehe Rezept nächste Seite).

Rezept: Totenräucherung

»Süßer als der feinste Nektar des honigsüßen Granatapfels ist der Duft des Windes im Zypressenhain«, heißt es im Gebet der Essener an den Engel der Luft. Eine Räucherung mit Zypresse spendet Trost und klärt den Geist, wenn dieser von Trauer und Hoffnungslosigkeit verdunkelt ist.

- Angelikasamen 1 EL
- Bernsteinbruch ½ TL
- Kiefernharz 1 TL
- Wacholderbeeren 2 EL
- Zypressentriebspitzen 3 EL

Nacheinander Bernsteinbruch, Kiefernharz, Angelikasamen und die übrigen Pflanzenteile im Mörser quetschen und möglichst fein miteinander verreiben. Von der Mischung gibt man in einer feuerfesten Schale etwa einen Esslöffel auf glühende Räucherkohle und trägt den Rauch jeden Abend zu Sonnenuntergang im Uhrzeigersinn durch das Sterbezimmer.

Schwarze Nieswurz – Verkünderin des neugeborenen Lichts

Eine beliebte Zier- und Heilpflanze in der Weihnachtszeit ist die Schwarze Nieswurz (Helleborus niger), auch Christrose genannt. Mit etwas Glück kann man sie im Schnee blühen sehen, wenn rundherum noch alles vor Kälte erstarrt ist. Wilhelm Pelikan schrieb über ihr eigentümliches Wachstumsverhalten: »Der Lebensrhythmus der Christrose stemmt sich gegen den Kräfterhythmus des Erdenjahres. Er bringt die Pflanze zur Blüte, wenn rings alles Leben sich in Samen und Wurzel zurückgezogen hat. (...) Nicht Johanni, sondern Weihnachten ist die Zeit dieser Blüte. (...) Die anmutig geneigte, schneeweiße Blüte ist nach dem Abblühen nicht dem Verwelken und Absterben der normalen Blüten ausgeliefert, sondern überdauert; das Schneeweiß wird purpurn, dann grün und lebt als richtig Blatthaftes ins kommende Frühjahr hinein in seinem Kelchblattteil weiter.« (W. Pelikan: Heilpflanzenkunde)

In der weißen Blüte erkennt man das mondenhafte Wesen, ihren sonnenhaften Charakter offenbart die Christrose allerdings darin, dass sie ab der Wintersonnen-

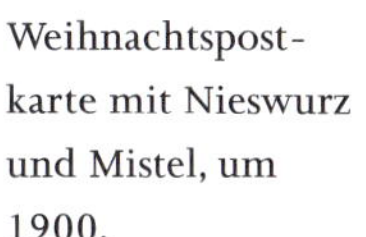

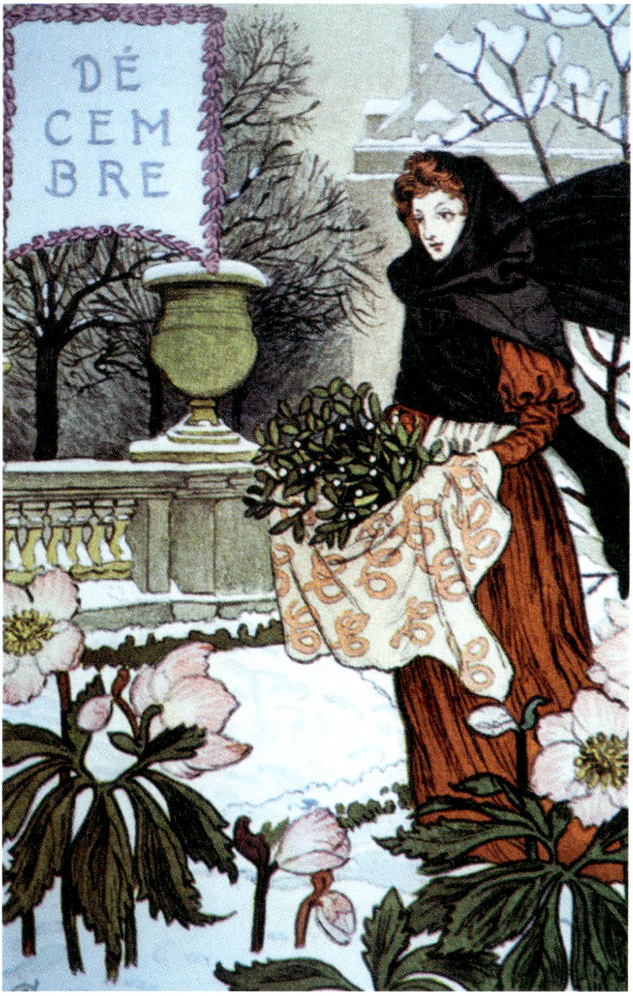

Weihnachtspostkarte mit Nieswurz und Mistel, um 1900.

wende, dem vielleicht wichtigsten Eckpunkt im Sonnenjahr, erblüht. Während die ganze Natur in todesähnlichem Winterschlaf ruht, blüht also diese »wahnsinnige« Pflanze. Doch vielleicht erkannten die Alten eben daran die Heilpflanze gegen den Wahnsinn (»maneia«).

Bereits in der antiken Medizin wurde die Nieswurz als Entgiftungsmittel bei psychischen Erkrankungen und Nervenleiden gebraucht. Weil das Hahnenfußgewächs giftig ist, sind heute nur noch homöopathische Verdünnungen oder spezielle spagyrische Zubereitungen gebräuchlich. So hat das Laboratorium Soluna eine alchimistische Nervenarznei mit der Christrose geschaffen: das *Solunat Nr. 14* (ehemals *Polypathik*). Es enthält mit dem Beifuß eine Pflanze der Sommersonnenwende

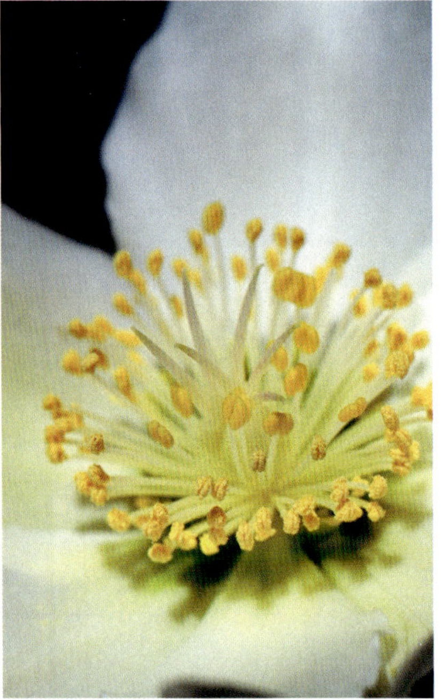

Paracelsus verwendete Nieswurz als Zutat für sein Lebenselixier und als schutzmagisches Heilmittel bei Besessenheit und Wahnvorstellungen.

und mit der Mistel und der Christrose gleich zwei Pflanzen der Wintersonnenwende. Somit sind das lichte und das dunkle Sonnenprinzip gleichermaßen enthalten. Außerdem runden drei Bromverbindungen die Rezeptur ab, deren Wirkung man als mild valiumartig bezeichnen kann. Das ursprüngliche Anwendungsgebiet von Polypathik war die Epilepsie. Heute dient das *Solunat Nr. 14* als eine Art spagyrischer Ersatz für Valium und Betablocker – und zwar ohne Suchtgefahr! Schon wenige Tropfen können die Nerven spürbar beruhigen, den Heilschlaf fördern und manchmal sogar Blutdruck senken.

Eine besondere Empfehlung sprach auch Rudolf Steiner aus – er leitete von den eigentümlichen Signaturen eine mögliche Heilwirkung beim Karzinomgeschehen ab. Die anthroposophische Firmen Helixor, deren Name sich von Helleborus ableitet, wie auch die Firma Wala, liefern schwarze Nieswurz als Injektionslösung, vor allem als Ergänzung und Wechselmittel zur Misteltherapie wie auch zur Basisbehandlung von Endometriose (z. B. Helleborus D6 Ampullen zwei Mal wöchentlich subkutan im Bauchraum injizieren). Der erfahrene Arzt und Mistelexperte Johannes Wilkens nannte die Christrose »das Cortison der Krebskranken« und wies darauf hin, dass das Mittel nicht zuletzt auch auf die Psyche der Krebskranken besänftigend wirkt, da sie als Homöopathikum mitunter sogar Schuldgefühle bewältigen hilft (z. B. Helleborus D12 Globuli).

Mistel – Kultpflanze der Druiden

Die geheimnisvollste Mysterienpflanze der Wintersonne erblicken wir schließlich in der Mistel (Viscum album). Der Volksmund nannte sie »Hexenbesen« oder »Drudenfuß«, weil sie nur an Plätzen entstehen soll, wo die Zaunreiterin bei ihren Flügen gerastet hat. Vielleicht versteht sich dies aber auch als Hinweis darauf, dass die Mistel nur auf Störzonen vorkommt, die sich für Menschen zum dauerhaften Aufenthalt nicht eignen. Gleichermaßen wurde die Mistel in der mittelalterlichen Sympathiemedizin, sozusagen als Ähnlichkeitsmittel, zur Abwehr von bösen Geistern und zum Schutz vor Hexerei gebraucht.

Die kultische Verwendung der Mistel reicht bis ins alte Babylon zurück. Dort schmückten Misteln einst die Tempel der Göttin Mylitta. Einmal im Leben sollte jede Frau der Göttin huldigen. Wer dazu bereit war, band sich ein Tuch um den Kopf und setzte sich unter einen Mistelzweig. Der Dienst an der Göttin verlangte, dass die Frau mit demjenigen das Lager teilen sollte, der sie so antraf und ihr eine Münze überreichte.

Ein Überbleibsel der babylonischen Tempelprostitution findet sich in dem inzwischen wieder auflebenden Winterbrauch: Zur Adventszeit hängt man vielerorts Misteln über die Türen, und wen man darunter trifft, den darf man küssen, heißt es heute noch im Volksglauben.

Der Schlüssel zu anderen Welten

In unseren Breiten hatten zur Zeit der Kelten nur die Druiden das Recht, die zauberkräftigen Misteln zu schneiden. Der römische Feldherr Plinius berichtete, dass die Priester die Mistel zur Zeit der Wintersonnenwende mit einer goldenen Sichel schnitten und die Zweige in einem weißen Tuch auffingen, denn das Himmelsgeschenk durfte auf keinen Fall den Boden berühren. Auch wurden zu diesem Anlass weiße Stiere geopfert und jede Mengen Julbier getrunken.

Für die Kelten war die im Mittwinter fruchtende Mistel nicht nur eines ihrer vier Sonnensymbole, sondern auch Allheilmittel und Zauberkraut. In der Mythologie trifft man auf die Mistel immer wieder als »Schlosskraut«, mit dessen Hilfe sich alle Türen und Tore und sogar der weibliche Geburtsschoß aufschließen lässt. So soll bereits das Kornmädchen Persephone mit einem Mistelzweig die Tore der Unterwelt geöffnet haben, wenn sie in ihr winterliches Exil zu ihrem Gemahl hinabstieg.

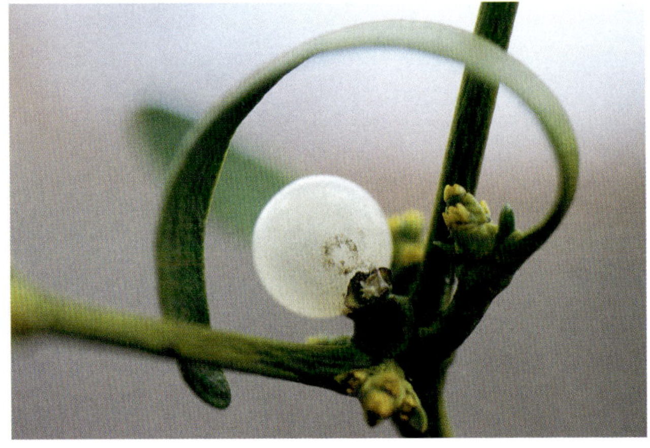

Immergrüne Pflanzen wie die Mistel waren für die Druiden Symbole für die unbesiegbare Kraft der Sonne.

Die Mistel, ein Kind des Himmels

Die religiöse Verehrung der Mistel wird erst verständlich, wenn man ihre Signaturen betrachtet. Eine Besonderheit findet sich bereits darin, dass sie nur auf Störzonen gedeiht, was den Bezug zum Immunsystem herstellt. Außerdem wurzelt sie im Gegensatz zu fast allen anderen Pflanzen nicht in der Erde. Dem Element Luft untersteht die Mistel aber auch deswegen, weil sie durch Vögel, vor allem Drosseln, verbreitet wird. Die Vögel verzehren die Beeren und scheiden die unverdaulichen Samen aus. Einige bleiben dabei an Bäumen kleben, wo sie einen »Senker« bilden, der sich in den Ast bohrt. Allerdings kann die Mistel nur auf bestimmten Bäumen wurzeln; so findet man beispielsweise keine Misteln auf Buchen, und auch manche Landstriche meidet die Mistel regelrecht.

Im Sommer versteckt sich die Mistel meist im dichten Laub der Bäume. Allerdings passiert kurz vor der Sommersonnenwende ein merkwürdiges Phänomen, nämlich eine rhythmische Bewegung der Blätter, bei der sie sich ab dem siebten Wachstumsjahr als Kugel anordnen.

Ihre Blütezeit ist im Spätherbst, und ihre Früchte reifen bekanntlich im Winter. Da Untersuchungen ergaben, dass der Wirkstoffgehalt (Viscolektine) zur Fruchtreife besonders hoch ist, behalten die Druiden Recht, wenn sie gerade diesen Zeitpunkt zur Ernte wählten. Aber auch zu anderen Jahreszeiten kann man Misteln zu Heilzwecken ernten, denn andere Wirkstoffe sind wiederum im Sommer angereichert (Viscotoxine).

Interessant sind in diesem Zusammenhang die Sammelzeiten anthroposophischer Heilmittelfirmen. Die Ernte und Verarbeitung erfolgt zu den Sonnenwenden im Sommer und Winter. Die Mischung geschieht später zu den Tagundnachtgleichen Frühjahr und Herbst. So fließen die Qualitäten aller Jahreszeiten in die Präparate ein, was vielleicht – über alle Wissenschaft hinaus – eine Erklärung für deren große Heilkraft ist.

Berechtigt ist auch das Werkzeug der Druiden, mit dem sie die Zauberkraft der Mistel verstärkten: Die Sichel (Mond) aus Gold (Sonne) entspricht der astrologischen Zuordnung der Mistel. In den schleimigweißen Beeren und den weißen Blüten zeigt sich der Mond in der goldenen Farbe, in der die Blätter trocknen, sowie im ewigen Grün erblicken wir dagegen eine Sonnensignatur. Der Saturn verkörpert sich dagegen im sehr langsamen Wachstum sowie in der archaischen Form.

Die Mistel ist ein Halbschmarotzer, der über seinen Senker Anteil am Säftefluss seines Wirtsbaums hat. Ihre Wuchsform gleicht einer Kugel und ihre Gestalt der eines Keimlings. Die Mistel hat also überhaupt keine Beziehung zur Senkrechten und zur Erdenschwere, wie sie sonst bei Pflanzen üblich ist. Während die Zweiteilung im Wachstumsprozess wie auch die Kugelform zur Verwendung als Krebsheilmittel hinführen, weist die Zuordnung zum Element Luft auf eine zunehmende Zivilisationskrankheit hin: Stress. Roger Kalbermatten, der Leiter der Ceres-Heilmittel AG beschrieb das Wesen der Mistel daher wie folgt: »Druck- und Spannungsunterschiede in der Atmosphäre entstehen naturgesetzmäßig durch die Einwirkung von Wärme und Erdanziehungskraft. Da die Mistel von Wärme und Erdkräften nicht berührt wird, hält sie Druck und Spannung aus ihrem Wirkungskreis fern; Stress, angespannte Gefühle und ein hitziges Gemüt sind dem Wesen der Mistel fremd.« (R. Kalbermatten: Kompendium der Ceres-Heilmittel)

Stressbedingte Leiden wie etwa Bluthochdruck sprechen auf die Mistel daher oftmals gut an (z. B. Mistelkraut-Kaltauszug, *Ceres Viscum Urtinktur* oder *Homviotensin*).

Das Geheimnis gallischer Zaubertränke

Die Gallier nannten die Mistel »Omnia sanans«, die Allesheilende. Tränke aus ihrem Saft galten als universelles Gegengift, Fruchtbarkeitszauber und magisches Schutzmittel. Alles heilt die Mistel zwar nicht, eine wertvolle Arznei ist sie aber allemal. Untersuchungen zufolge enthält sie Stoffe, die ihre volksmedizinische Verwendung bei Herzleiden rechtfertigt (z. B. Acetylcholin, Kalium, Phosphor). Besonders zur Behandlung von Bluthochdruck ist sie in bewährten Präparaten enthalten (z. B. *Homviotensin* von Homviora).

Mistel als Krebsheilmittel

Auf Rudolf Steiner geht die Empfehlung zurück, bei Krebserkrankungen an die Mistel zu denken. Zahlreiche Studien konnten diese Eingebung von Rudolf Steiner inzwischen bestätigen. Heute ist die Mistel in einer naturheilkundlich orientierten Krebstherapie unverzichtbar geworden.

Die Mistel enthält Eiweißkomplexe, Lektine und Viscotoxine, die den Zellstoffwechsel beeinflussen. Sie stimulieren die Thymusdrüse und führen zur Aktivierung wichtiger Abwehrfaktoren. Auch die Reparatur zerstörter DNS, z. B. durch Umweltgifte, verbessert sich. Untersuchungen ergaben zudem eine hemmende Wirkung auf das Wachstum von Tumorzellen und auf die Bildung von Metastasen. Ferner lindert die Mistel Schmerzen und verbessert das Allgemeinbefinden.

Da der Krebs als »kalte« Erkrankung dem Winter entspricht, ist es bedeutsam, dass die Misteltherapie einen Anstieg der Körpertemperatur bewirkt. Da man diese »schleichende« Erkrankung meist erst im fortgeschrittenen Stadium wahrnimmt, entspricht sie auch dem unbewussten Zustand der Nacht. All dies sind Gründe dafür, dass Krebskranke Heilmittel der Sonne benötigen.

Je nach Krebstyp und auch je nach Menschentyp verwendet man Misteln, die auf unterschiedlichen Wirtsbäumen wachsen (siehe Schriften von Abnoba, Helixor, Wala und Weleda). Einige Beispiele: Apfelmistel (speziell für Frauen; Brust- und Unterleibskrebs), Eichenmistel (allgemein bei Krebs; speziell für Männer), Eschenmistel (allgemein und Burn-out), Lindenmistel (Nieren- und Lungenkrebs), Pappelmistel (Prostatakrebs), Tannenmistel (Magen-, Darmkrebs), Weidenmistel (allgemein bei Krebs; Polyarthritis, Arthrose), Weißdornmistel (allgemein bei Krebs, speziell bei Sklerose der Herzkranzgefäße sowie zur Prophylaxe und Nachsorge bei Herzinfarkt).

Weiterführende Informationen zur Mistel finden Sie in unserem Buch: »Die Mistel – eine Heilpflanze für die Krankheiten unserer Zeit« (Pflaum Verlag).

Auch die Anwendung zur Immunmodulation bei Krebserkrankungen hat ihre Berechtigung. Inzwischen liegen zahlreiche wissenschaftliche Studien und Anwendungsbeobachtungen vor, welche die Wirksamkeit speziell aufbereiteter Mistelextrakte bei Krebserkrankungen belegen.

Besonders wertvoll ist der Nachweis, dass die Mistel als Injektionspräparat subkutan gespritzt, das Wachstum von Tumorzellen und die Bildung von Metastasen hemmt (siehe Kasten). Oral ist die Mistel im Hinblick auf Krebsleiden weitaus weniger wirksam, dennoch empfiehlt sich zur Begleitbehandlung bei Tumorleiden aller Art ein Naturheilmittel, das neben anderen Krebsheilpflanzen auch Mistel enthält: *Flenin* Tabletten, Tropfen oder Ampullen von Schuck.

Wenn wir nun rückblickend erinnern, dass das Sonnenjahr mit lieblichen Gänseblümchen und Schlüsselblumen begann, die sich ganz besonders als Kinderheilmittel eignen, dann verwundert nicht, dass die im Winter fruchtende Mistel dem Menschen in seinem letzten Lebensabschnitt als Heilmittel dient. Ursprünglich war

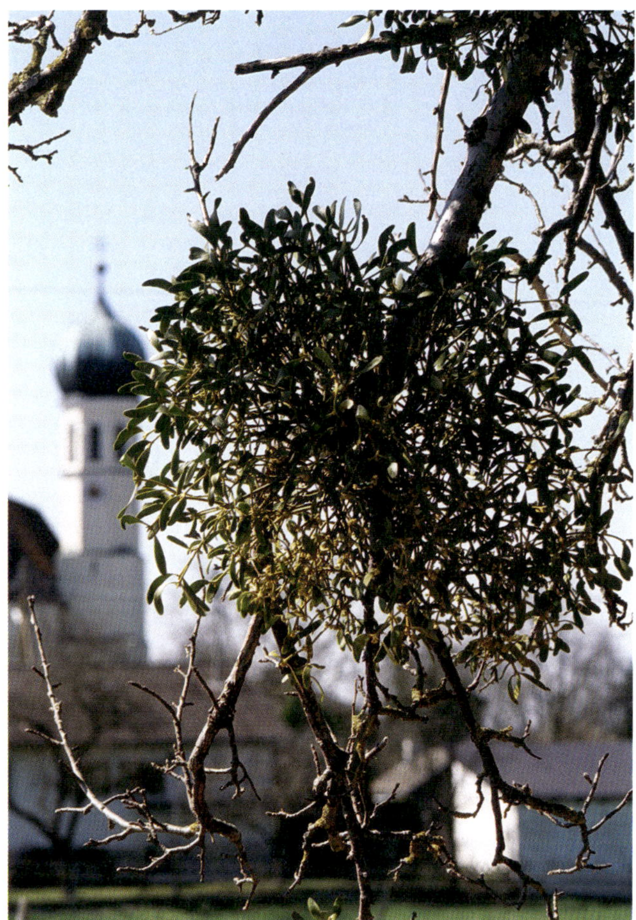

Rudolf Steiner erkannte als erster die Heilkraft der Mistel bei Krebs, und dies nur durch die Betrachtung ihrer Signaturen.

Rezept: Mistel bei Virusinfektionen

Besonders im Winterhalbjahr oder infolge von Dauerstress sind viele Menschen anfällig für Virusleiden wie etwa Herpes simplex (Fieberbläschen). Folgendes Rezept eignet sich zur Prophylaxe:

- Bellis perennis Urtinktur (Gänseblümchen)
- Eleutherokokkus senticosus Urtinktur (Taigawurzel)
- Hypericum perforatum Urtinktur (Johanniskraut)
- Melissa officinalis Urtinktur
- Viscum album D6 (Mistel)

jeweils 20 ml

Über eine Apotheke von Spagyra bestellen und mischen lassen oder selber bestellen und mischen (www.spagyra.at); Dosis: vorbeugend einmal täglich 20 bis 25 Tropfen im Mund zergehen lassen oder in etwas Wasser einnehmen. Ergänzend empfiehlt sich bei Virusanfälligkeit im Winterhalbjahr die zusätzliche Einnahme von Vitamin C (z. B. Acerola-Saft oder Vitamin-C-Taler) sowie von Vitamin D3 (z. B. Vitamin D3 Tabletten von Hevert).

der Krebs ein Altersleiden. Heute betrifft diese Krankheit zunehmend jüngere Menschen, vermutlich sind Umweltproblemstoffe und Stress daran beteiligt. Eben weil Krebserkrankungen zunehmen und zugleich die Mistel immer üppiger gedeiht, sich dem modernen Menschen regelrecht anbietet, sollte der Krebsprophylaxe mit Hilfe der Mistel eine größere Bedeutung zukommen. Doch wer beispielsweise familiär belastet ist, sollte sich von erfahrenen Misteltherapeuten anleiten und begleiten lassen.

Tod und Wiedergeburt des Lichtgottes Baldur

Eine besondere Rolle spielt die Mistel in der germanischen Mythologie. Wie uns die Edda berichtet, träumte der Lichtgott Baldur einst den Untergang der Welt und seinen Tod. Die Götter waren beunruhigt. Aus Sorge um den weisesten unter ihnen mussten alle Erdwesen sowie Feuer und Wasser einen Eid leisten, Baldur nicht zu verletzen. Nur die Mistel schien zu jung zum Schwören; außerdem war sie kein Erdenwesen.

Da der Lichtgott nun scheinbar unverwundbar war, vertrieben sich die Götter ihre Zeit damit, alle möglichen Gegenstände nach ihm zu schmeißen. Doch der listige Loki erfuhr von dem Geheimnis der Mistel. Er überredete den blinden Höd, einen Mistelzweig nach seinem hellsehenden Bruder zu werfen. Zum Entsetzen der Götter starb Baldur daran.

Wie die Edda weiter erzählt, läutet der Tod Baldurs die Götterdämmerung ein, den Untergang der Unsterblichen und der Menschheit. Es heißt aber auch, dass nach der Vernichtung eine Zeit kommt, in der er von den Toten aufersteht, um eine neue und bessere Welt zu regieren. Im Kleinen findet diese Wiedergeburt zu jeder Wintersonnenwende statt. Dass der Blinde den Hellsehenden tötet, kann man, so Rudolf Steiner, auch als Verlust der menschlichen Sehergabe interpretieren. Da die Menschheit immer noch existiert, die alten Götter aber tot sind, ist der Mythos wahrscheinlich nichts anderes als eine Vision von der Unterdrückung heidnischen Glaubens und der damit verbundenen Naturverehrung durch die christliche Kirche. Seitdem sind viele Menschen tatsächlich auf ihrem inneren Auge blind.

Mit dem Wassermannzeitalter, an dessen Anfang wir heute stehen, beginnt aber eine neue Epoche der Menschheitsgeschichte, in der Baldur und andere Sonnengötter vielleicht wieder zurückkehren, auch um das Geistauge der Menschen wieder zu erhellen. Der Regent des Tierkreiszeichens Wassermann ist der Uranus. Er verkörpert die Prinzipien von Toleranz und geistiger Freiheit.

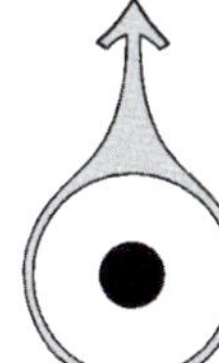

Sein Zeichen ist das gleiche wie das der Sonne. Als Symbol für die Fackel der Erkenntnis ist es jedoch zusätzlich mit einem Pfeil zum Himmel gekrönt.

Im Zeichen des Wassermanns begreift daher vielleicht auch der Letzte seine wahre Herkunft und Natur, wie sie der Alchimist Basilius Valentinus formulierte:

»Als ein Kind der Sonne gilt der edle und königliche Mensch,
geziert mit einer Strahlenkrone der Weisheit,
einer Sonnenscheibe der Weltherrschaft
und dem goldenen Schwert der Gerechtigkeit,
weise, sanftmütig, großmütig und beherzt.«

Anhang

Wichtiges zur Selbstbehandlung und zu den Rezepten

Zur Einnahme von Naturheilmitteln

Erfahrungsgemäß lassen sich die genannten Heilmittel und Rezepte gut mit anderen Heilverfahren (z. B. Akupunktur) kombinieren. Eine Ausnahme bilden nur wenige schulmedizinische Medikamente (z. B. Psychopharmaka in Wechselwirkung mit Johanniskraut). Einschränkungen von Gewohnheiten, z. B. Genuss von Kaffee, sind nur nötig, sofern sie zum Krankheitsbild beitragen.

Zu den Rezepten

Der Arzneimittelmarkt unterliegt erfahrungsgemäß starken Veränderungen. Daher kann es immer wieder vorkommen, dass Firmenpräparate oder Rezeptbestandteile nicht mehr lieferbar sind. Bei den Mischrezepten ist es oft möglich, sich mit der nächst lieferbaren Potenzstufe zu behelfen. Sollte dies nicht möglich sein, dann muss man die nicht mehr lieferbare Substanz einfach weglassen und kann dafür von den anderen Bestandteilen mehr nehmen. Die Angabe, dass die Rezepte, sofern es sich um apothekenpflichtige Stoffe handelt, von den jeweiligen Firmen gemischt werden sollten, macht das Rezept für den Endverbraucher erheblich billiger, als wenn der Apotheker die Mischung selbst mischen würde; dies geht nur bei der Firma Spagyra, sofern alle Mittel von derselben Firma stammen. Am billigsten ist es jedoch, wenn man sich die einzelnen Substanzen über eine Apotheke oder via Internet besorgt und diese dann selber in einer Braunglasflasche mischt.

Die Frage nach der richtigen Dosis

Die individuelle Dosis hängt neben dem Alter, Geschlecht, Gewicht und der Verfassung auch vom jeweiligen Heilmittel ab. Fastende, Schwangere, Kinder, alte oder sensible Menschen sollten die Arzneien tropfenweise einschleichen. Übliche Dosierungen in der Homöopathie sind (modellhaft für Erwachsene!): Tiefpotenzen (Urtinktur bis D6): 2- bis 5-mal täglich 10 Tropfen/Globuli. Mittlere Potenzen (D8 bis D15): 1- bis 2-mal täglich 5 bis 10 Tropfen/Globuli. Hochpotenzen (z. B. D20 und D30): alle drei Tage bis 1-mal wöchentlich und seltener eine Einzelgabe von 5 bis 10 Tropfen/Globuli; eine heilkundliche Betreuung ist sinnvoll, da es bei höheren Potenzen eventuell zu Erstverschlimmerungen kommen kann!

Warnungen an die Leser

Die in diesem Buch aufgeführten Rezepte und Behandlungsweisen verstehen sich ausschließlich als Beispiele. Die Einnahme der Heilmittel oder Rezepte geschieht auf eigene Verantwortung und ist im Einzelfall sorgfältig abzuwägen; für eventuelle Folgen haften weder die Autoren noch der Verlag. Da dieses Buch keine Einführung in die Heilkunde darstellt, sind Vorkenntnisse oder weiterführende Studien bei der Anwendung der Heilmittel erforderlich. Es ist ratsam, sich vor der Einnahme eines Heilmittels über die genaue Dosis, Gegenanzeigen und mögliche Nebenwirkungen zu informieren. Im Zweifelsfall sollte man immer fachlichen Rat einholen, zum Beispiel in der Apotheke oder in einer Naturheilpraxis.

Pflanzen selber sammeln

Das Sammeln ist nur an ungenutzten Flächen (z. B. Wegrand) und unter Beachtung der gesetzlichen Bestimmungen zum Naturschutz erlaubt. Man sammelt nur von üppigen Pflanzenvorkommen, in deren Umfeld keine Spritzmittel eingesetzt wurden; dies zu erkennen, erfordert einen geschulten Blick! Man schont die Natur, wenn man selber anbaut oder sich die Pflanzen im Topf in Gärtnereien beschafft. Verwechslungen lassen sich durch Schulungen und Nachschlagen in Heilpflanzenführern vermeiden. Nie unbekannte Pflanzen sammeln! Zierpflanzen und Gartenvarianten von Heilpflanzen sind häufig unbrauchbar, nicht selten sogar gefährlich.

Gefahren und Grenzen der Selbstbehandlung

Eine zielgerichtete Behandlung erfordert diagnostische, medizinische und naturheilkundliche Grundkenntnisse. Bitte bedenken Sie, dass Heilkundige (Ärzte und Heilpraktiker) die Risiken oder Nebenwirkungen von Naturheilmitteln am besten einschätzen können und Erfahrungen mit der Dosierung einer Arznei haben. Spätestens, wenn sich ein Leiden nicht mehr beherrschen lässt, weil z. B. Schmerzen zunehmen oder weitere Beschwerden hinzutreten, ist die absolute Grenze der Selbsttherapie erreicht! Zu den Risikogruppen, die von einer Selbstbehandlung absehen sollten, gehören z. B.: Alkoholkranke, Allergiker, Epileptiker, Hypertoniker, psychisch Kranke, Schwangere, sehr alte oder schwerkranke Menschen.

Adressen und Bezugsquellen

Fortbildungen der Autoren

Unter www.natura-naturans.de findet man Informationen über Kräuterführungen, Seminare oder Ausbildungen der Autoren. Dort finden Sie auch zahlreiche Fachartikel und alle weiteren Veröffentlichungen der Autoren.

Informationen zur Praxistätigkeit der Autoren finden Sie unter:

www.margret-madejsky.de
www.olaf-rippe.de

Heilmittel der Sonne

Räucherbedarf gibt es z.B. unter www.raeucherwerk-shop.de. Heilpflanzen erhält man in Kräuterläden (z. B. www.kraeutergarten-muenchen.de) oder in Apotheken. Homöopathika erhält man in Deutschland – sofern diese rezeptfrei sind – nur in Apotheken. Bei Fragen zu den Rezepten wenden Sie sich am besten an Ihren Apotheker oder zum Beispiel an die Linden-Apotheke in Pfaffenhofen, www.lindenapo-paf.de, Tel.: +49 (0)8441 76464, oder an die Berg-Apotheke in Zürich, www.berg-apotheke.ch, Tel.:+41 (0)44 241 10 50.
Weitere Anbieter von spagyrischen, homöopathischen und orthomolekularen Heilmitteln sind: Aurora Pharma AG, www.aurorapharma.com, meta Fackler Arzneimittel GmbH, www.metafackler.com, Ortho Therapia GmbH, www.orthotherapia.net, Spagyrik Pharma-Produktions GmbH, www.spagyrik.at, WALA Heilmittel GmbH, www.wala.de.

Quellen und Literaturverzeichnis

Agrippa von Nettesheim: De Occulta Philosophia – Drei Bücher über die Magie; Greno Verlagsgesellschaft, Nördlingen 1987
Amann, Max: Dem Geist auf die Sprünge helfen, Pflaum Verlag; München 2000
Aschner, Bernhard (Hrsg.): Paracelsus Sämtliche Werke; Verlag G. Fischer, Jena 1930
Bächtold-Stäubli (Hrsg.): Handwörterbuch des deutschen Aberglaubens, Walter de Gruyter, Berlin 1987
Bauchot, Roland (Hrsg.): Schlangen; Naturbuch Verlag, Augsburg 1994
Baumann, Hellmut: Die griechische Pflanzenwelt in Mythos, Kunst und Literatur; Hirmer Verlag, München 1982
Beuchert, Marianne: Symbolik der Pflanzen; Insel Verlag, Frankfurt am Main 1995
Bingen, Hildegard von: Heilkraft der Edelsteine; Weltbild Verlag, Augsburg 1990
Boericke, William: Homöopathische Mittel und ihre Wirkungen; Wissenschaftl. Autorenverlag Leer, 1986
Boericke, William: Handbuch der homöopathischen Materia medica; Haug Verlag, Stuttgart 2004
Bodini, Gianni: Ein Gang durchs Jahr – Riten und Brauchtum im alten Tirol; Tappeiner Verlag, Lana/Südtirol 1992
Bott, Victor: Anthroposophische Medizin; Haug Verlag, Heidelberg 1982
Braun, Erwin (Hrsg.): Gesundheitsregeln der Schule von Salerno; Ges. f. Präventivmedizin, Basel 1981
Breitling, Günther: Das Buch vom Gold; Verlag C. J. Bucher, Luzern 1975
Campbell, Joseph: Mythen der Menschheit; Kösel Verlag, München 1993
Cohen, Richard: Die Sonne – der Stern, um den sich alles dreht; Arche Verlag, Hamburg 2012
Croll, Oswald: Von den innerlichen Signaturen oder Zeichen aller Dinge; Frankfurt am Main 1623
Czygan, Franz: Kulturgeschichte und Mystik des Johanniskrautes, Pharmazie in unserer Zeit 3/2003, Wiley-VCH Verlag Weinheim
Dander, Christine und Kompatscher, Anneliese: Garten der Gesundheit; Tappeiner Verlag, Bozen 1991
Diederich, Klas und Riggers, Urte: Die Calendula; Der Merkurstab 1/2006; Medizin. Sektion der freien Hochschule f. Geisteswissenschaft am Goetheanum, Dornach
Dioskorides: Kreutterbuch, 1610; Reprint by Verlag Konrad Kölbl, München 1968
Diesing, Waldemar: Schlangen-Reintoxine und ihre Bedeutung für die Heilkunde; 2. Auflage, Horvi-Chemie Dr. Waldemar Diesing, Georgensgmünd 1978
Engel, Wolfram: Gold im Zusammenklang mit Weihrauch und Myrrhe in der Arzneiherstellung; Der Merkurstab 11-12/2007, Verlag Gesellschaft Anthroposophischer Ärzte, Filderstadt
Erbacher, Ursula: Gold, Weihrauch und Myrrhe; Praxis Magazin 12/2005 und 01/2006; PACs GmbH Verlagsservice, Staufen 2005
Fink, Gerhard: Who's who in der antiken Mythologie; DTV, München 2009
Fink, Hans: Verzaubertes Land – Volkskult und Ahnenbrauch in Südtirol; Tyrolia Verlag, Innsbruck 1969
Fintelmann, Volker: Intuitive Medizin – Anthroposophische Medizin in der Praxis; Hippokrates Verlag, Stuttgart 2007
Fischer-Rizzi, Susanne: Blätter von Bäumen; Hugendubel Verlag, München 1989
Fischer-Rizzi, Susanne: Medizin der Erde; AT Verlag, Aarau 2005
Fischer-Rizzi, Susanne: Himmlische Düfte; AT Verlag, Aarau 2011
Fischer-Rizzi, Susanne: Das Safrankochbuch – Gold in der Küche; AT Verlag, Aarau 2000
Forth, Wolfgang und Klimmek, Reinhard: Toxisch oder kanzerogen; Verlags GmbH, Bad Boll 1991

Frazer, James George: Der goldene Zweig; Rowohlt Verlag, Hamburg/Berlin 1989
Frick, Karl R. H.: Das Reich Satans; Akademische Druck- und Verlagsanstalt, Graz 1982
Frohne, Dietrich, und Pfänder, Hans Jürgen: Giftpflanzen – Ein Handbuch für Apotheker, Ärzte, Toxikologen und Biologen; Wissenschaftliche Verlagsgesellschaft, Stuttgart 1987
Fuchs, Leonhard: Kreüterbuch, 1543; Reprint by Verlag Konrad Kölbl, München 1964
Gessmann, G. W.: Die Pflanze im Zauberglauben; Esoterischer Verlag P. Hartmann, Bürstadt 2003
Giebel, Marion: Das Geheimnis der Mysterien; dtv, München 1990
Grant, Michael, und Hazel, John: Lexikon der antiken Mythen und Gestalten; dtv, München 1994
Gröber, Uwe: Orthomolekulare Medizin; Wissenschaftliche Verlagsges., Stuttgart 2002
Hahnemann, Samuel: Apothekerlexikon; 3. Nachdruck der Erstausgabe Leipzig 1798; Haug Verlag, Heidelberg 1986
Heits, Edward (Hrsg.): Kent's Arzneimittelbilder – Vorlesungen zur homöopathischen Materia medica; Haug Verlag, Heidelberg 1985
Hering, Constantin: Einiges über das Schlangengift (Lachesis), 1831
Herold, Edmund: Heilwerte aus dem Bienenvolk; Ehrenwirth Verlag, München 1970
Hertzka, Gottfried und Strehlow, Wighard: Große Hildegard-Apotheke; Verlag H. Bauer, Freiburg i. Br. 1992
Heydecker, Joe J.: Die Schwestern der Venus; Nymphenburger Herbig Verlagsbuchhandlung, München 1991
Hildegard von Bingen: Heilkraft der Natur – »Physika«; Weltbild Verlag – Herder Verlag, Freiburg i. Br. 1993
Hirsch, Siegrid und Grünberger, Felix: Die Kräuter in meinem Garten; Weltbild Verlag, Augsburg 2008
Höfler, Max: Volksmedizinische Botanik der Germanen; Verlag für Wissenschaft und Bildung; Berlin 1990
Huibers, Jaap: Kräuter für Leber und Galle; Aurum Verlag, Freiburg i. Br. 1978
Huibers, Jaap: Gesund sein mit Metallen; Aurum Verlag, Freiburg i. Br. 1979
Huibers, Jaap: Frau sein … Frau bleiben; Aurum Verlag, Freiburg i. Br. 1983
Husemann, W. (Hrsg.): Das Bild des Menschen als Grundlage der Heilkunst Bd. 1 bis 3; Verlag Freies Geistesleben, Stuttgart 1986
Jakobi, Lis: (Hrsg.): Lied der Sonne – Morgen- und Sonnengedichte aus drei Jahrtausenden; Verlag Freies Geistesleben, Stuttgart 1983
Kalbermatten, Roger: Pflanzliche Urtinkturen; AT Verlag, Aarau 2005
Kneipp, Sebastian: Wasserkur und Pflanzenatlas; Reprint Verlag Leipzig, Reprint der Originalausgaben von 1894 und 1892
Kühni, Werner, und von Holst, Walter: Enzyklopädie der Steinheilkunde; AT Verlag, Aarau 2003
Künzle, Johann: Chrut und Uchrut; Verlagsbuchhandlung Unterberger, Feldkirch 1935
Lonicerus, Adamus: Kreuterbuch 1679; Reprint, F. W. Hendel Verlag, Naunhof bei Leipzig 1934
Madaus, Gerhard: Lehrbuch der biologischen Heilmittel; Nachdruck der Ausgabe Leipzig 1938; mediamed Verlag, Ravensburg 1987
Madejsky, Margret: Hexenpflanzen – oder: Über die Zauberkünste der weisen Frauen; Naturheilpraxis 10/1997, Pflaum Verlag, München
Madejsky, Margret: Schlangen in Mythos und Heilkunst; Naturheilpraxis 11/1997, Pflaum Verlag, München
Madejsky, Margret: Alchemilla – Eine ganzheitliche Kräuterheilkunde für Frauen; Goldmann Verlag, München 2000
Madejsky, Margret: Signaturenlehre: Botschaften der Zaunkräuter; Naturheilpraxis 04/2001, Pflaum Verlag, München
Madejsky, Margret: Die Signaturen der Leberheilpflanzen am Beispiel Schöllkraut; Naturheilpraxis 02/2002, Pflaum Verlag, München

Madejsky, Margret: Signaturenlehre – Urweg der Heilpflanzenerkenntnis; Naturheilpraxis 05/2003, Pflaum Verlag, München
Madejsky, Margret: Raunachtsbräuche; Naturheilpraxis 10/2003, Pflaum Verlag, München
Madejsky, Margret: Sonnenmetall Gold – Vom Trinkgold der Alchimisten bis zur Goldarznei in der heutigen Naturheilkunde; Naturheilpraxis 04/2007, Pflaum Verlag, München
Madejsky, Margret: Lexikon der Frauenkräuter; AT Verlag, Aarau 2008
Marzell, Heinrich: Wörterbuch der deutschen Pflanzennamen; S. Hirzel Verlag, Stuttgart 1979
Marzell, Heinrich: Geschichte und Volkskunde der deutschen Heilpflanzen; Nachdruck der Ausgabe 1938; Reichl Verlag, St. Goar 2002
Metzner, Ralph: Der Brunnen der Erinnerung; Aurum Verlag, Freiburg i. Br. 1994
Mességué, Maurice: Das Mességué-Heilkräuter-Lexikon; Verlag Fritz Molden, München/Wien/Zürich 1976
Mezger, Julius: Gesichtete homöopathische Arzneimittellehre; Haug Verlag, Stuttgart 1995
Meyer, Ulrich: Weihrauch und Myrrhe –Baumharze als Heilmittel; Merkurstab 6/2007, Medizin. Sektion d. freien Hochschule für Geisteswissenschaften am Goetheanum, Dornach
Möller, Lenelotte, und Vogel, Manuel (Hrsg.): Die Naturgeschichte des Caius Plinius Secundus; übersetzt von Prof. Dr. G. C. Wittstein, Marixverlag, Wiesbaden 2007
Neményi, Géza von: Heidnische Naturreligion; Peyn und Schulze Verlag, Bergen 1991
Ovid: Metamorphosen; Goldmann Verlag, München 1981
Paracelsus – Sämtliche Werke (1930 von Bernhard Aschner); Anger Verlag Eick (Nachdruck 1993)
Pelikan, Wilhelm: Heilpflanzenkunde; Philosoph.-anthroposoph. Verlag am Goetheanum, Dornach 1958
Pelikan, Wilhelm: Sieben Metalle; Verlag am Goetheanum in Dornach, Dornach 1981
Perger, K. Ritter von: Deutsche Pflanzensagen; Schaber Verlag, Stuttgart und Oehringen 1864
Plassmann, J. O. (Hrsg.): Orpheus – Altgriechische Mysterien; Eugen Diederichs Verlag, München 1992
Ranke-Graves, Robert von: Griechische Mythologie; Rowohlt Taschenbuch, Hamburg 1960
Rätsch, Christian: Heilkräuter der Antike; Eugen Diederichs Verlag, München 1995
Rätsch, Christian: Die Steine der Schamanen; Eugen Diederichs Verlag, München 1997
Rätsch, Christian und Müller-Ebeling, Claudia: Weihnachtsbaum und Blütenwunder, AT Verlag, Aarau 2003
Rätsch, Christia: Weihrauch und Copal; AT Verlag, Aarau 2004
Rätsch, Christian: Der heilige Hain – germanische Zauberpflanzen, heilige Bäume und schamanische Rituale; AT Verlag, Aarau 2005
Rätsch, Christian: Räucherstoffe – Der Atem des Drachen; AT Verlag, Aarau 2006
Rippe, Olaf; Madejsky, Margret: Die Kräuterkunde des Paracelsus; AT Verlag, Aarau 2001
Rippe, Olaf; Madejsky, Margret; Ochsner, Patricia; Amann, Max; Rätsch, Christian: Paracelsusmedizin; AT Verlag, Aarau 2001
Rippe, Olaf: Pflanzen und ihre kosmischen Kräfte; Naturheilpraxis 10/1997, Pflaum Verlag, München
Rippe, Olaf: Das Herz – Organ der Selbsterkenntnis; Naturheilpraxis 04/1999, Pflaum Verlag, München
Rippe, Olaf: Heilen im Einklang mit den Sternen; Naturheilpraxis 04/2001, Pflaum Verlag, München
Rippe, Olaf: Die Sonne im Menschen; Naturheilpraxis 06/2002, Pflaum Verlag, München
Rippe, Olaf: Omnia sanantem – Die Mistel in Phytotherapie und Komplexmittelhomöopathie; Naturheilpraxis 12/2009; Pflaum Verlag, München
Rippe Olaf (Hrsg.): Die Mistel, eine Heilpflanze für die Krankheiten unserer Zeit; Pflaum Verlag, München 2010
Ritter von Perger: Deutsche Pflanzensagen; Verlag von August Schaber, Stuttgart 1864
Rosenberger, Veit: Griechische Orakel; Theiss Verlag, Darmstadt 2001
Rosival, Vera: Die homöopathische Hausapotheke; Dr. Vera Rosival Verlag, München 2010
Rudat, Klaus: Bernstein – Ein Schatz an unseren Küsten; Husum Verlagsgesellschaft, Husum 1985

Sagan, Samuel: Heilende Planetenkräfte; Ebertin Verlag, Freiburg i. Br. 1998

Schlegel, Emil: Religion der Arznei; Reprint; Sonntag Verlag, Regensburg 1987

Seligmann, Siegfried: Die magischen Heil- und Schutzmittel aus der belebten Natur: Das Pflanzenreich; D. Reimer Verlag, Berlin 1996

Schönfelder, Ingrid und Peter: Das neue Handbuch der Heilpflanzen; Kosmos Verlag, Stuttgart 2004

Schramm, Henning: Metalle und Mineralien in der Therapie; Novalis Verlag, Schaffhausen 1991

Schramm, Henning: Heilmittelporträts: Die sieben Hauptmetalle und Stibium; Elsevier, München

Schultes, Richard Emil und Hoffmann, Albert: Pflanzen der Götter; AT Verlag, Aarau 1998

Schweiggert, Alfons: Winter- und Weihnachtsgeister in Bayern; Verlagsanstalt Bayerland, Dachau 1996

Selawry, Alla: Metall-Funktionstypen in Psychologie und Medizin; Haug Verlag, Heidelberg 1985

Sills-Fuchs, Martha: Wiederkehr der Kelten; Knaur und Dianus-Trikont Buch, München 1983

Simonis, Werner Christian: Arzneitiere; Verlag freies Geistesleben, Stuttgart 1972

Simonis, Werner Christian: Erde, Mensch und Krankheit; Mellinger Verlag, Stuttgart 1974

Simonis, Werner Christian: Heilpflanzen und Mysterienpflanzen; Novalis Verlag, Schaffhausen 1981

Simpson, Jacqueline: Mythen und Legenden des alten Europa; Neuer Kaiser Verlag, Klagenfurt 1990

Stammel, Heinz J.: Die Apotheke Manitous – Das Heilwissen der Indianer; Rowohlt Verlag, Hamburg 2000

Stange, Manfred (Hrsg.): Edda – Götterlieder der Germanen; Bechtermünz Verlag, Augsburg 1995

Storl, Wolf-Dieter: Kräuterkunde; Aurum Verlag, Freiburg i. Br. 2011

Storl, Wolf-Dieter: Von Heilkräutern und Pflanzengottheiten; Aurum Verlag, Freiburg i. Br. 1986

Storl, Wolf-Dieter: Heilkräuter und Zauberpflanzen zwischen Haustür und Hoftor; AT Verlag, Aarau 1996

Storl, Wolf-Dieter: Götterpflanze Bilsenkraut; Nachtschatten Verlag, Solothurn 2000

Strassmann, René: Baumheilkunde – Mythos und Magie der Bäume; AT Verlag, Aarau 1994

Stübler, Martin und Krug, Erich (Hrsg.): Leesers Lehrbuch der Homöopathie Bd. 2 – Mineralische Arzneistoffe; Haug Verlag, Heidelberg 1988

Stübler, Martin, und Krug, Erich (Hrsg.): Leesers Lehrbuch der Homöopathie Bd. 5 – Tierstoffe; Haug Verlag, Heidelberg 1987

Szepes, Maria: Der rote Löwe; Heyne Verlag, München 2004

Tabernaemontanus, Jakobus Theodorus: Kräuterbuch; Reprint der Ausgabe 1731, Kölbl Verlag München 1993

Termolen, Rosel (Hrsg.): Hildegard von Bingen – Heilkraft der Edelsteine; Pattloch Verlag, Augsburg 1990

Tetzner, Reiner: Germanische Göttersagen; Philipp Reclam jun. GmbH, Stuttgart 1992

Ulbrich, Björn und Gerwin, Holger: Die geweihten Nächte; Arun-Verlag, Uhlstädt-Kirchhasel

Uyldert, Mellie: Die verborgenen Kräfte der Metalle; Irisiana-Hugendubel Verlag, München 1984

Vogel, Heinz-Hartmut: Wege der Heilmittelfindung; Natur, Mensch & Medizin Verlag, Bad Boll 1994

Wagner, Hildebert: Pharmazeutische Biologie 2, Drogen und ihre Inhaltsstoffe; G. Fischer Verlag, Stuttgart 1993

Wagner, Hildebert, und Vollmar, Angelika, und Bechtold, Andreas: Pharmazeutische Biologie 2; Wissenschaftliche Verlagsgesellschaft, Stuttgart 2007

Weiß, Rudolf Fritz: Lehrbuch der Phytotherapie; Hippokrates Verlag, Stuttgart 1991

Wichtl, Max (Hrsg.): Teedrogen und Phytopharmaka; Wissenschaftliche Verlagsgesellschaft Stuttgart 2002

Wilkens, Johannes: Misteltherapie – Differenzierte Anwendung nach Wirtsbäumen; Sonntag Verlag, Stuttgart 2006

Verzeichnis der Rezepte und Anwendungen

Stichwortverzeichnis

Bildnachweis

Madejsky, Margret/Rippe, Olaf 8, 16, 23, 37, 39, 41,46, 48 (u), 52, 55 (l), 56, 61, 63, 64, 66, 67, 71, 72, 74, 75, 78, 79, 83 (o), 89, 91, 94, 101, 105, 109, 111 (r), 113, 118, 120, 121, 123, 124, 128, 134, 137, 139, 144, 145, 147, 149, 150, 163, 173, 175, 177, 179, 183, 185, 187, 188, 190, 193, 195, 199, 203, 205, 209, 213, 220, 226, 228, 231, 232, 234, 235, 237, 241, 242, 244, 247 (l), 250 (u), 252 (l), 255 (l), 257, 260, 261, 262, 271, 271 (o), 274, 276, 277, 283, 286 (r, u), 289, 293, 294, 296, 302, 304, 307

Rätsch, Christian 48 (o), 116

Schulz, Martin 34/35, 38, 166/167

Schury, Thomas 2, 151

Soluna 111 (l)

Süßmuth, Astrid (272 (u)

Toumayan, R. 45

Vogel, Angelika 55 (r)

Weidmann, Fred 36, 83 (u)

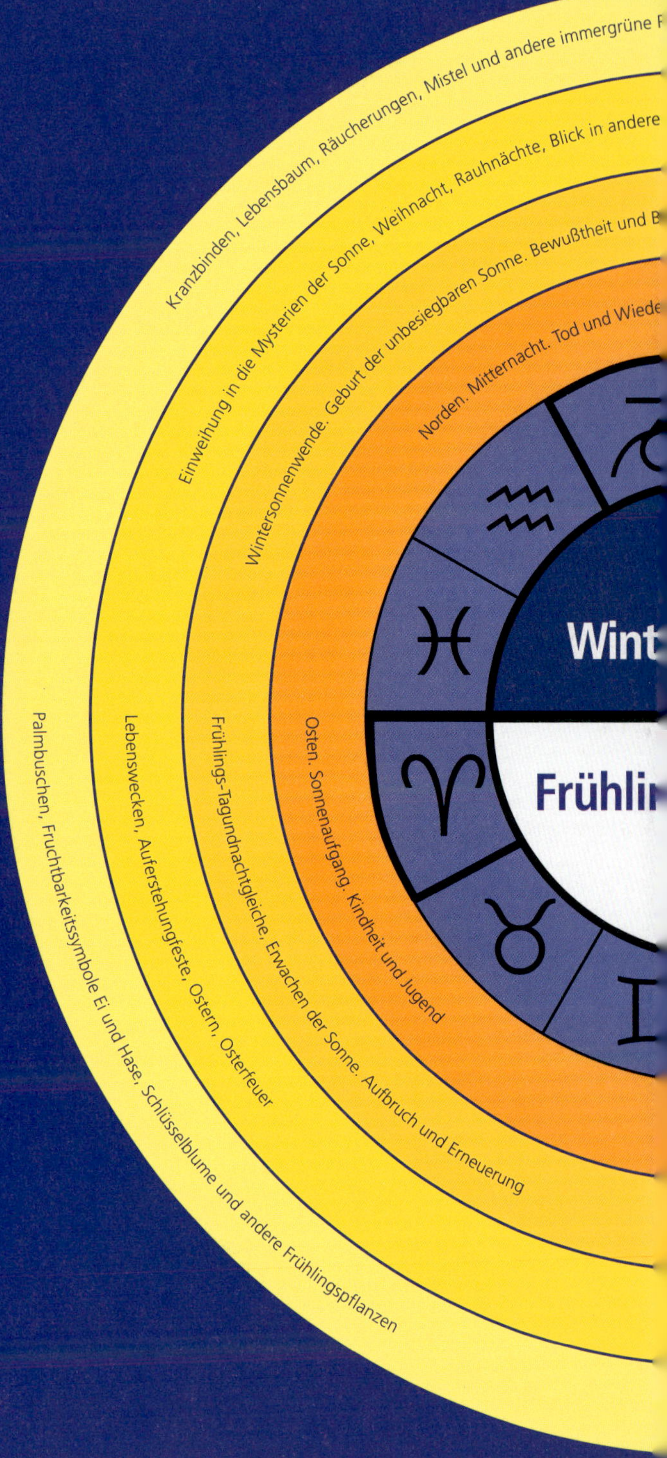

Kranzbinden, Lebensbaum, Räucherungen, Mistel und andere immergrüne

Einweihung in die Mysterien der Sonne, Weihnacht, Rauhnächte, Blick in andere

Wintersonnenwende. Geburt der unbesiegbaren Sonne. Bewußtheit und B

Norden. Mitternacht. Tod und Wiede

Wint

Frühlin

Osten. Sonnenaufgang. Kindheit und Jugend

Frühlings-Tagundnachtgleiche. Erwachen der Sonne. Aufbruch und Erneuerung

Lebenswecken, Auferstehungfeste, Ostern, Osterfeuer

Palmbuschen, Fruchtbarkeitssymbole Ei und Hase, Schlüsselblume und andere Frühlingspflanzen

Sonnenwirken im Jahreslauf

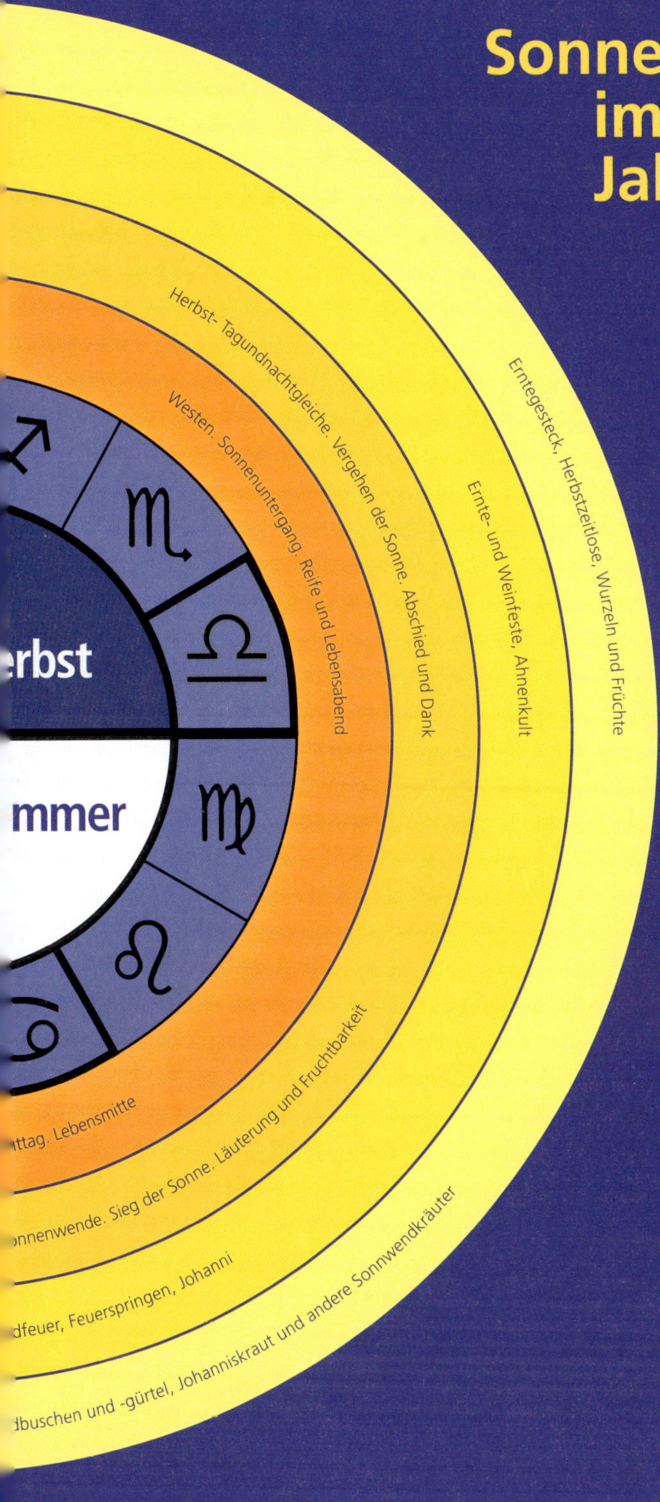

Herbst- Tagundnachtgleiche. Vergehen der Sonne. Abschied und Dank

Westen. Sonnenuntergang. Reife und Lebensabend

Ernte- und Weinfeste, Ahnenkult

Erntegesteck, Herbstzeitlose, Wurzeln und Früchte

…rbst

…mmer

…ttag. Lebensmitte

…nnenwende. Sieg der Sonne. Läuterung und Fruchtbarkeit

…dfeuer, Feuerspringen, Johanni

…dbuschen und -gürtel, Johanniskraut und andere Sonnwendkräuter

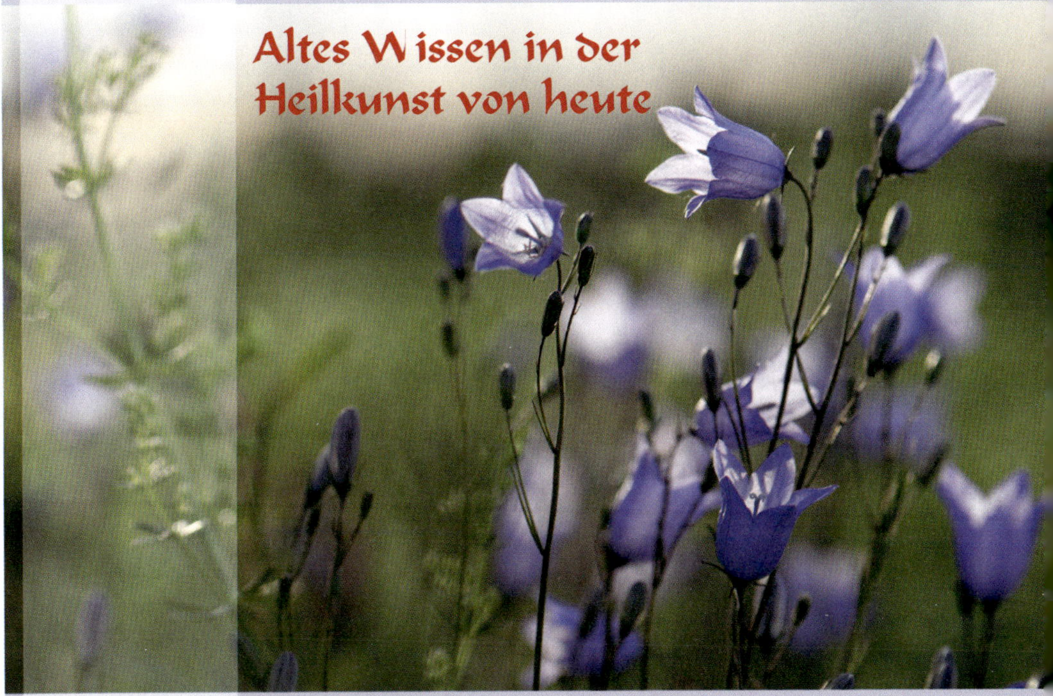

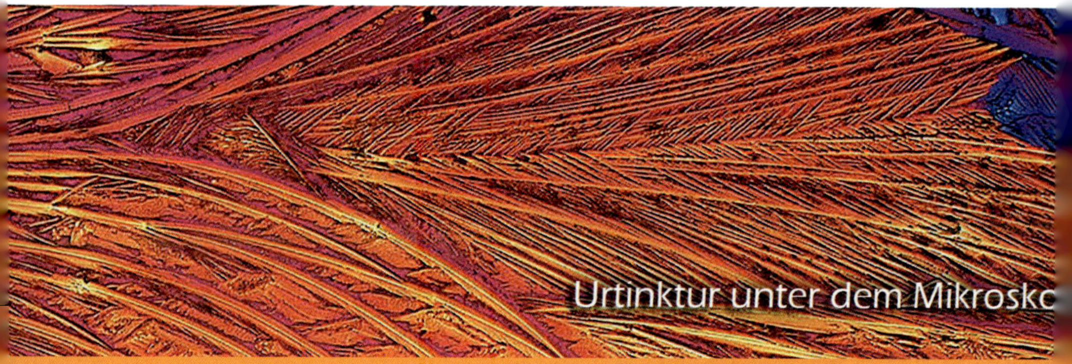

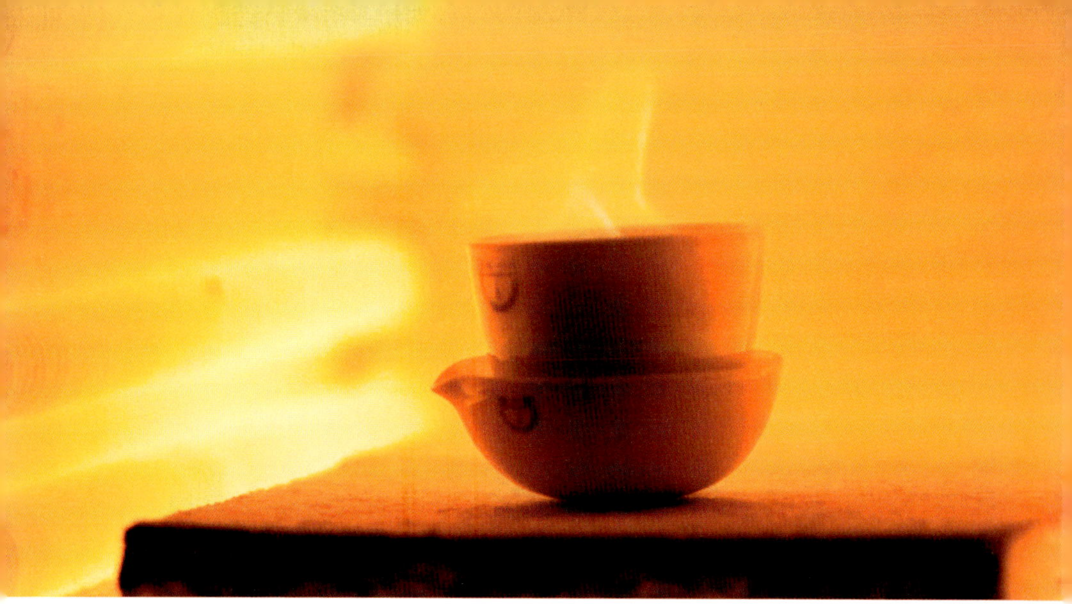

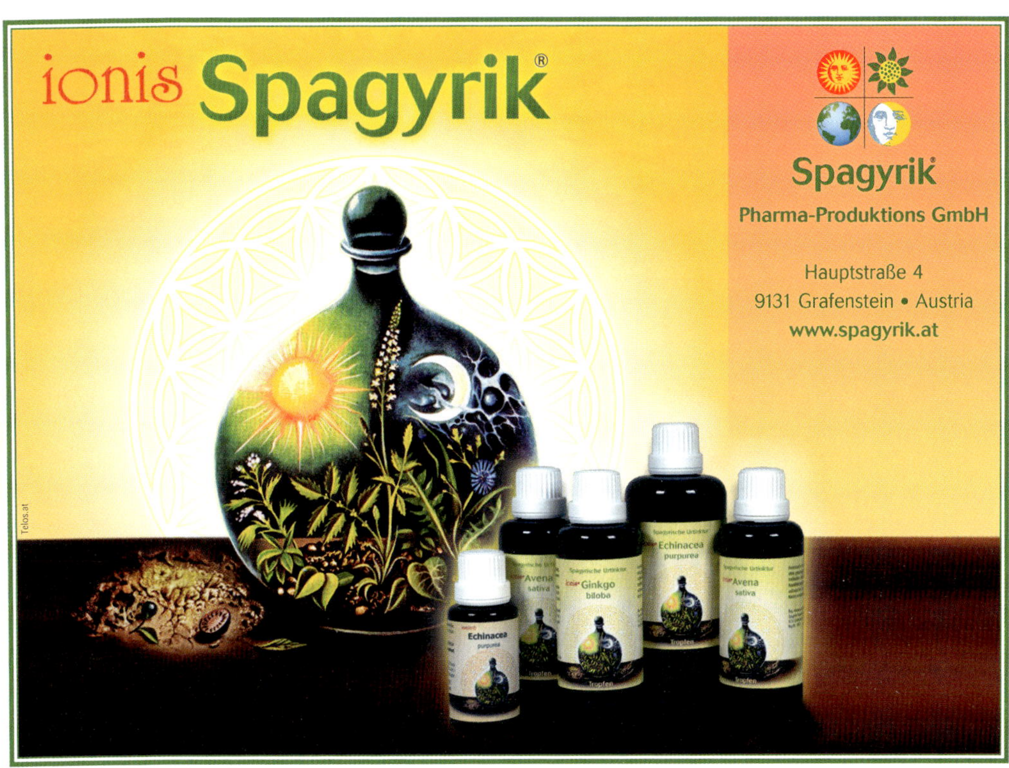

ionis Spagyrik®
Spagyrik®
Pharma-Produktions GmbH
Hauptstraße 4
9131 Grafenstein • Austria
www.spagyrik.at
Telos.at
Echinacea
purpurea
Avena
sativa
Ginkgo
biloba
Echinacea
purpurea
Avena
sativa

Wichtiger Hinweis
Trotz sorgfältiger Überprüfung sind die in diesem Buch aufgeführten Hinweise, Rezepte, Dosierungsangaben und Applikationsformen ohne Gewähr; weder der Verlag noch die Autoren übernehmen eine Garantie bzw. Haftung. Jede Dosierung oder Applikation erfolgt auf eigene Gefahr und muss in jedem Fall individuell überprüft werden. Geschützte Warennamen (Warenzeichen) sind nicht besonders kenntlich gemacht. Aus dem Fehlen eines solchen Hinweises kann nicht geschlossen werden, dass es sich um einen freien Warennamen handelt.

Dieses Buch ist eine vollständig überarbeitete und erweiterte Ausgabe des unter dem gleichen Titel 2005 im Erd Verlag, München, erschienenen Werks.

2. Auflage, 2018

AT Verlag, Aarau und München
Umschlagbild: Olaf Rippe
Druck und Bindearbeiten: Gorenjski tisk, Kranj
Printed in Slovenia

ISBN 978-3-03800-059-4

www.at-verlag.ch

Der AT Verlag, AZ Fachverlage AG, wird vom Bundesamt für Kultur mit einem Strukturbeitrag für die Jahre 2016–2020 unterstützt.